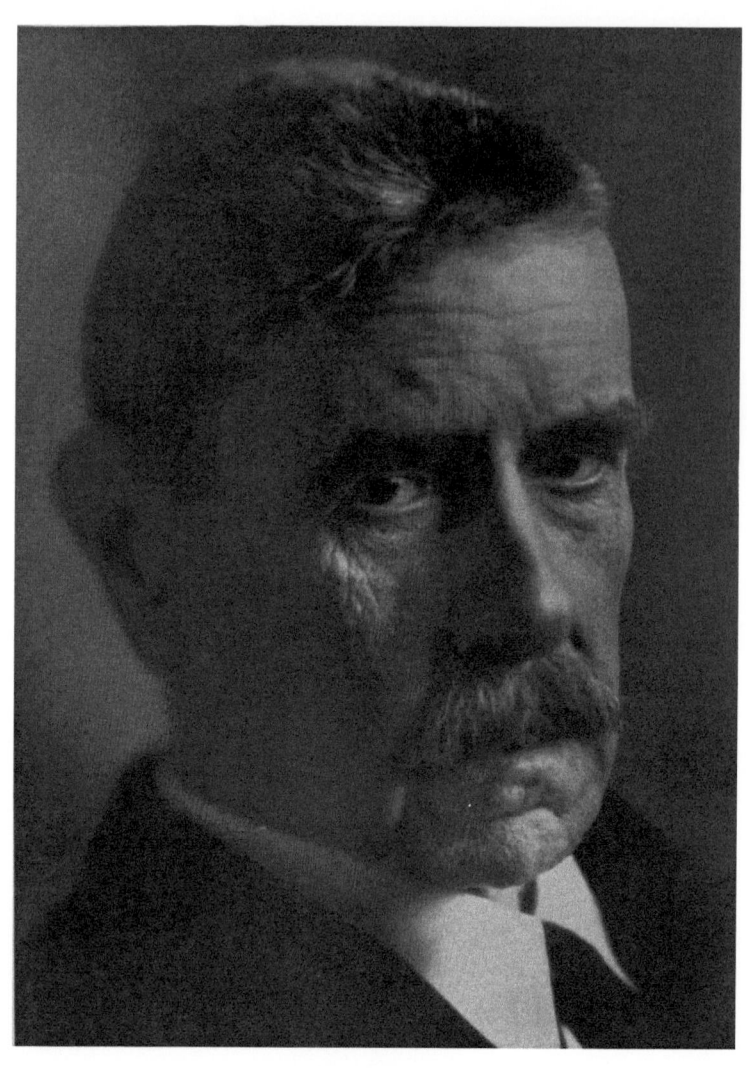

Prof. Wagner-Jauregg

JULIUS WAGNER-JAUREGG
LEBENSERINNERUNGEN

HERAUSGEGEBEN UND ERGÄNZT

VON

L. SCHÖNBAUER UND M. JANTSCH
WIEN   WIEN

MIT 46 TEXTABBILDUNGEN

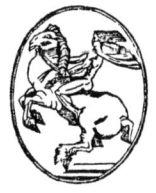

SPRINGER-VERLAG WIEN GMBH
1950

ISBN 978-3-7091-3920-2   ISBN 978-3-7091-3919-6 (eBook)
DOI 10.1007/978-3-7091-3919-6

Vorwort

Julius Wagner-Jauregg hatte in seinem letzten Lebensjahr manche Mußestunde dazu benützt, in zwangloser Form Erinnerungen aus seinem Leben aufzuzeichnen. Von häufigen Bronchitiden und Herzbeschwerden geplagt, fand der Alternde in der Versenkung in die Fülle eines überreichen Lebens jene Freude und Entspannung, die ihm ein geselliger Verkehr nicht mehr zu bieten vermochte. Diese Aufzeichnungen waren aber Selbstzweck; an ihre Veröffentlichung dachte *Wagner-Jauregg* nicht, und nur seiner Familie und einem engeren Kreis von Fachgenossen sollten diese Blätter einmal zugänglich gemacht werden.

Durch einen Zufall gelangte das Manuskript vor wenigen Jahren in meine Hände. Da ich den Eindruck gewann, daß sein Inhalt allgemeineres Interesse beanspruchen darf, wandte ich mich an Professor Dr. *Theodor Wagner-Jauregg*, den Sohn des großen Arztes, mit der Frage, ob es nicht doch möglich sei, diese Blätter in geeigneter Form zu veröffentlichen. Ich erhielt seine Zustimmung und man wird verstehen, mit welcher Freude ich mich dieser Aufgabe unterzog.

Bei der Ausarbeitung unterstützte mich Frau Dr. *Marlene Jantsch*, und ich habe sie deshalb eingeladen, mit mir zusammen als Herausgeber zu zeichnen.

Es war nicht möglich, das Manuskript vollkommen unverändert zu lassen. Es galt zunächst die Tatsache zu respektieren, daß *Wagner-Jauregg* selbst nicht an eine Veröffentlichung gedacht hatte und daß daher die Drucklegung mancher Stellen sicherlich nicht in seinem Sinne gewesen wäre. Anderseits fühlte ich mich als Medikohistoriker verpflichtet, möglichst wenig von dem mir anvertrauten kostbaren Gut von der Publikation auszuschließen.

Nicht nur ein engerer Kreis von Schülern, sondern die gesamte wissenschaftliche Welt konnte ein Recht geltend machen, an den Erinnerungen des Mannes Anteil nehmen zu dürfen, der die Menschheit von einer ihrer größten Geißeln, der progressiven Paralyse, deren

Träger zuvor unrettbar dem geistigen und körperlichen Tod verfallen
waren, befreit hat. Ich habe daher aus dem Manuskript nur jene
Stellen entfernt, deren Veröffentlichung eine Indiskretion bedeutet
hätte. In manchen Fällen wurden Eigennamen auf deren Anfangs-
buchstaben verkürzt. Darüber hinaus haben wir aus der chronologischen Schilderung seines Lebenslaufes die drei Hauptarbeits-
gebiete — forensische Medizin, Kropf und progressive Paralyse —,
die ursprünglich in ihrer zeitlichen Entwicklung eingeordnet waren,
herausgehoben und in Einzelkapitel zusammengefaßt, um so dem
Leser die Zusammenhänge im Fortschritt dieser Untersuchungen
leichter zugänglich zu machen.

Bei der Durchsicht des Manuskriptes zeigte sich, daß es keineswegs
ein lückenloses Bild des Erlebens und der Leistungen *Wagner-Jaureggs*
ergab. Da aber bis jetzt noch keine Biographie vorliegt, die Leben
und Werk dieses ungemein vielseitigen Arztes dargestellt hätte,
haben wir uns durch Heranziehung früherer Arbeiten *Wagner-
Jaureggs* bemüht, diese Lücken zu schließen. Weiter lag es nahe,
jene Teile des Manuskriptes, in denen *Wagner-Jauregg* über seine
wissenschaftlichen Leistungen spricht, mit einer Einführung zu versehen, aus der die geschichtliche Entwicklung des jeweiligen Arbeits-
gebietes ersichtlich wird. So konnten wir hoffen, die Bedeutung der
Arbeiten auch jenen Lesern verständlich zu machen, die nicht
unmittelbar durch praktisches oder medizin-geschichtliches Interesse
mit dem Berichteten verbunden sind.

Aus diesen Erwägungen entstand die Disposition des Buches. Der
Verlag, der für seine mustergültige Ausstattung Sorge trug, hat es
in dankenswerter Weise unternommen, durch deutliche Unterscheidung im Druck das Manuskript *Wagner-Jaureggs* gegenüber
unseren Ergänzungen kenntlich zu machen.

Wien, im Dezember 1950.

L. Schönbauer

Inhaltsverzeichnis

Verzeichnis der Abbildungen

Einleitung

Am 7. März 1857 wurde *Julius Wagner* als Sohn des *Adolf Johann Wagner* und dessen Ehegattin *Ludovika* in Wels geboren.

Von *Adolf Johann Wagner* wissen wir nur, daß er am 25. August 1816 als Sohn des Tuchmachermeisters *Valentin Wagner* und dessen Frau *Johanna*, geborene *Jauernick*, in Jägerndorf in Mähren-Schlesien zur Welt kam und daß er am 23. April 1855 die 17jährige *Ludovika Helene Schmeidl* heiratete. *Ludovikas* Vater, *Josef Schmeidl* (auch *Schmeitl* geschrieben), war Oberbeamter der Schrattenthaler Herrschaft in Niederösterreich; ihre Mutter *Juliana*, geborene *Ranzoni*, entstammte gleichfalls einer niederösterreichischen Familie.

Adolf Wagner hatte das Studium der Jurisprudenz absolviert, war zunächst in Wels als Kameral-Rath und Kameral-Bezirksvorsteher stationiert, um später in Wien im Finanzdienst zu arbeiten, in welchem er wegen seiner Verdienste in den erblichen Adelsstand erhoben wurde. Das Adelsprädikat „*von Jauregg*" wählte er in Erinnerung an seine Mutter, deren Mädchenname *Jauernick* eine geringe Umwandlung erfuhr.

In rascher Folge wurden in den Jahren 1856 bis 1859 *Adolf* und *Ludovika Wagner* vier Kinder, die Söhne *Julius* und *Fritz* und die Töchter *Adolfine* und *Rosa*, geschenkt.

Der frühe Tod *Ludovika Wagners* zu Anfang der Sechzigerjahre zerstörte ein glückliches Familienleben. Die Töchter wurden der Obhut eines Klosters übergeben, die Söhne blieben zunächst zu Hause; später besuchte *Julius* einige Jahre die Schule in Krems an der Donau und von 1872 an in Wien, wo er 1874 die Matura mit Auszeichnung bestand. Vom Beginn seines Hochschulstudiums an berichtet *Wagner-Jauregg* auf den nachfolgenden Blättern selbst.

In seiner Abschiedsvorlesung (1928) resumiert *Wagner-Jauregg* sein Lebenswerk: zwei Möglichkeiten, wissenschaftlich zu arbeiten, seien denkbar. Die eine bestehe darin, daß man alles, was mit einem Problem in Zusammenhang stehe, genau untersuche, die andere darin, daß man ein Ziel vor Augen habe, das man mit einigem Glück zu erreichen vermöge; mancher scheitere auf diesem nicht unbedenklichen Wege, ihm sei Glück beschieden gewesen.

Die vorliegenden Blätter zeigen jedoch, daß nicht nur Glück, sondern sehr viel Arbeit und das klare, das Wesentliche herausgreifende Denken dieses großen österreichischen Arztes notwendig waren, um sein unvergängliches Lebenswerk, von dem dieses Buch Zeugnis gibt, vollenden zu können.

Die Anerkennung seiner wissenschaftlichen Leistungen war
Wagner-Jauregg eher peinlich. 1937 entschuldigte er sein Fern-
bleiben von einer ihm zu Ehren veranstalteten Feier des akademischen Senats damit, daß er es fast schmerzlich empfinde, wenn ihm
seine Leistungen und Tugenden, meistens übertreibend, direkt ins
Gesicht gesagt würden, um so mehr, als er im Laufe der Jahre immer
selbstkritischer geworden wäre. Es bedrücke ihn, daß bei solchen
Gelegenheiten seinetwegen so viele ohnehin zu sehr beschäftigte und
nützlich beschäftigte Menschen in Anspruch genommen würden.

1926 wurde *Wagner-Jauregg* durch die Verleihung der *Erb*-
Denkmünze des Vereines Deutscher Nervenärzte, 1927 durch die
des *Nobel*preises ausgezeichnet. 1935 wurde ihm der *Cameron*-Preis
Edinburgh zuerkannt und 1937 das österreichische Ehrenzeichen
für Wissenschaft und Kunst.

Wagner-Jauregg war Mitglied der Akademie der Wissenschaften
in Wien, der Kaiserlich-Leopoldinisch-Carolinisch Deutschen Akademie der Naturforscher in Halle, Mitglied der Königlichen Akademie der Wissenschaften in Stockholm, der Ungarischen Akademie
der Wissenschaften, korrespondierendes Mitglied der Königlichen
Akademie der Medizin in Turin, der Gesellschaft für Psychiatrie,
Paris, der Gesellschaft für Neurologie, Paris, sowie Ehrenmitglied
vieler führender wissenschaftlicher Vereine für Psychiatrie, Neurologie, Syphilidologie, Mikrobiologie, Röntgenkunde usw. in Österreich, Ungarn, Deutschland, Italien, Frankreich, England, den Ver-
einigten Staaten von Amerika usw. Er war Ehrenbürger von Wels
und Wien, Ehrenpräsident der Gesellschaft der Ärzte in Wien und
des Vereines für Psychiatrie und Neurologie in Wien.

Seinen Schülern war *Wagner-Jauregg* ein warmherziger und wohl-
wollender väterlicher Freund. Er beriet sie in ihrem wissenschaftlichen Streben, wies sie auf lohnende Themen hin, half ihnen bei
der Anordnung und Durchführung von Experimenten und setzte
schließlich, wenn die Jungen zu guten Psychiatern herangewachsen
waren, die materielle Sicherung ihres späteren Lebensweges durch.

Sein Schüler *Alexander Pilcz* spricht in dem Nachruf, den er
seinem großen Lehrer widmet, von seinem eigenartigen, sonnigen
Humor, der sein Wesen so bezaubernd machte, verbunden mit der
Anspruchslosigkeit und Bescheidenheit seines Wesens und der
burschikosen Art seines Auftretens. Er blieb sich stets gleich, ob er
mit dem höchsten Würdenträger eines Staates oder einem jungen
Hospitanten sprach. Bei ihm galt nur ehrliches Wollen und Können,
und so konnte er manchmal, wenn er auf ahnungslose Unwissenheit
bei einem Prüfungskandidaten stieß, auch recht boshaft werden.
Hermann von Schmeidel, ein Neffe *Wagner-Jaureggs*, erzählt:

„Rigorosum: links *Wagner*, rechts der Kandidat, in der
Mitte der zu diagnostizierende Patient. Der Kandidat schweigt.

Wagner ermuntert ihn, doch mit dem Patienten zu sprechen, Fragen zu stellen usw. Der Kandidat versagt. Der Patient schaut *Wagner* an und zuckt die Achseln, worauf *Wagner* sagt: „Na, ich glaub', Herr Kollega, Sie haben das Urteil schon zur Kenntnis genommen."

Größte Sorgfalt wandte er an die Vorbereitung und Durchführung seiner Vorlesungen.

„In ruhigem Zwiegespräch mit dem Kranken wurden die Tatsachen von ihm anschaulich gemacht und die zulässigen Folgerungen aus ihnen vor den Hörern entwickelt. *Wagner* vermied den Fehler so mancher bedeutender Psychiater, in ihren Vorlesungen ohne weiteres aus einem Reich in ein ganz anders geartetes zu springen, vom Cortex zur Psyche, vom Geistigen wieder zurück zum Körperlichen usw., ohne Erbarmen. Wieviele junge Köpfe werden durch ein solches Vorgehen verwirrt! Bei *Wagner* kam dergleichen niemals vor. Psychisches versuchte er den Studenten psychologisch näherzubringen, physiologische Dinge dagegen wurden rein physiologisch besprochen. Dabei erschien es uns als ein Ausdruck *seelischer Reinheit*, wie jedes Blendwerk, jeder unnötige Aufputz vermieden wurde. Dem einen oder dem anderen Studenten mochte vielleicht *Wagners* schlichte Klarlegung eines seelischen Tatbestandes als die natürlichste und leichteste Sache von der Welt erscheinen. Es ist sich nicht jeder klar darüber, daß bei einem guten Vortrag der Lehrer, nachdem er den Gegenstand für sich selbst sorgfältig durchgearbeitet hat, noch eine weitere Vorbereitung für den Schüler zu treffen hat. Nur wenn er sich die Mühe nicht verdrießen läßt, die Spuren seiner eigenen Anstrengung für die Hörer zu verwischen, nähert er den Vortrag einem echten Kunstwerk an." *(Karplus)*

Viel Freude machten *Wagner-Jauregg* seine sportlichen Erfolge. So veranstaltete er einmal als junger Assistent mit dem ausgezeichneten Berufsstemmer *Jagendorfer* ein Wetthantelstemmen und vermochte diesen zu besiegen. Mit Stolz zeigte er gelegentlich die von *Tilgner* geschaffene Plastik seines Armes mit dessen mächtig ausgebildeter Muskulatur. In Graz betrieb er leidenschaftlich Reitsport und Touristik. Er machte Hochtouren in den Dolomiten und kühne Kletter- und Gletschertouren. Von Wien aus unternahm er später unzählige Rax- und Schneeberg-Partien. Oft setzte er sich frühmorgens auf sein Fahrrad und fuhr zum Rudern an die alte Donau. In späteren Jahren zog er geruhsame Wanderungen zum Eisernen Tor oder auf den Anninger vor, wobei dann der Tag beim Gumpoldskirchner Heurigen beschlossen wurde. In den letzten Jahren erlaubte ihm sein Herz größere Wanderungen nicht mehr. Schon 1930 stellte er mit einiger Resignation fest:

„Mir scheint es relativ gut zu gehen, wie man das von einem
Menschen behaupten kann, der ständig Urotropin, Digitalis, Karls-
bader usw. frißt."

Seine vielfältigen Beschwerden hinderten *Wagner-Jauregg* jedoch
nicht, bis in sein letztes Lebensjahr die Sitzungen der Gesellschaft
der Ärzte und des Vereins für Psychiatrie und Neurologie zu besuchen und durch sein Wissen, seine menschliche Bedeutung, seine
organisatorischen Fähigkeiten zu befruchten.

Erst die Todeskrankheit konnte ihn ans Bett fesseln. Eine hinzu-
kommende Pneumonie vermochte das müde Herz nicht zu über-
dauern. *Julius von Wagner-Jauregg* starb am 28. September 1940.

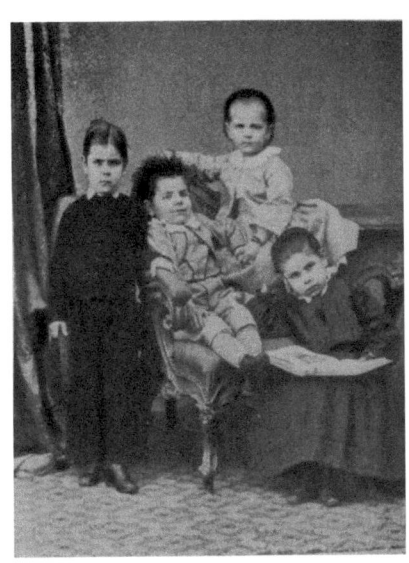

Abb. 1. Julius, Fritz, Rosa, Adolfine Wagner
(von links nach rechts)

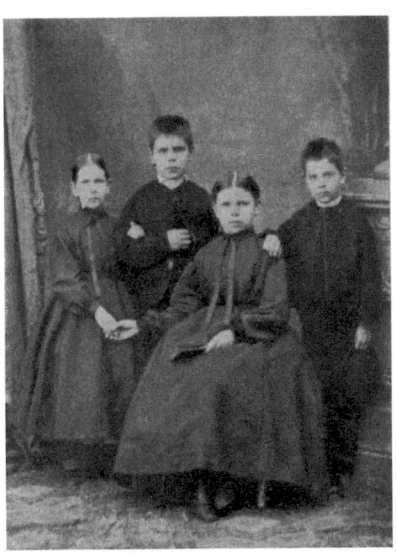

Abb. 2. Rosa, Julius, Adolfine, Fritz Wagner
(von links nach rechts)

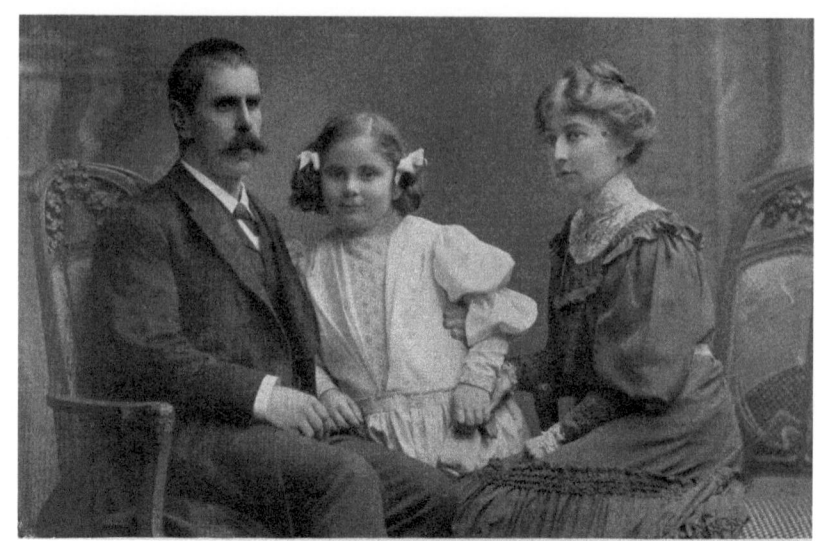

Abb. 3. Julius Wagner-Jauregg mit seiner Stieftochter Mella und seiner Tochter Julia (1906)

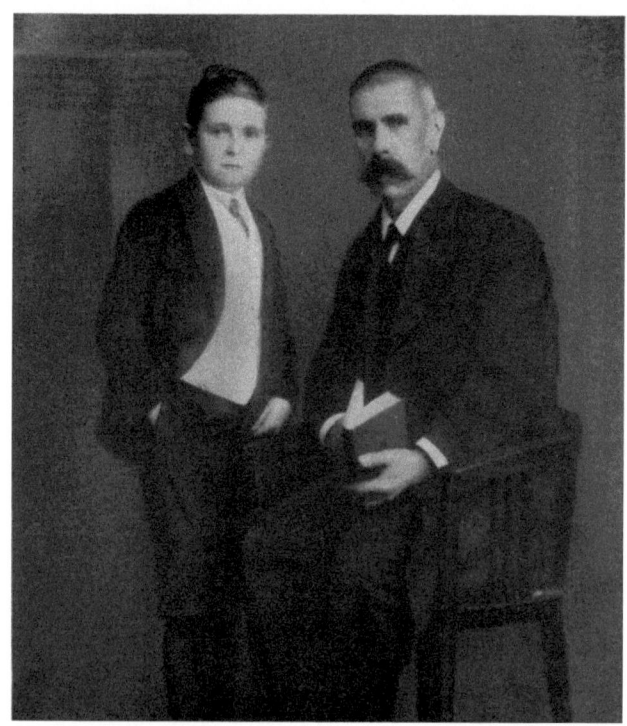

Abb. 4. Julius Wagner-Jauregg mit seinem Sohn Theodor

Die Lehrzeit

Wieso ich eigentlich dazu gekommen bin, Medizin zu studieren, weiß ich nicht. In meiner Familie war kein einziger Arzt. Mein Vater und sein Bruder *Ignaz* waren Beamte, die Brüder meiner Mutter ebenso.

Es wird erzählt, daß mein Vater gesagt habe, ich müsse Mediziner werden, weil ich tote Tiere, wenn sie mir in die Hände fielen, gerne aufschnitt, um zu sehen, was inwendig sei. Später hätte er es lieber gesehen, wenn ich Philosophie studiert hätte, mit der Aussicht, Mittelschullehrer zu werden, wobei ihn die Rücksicht auf die kürzere Dauer der Studien — drei statt fünf Jahre — und deren geringere Kosten bewogen haben mögen. Das letztere Moment hätte allerdings nicht so maßgebend sein müssen, denn ich bezog seit der siebenten Gymnasialklasse ein Stipendium im Betrage von 240 Gulden, das meines Erinnerns später in ein Stipendium von 315 Gulden bis zur Beendigung meines Fakultätsstudiums umgewandelt wurde.

Ich kann aber nicht sagen, daß mein Vater irgend einen Druck bei der Berufswahl auf mich ausübte; er stellte mir nur seine Meinung zur Erwägung anheim. So war ich also bis kurz vor der Inskription noch nicht recht entschlossen: Medizin oder Philosophie? Da erfuhr ich, daß zwei meiner Gymnasialkollegen, die im Gymnasium wesentlich schlechter als ich entsprochen hatten, Mediziner werden wollten. Ich sagte mir: wenn die zwei sich zutrauen, Medizin zu studieren, warum soll ich es nicht auch wagen? Und so ließ ich mich denn doch bei der medizinischen Fakultät inskribieren.

Ich begann mein Studium im Oktober 1874, also zu einer Zeit, als die Heroen der Glanzzeit der medizinischen Fakultät schon abgetreten waren. *Joseph Hyrtl* (1810—1894), der die Studenten durch einen blendenden geistvollen Vortrag und durch sein Auftreten — er war auch ein ausgezeichneter Schauspieler — faszinierte, so daß sie zwei und mehr Jahre seine Vorlesungen über Anatomie hörten, hatte ein Semester vor meinem Studienantritt sein Lehramt vorzeitig wegen eines Augenleidens niedergelegt. Er erblindete ja später völlig. *Hyrtl* war ein Mann von außerordentlicher Belesenheit und Sprachenkenntnis, die auch die alten Sprachen betraf, ein ausgezeichneter Redner, voll witziger Einfälle und ebenso bewährt in der Führung der Feder. Er wußte den trockensten Stoff, zum Beispiel die topographische Anatomie, so fesselnd darzustellen, daß sein Lehrbuch selbst für den Laien eine unterhaltende Lektüre wurde. Nur mögen sich manche Hörer, durch die blendende Darstellung verführt, die Anekdoten und geistreichen Bemerkungen besser gemerkt haben als die Tatsachen. Die Darstellungsgabe *Hyrtls* ist bis zu einem gewissen Grade auf seinen Prosektor *Emil Zuckerkandl* (1849—1910), der auch *Langers* Prosektor blieb und sein Nachfolger wurde, und auf dessen Prosektor und Nachfolger *Julius Tandler* (1869—1936) übergegangen.

Carl von Langer (1819—1887) war das Gegenteil von *Hyrtl*: nüchtern, streng, sachlich, aber doch ein begeisterter Lehrer, dabei ein sehr guter Zeichner auf der Tafel, ein großer Vorzug für einen Anatomen. Ich habe *Langer* als Lehrer sehr geschätzt.

Wir waren damals ein numerisch schwacher Jahrgang, ich glaube 145 Mediziner, davon die Hälfte Ungarn, die damals noch in Wien studieren konnten, während nach einigen Jahren die Ungarn dekretierten, daß man mit einem österreichischen Diplom in Ungarn nicht praktizieren dürfe, worauf die Ungarn fast zur Gänze von der Wiener medizinischen Fakultät wegblieben.

Ich schloß mich hauptsächlich an einige Kollegen an, die alle viel älter waren als ich. Beim Beginn des Studiums war ich $17^1/_2$ Jahre alt. *Adolf Lorenz* war drei Jahre älter als ich, dann kam ein gewisser *Sarkany*, 27 Jahre alt, ein begeisterter Ungar, der schon früher einmal die Jurisprudenz absolviert und dann privatisiert hatte; ferner ein Kollege *Kubasek*, 36 Jahre alt, der schon vor längerer Zeit das Medizinstudium absolviert, aber keine Prüfungen gemacht und dann auch privatisiert hatte. Die beiden Letzteren waren Opfer des Krisenjahres 1873 gewesen, hatten ihr Vermögen größtenteils verloren und mußten sich nun für einen Broterwerb vorbereiten. Trotz der Verschiedenheit des Alters vertrugen wir uns immer gut.

Außer Anatomie und Sezierübungen hörte ich im ersten Jahre Physik für Mediziner, Chemie, Zoologie und Mineralogie. Die Physik wurde von einem hervorragenden Physiker, *Viktor von Lang* (1838 bis 1921), gelehrt, den es aber furchtbar langweilte, als großer Gelehrter den Medizinern und Pharmazeuten das ABC seines Faches vorzutragen; er machte aus dieser Langweile auch gar kein Hehl, und so blieben die Mediziner nach und nach aus seiner Vorlesung fort. Man ging lieber in den Seziersaal; manchmal kam es auch vor, daß wir uns während der Zeit zwischen Anatomie- und Chemievorlesung, von 10 bis 12 Uhr, bei einem Kollegen zusammensetzten, um Tarock zu spielen. Die Chemie, die von *F. C. Schneider* (1813—1897) gelesen wurde, interessierte mich sehr, und ich besuchte sie fleißig.

Ich war anfangs über den Gang des medizinischen Studiums und die Termine von Prüfungen ungenügend unterrichtet. Das erklärte sich wohl zum Teil dadurch, daß wir der erste Jahrgang waren, für den eine neue Rigorosenordnung galt. Früher konnte man alle Prüfungen erst nach absolviertem Quinquennium machen; das hatte zur Folge, daß der größte Teil der Mediziner zwar die Vorlesungen schlecht und recht oder überhaupt nicht besuchte, daneben aber gar nichts lernte, weil er fürchten mußte, daß er das Gelernte bis zur Zeit der Rigorosen wieder vergessen könnte. Die Studenten fingen also erst nach dem fünften Jahre zu lernen an, besuchten zum Teil auch wieder die seinerzeit geschwänzten Vorlesungen; zuerst sollten sie nun die sogenannten Vorprüfungen aus Zoologie, Botanik und Mineralogie machen, nachdem sie das, was sie im Gymnasium von diesen Gegenständen gelernt hatten, schon längst vergessen hatten. Daher ging es mit dem Lernen etwas schwer, und es ergab sich, daß unter der Geltung dieser früheren Rigorosenordnung die Mehrzahl der Mediziner mindestens zehn Jahre brauchte, um das Doktordiplom zu erlangen. Also „alte Häuser" in Massen.

Das wurde nun durch die neue Rigorosenordnung besser. Man konnte die drei Vorprüfungen schon in den ersten zwei Jahren und das erste Rigorosum schon zu Beginn des fünften Semesters machen. Darin lag ein Anreiz, gleich vom Beginn an irgendwelche Studien ernsthaft zu betreiben.

Da hörte ich, daß dieser oder jener Kollege diese oder jene Vorprüfung schon gemacht hatte, und erfuhr erst dadurch, daß das zulässig sei. Ich warf mich also auf das Studium der Botanik und meldete mich im zweiten Semester zur Prüfung. Da aber die Ausschreibung der Prüfung aus einem mir nicht mehr erinnerlichen Grunde verschoben wurde, meldete ich mich gleich auch zur Mineralogie, bewältigte das ganze Mineralogiestudium innerhalb einer Woche und machte in einer Woche die Mineralogie- und Botanikprüfung, beide mit Auszeichnung. Das war natürlich nur dadurch

möglich, daß ich vom Gymnasium her noch einiges über Botanik
und Mineralogie wußte und weil man eigentlich bei diesen Vorprüfungen nicht sehr viel mehr verlangte, als ein tüchtiger Gym-
nasiast von einem guten Gymnasium in diesen Gegenständen wissen
konnte.

Ich verlegte mich dann gleich auf die Zoologie. Die Vorlesung
hatte ich bei *Ludwig K. Schmarda* (1819—1908) gehört, einem sym-
pathischen alten Herrn, der mit Vorliebe von den eßbaren Tieren
sprach. Er war ziemlich viel in der Welt herumgekommen, verlor
seine Prager Professur 1848, weil er in politische Unruhen verwickelt war (ganz so wie heutzutage), bekam sie aber 1862 wieder,
und zwar in Wien. Sein Vortrag war recht anregend, wenn wohl
auch schon etwas rückständig. Die Vorprüfung in Zoologie machte
ich bei ihm im Herbst 1875, zu Beginn des zweiten Jahrganges,
ebenfalls mit Auszeichnung, und nun hatte ich die Arme frei, mich
auf die Vorbereitung zum ersten Rigorosum zu verlegen, was ich mit
allem Eifer tat. Ich hatte einen Vorsprung vor fast allen Kollegen
dadurch, daß ich während der ganzen großen Ferien in Wien blieb,
während die anderen Wiener in Sommerfrischen und die Auswärtigen
nach Hause fuhren, wo vom Studium nicht viel die Rede war. Ich
studierte den ganzen Vormittag und Nachmittag bis abends, wenn
ich nicht bei schönem Wetter in unglaublich kurzer Zeit von der
Lederergasse auf den Kahlenberg, Leopoldsberg und wieder zurück
lief oder ähnliche Rennpartien machte — natürlich alles zu Fuß —,
um meine Glieder ein bißchen in Bewegung zu setzen.

Im Wintersemester des zweiten Studienjahres lag meine haupt-
sächlichste Tätigkeit im Seziersaal. Man war zwar auch schon im
Wintersemester (im Sommersemester wurde nicht seziert) des ersten
Jahrganges im Seziersaal tätig, aber bekam da nur Knochen und
abgeschnittene Extremitäten, während man im zweiten Jahrgang
ganze Leichen zu sezieren hatte.

Im Seziersaal herrschten damals im Vergleich zu heute, was das
Seziermaterial anbelangt, ideale Verhältnisse. Es standen genügend
Leichen zur Verfügung, und die Zahl der Mediziner war so gering,
daß jeder im Laufe des Wintersemesters des zweiten Jahrganges zu
vier ganzen Leichen zugeteilt wurde. Man wies immer Gruppen zu
je vier Medizinern der Reihe nach die Leichen zu. Da es aber faule
Mediziner gab, die sich lieber anderweitig vergnügten, ich aber im
Seziersaal war, habe ich in diesem Wintersemester an mindestens

sechs ganzen Leichen gearbeitet. Abgeschnittene Extremitäten von Leichen, die an der pathologischen Anatomie obduziert worden waren, konnte man überhaupt so viele haben, wie man wollte. Und das waren frische Leichen, nicht solche, die schon monatelang in Karbol gelegen waren.

Neben dem Seziersaal war im zweiten Jahrgang das Kolleg über Physiologie von größter Bedeutung. Die Physiologie wurde von *Ernst von Brücke* (1819—1892), einem großen Gelehrten, gelesen. Er war ein Schüler des bedeutenden Physiologen *Johannes Müller* (1801—1858). Leider wurde *Brückes* Vortrag durch keine Experimente belebt.

Großes Interesse erweckten die sogenannten physiologischen, richtiger gesagt, histologischen Übungen. Dort lernte man mit dem Mikroskop umgehen und einfache mikroskopische Präparate anfertigen, um den mikroskopischen Bau der Organe studieren zu können. In dieses Laboratorium kam *Brücke* von Zeit zu Zeit. Der Unterricht lag in den Händen von vier Medizinern höherer Jahrgänge, von denen einer, *Felix von Luschan* (1854—1924), später als Archäologe und Anthropologe einen bedeutenden Namen bekam, Professor in Berlin wurde und wiederholt bei Ausgrabungen in Kleinasien und Griechenland mitwirkte.

Das erste Rigorosum bestand damals aus drei Prüfungen: einem Praktikum aus Anatomie, einem physiologischen Praktikum und einer theoretischen Prüfung aus Anatomie, Physiologie, Chemie und Physik. Ich meldete mich mit dem ersten Termin zur Anatomieprüfung, die ich gleichzeitig mit *Lorenz, Kubasek, Sarkany* und einem gewissen *Schürer* machte; gleich darauf absolvierte ich das Practicum physiologicum, und dann schuf ich einen Rekord, der meines Wissens auch heute noch nicht überholt ist: ich machte die theoretische Prüfung am 20. November im fünften Studiensemester. Ich hatte bei allen Einzelprüfungen die Note „ausgezeichnet" bekommen.

Nun konnte ich mich ungehindert dem klinischen Studium zuwenden. Ich hörte alle vier Semester interne Medizin bei *Bamberger*, drei Semester Chirurgie bei *Billroth* und das vierte Semester bei *Dumreicher*.

Heinrich von Bamberger (1822—1888) stellte in jeder Vorlesung einen oder zwei Fälle vor und rief dann jedesmal einen freiwillig sich meldenden Mediziner zum Kranken, der den Kranken zu untersuchen hatte, nachdem ihm die Vorgeschichte des Falles mitgeteilt

worden war, und der auch die Diagnose stellen sollte. Da die meisten
Mediziner sich zu blamieren fürchteten oder ihren Mangel an Kennt-
nissen nicht verraten wollten, waren es immer dieselben wenigen
Hörer, die sich meldeten, zu denen in den späteren Semestern auch
ich gehörte. Dann hielt *Bamberger* einen formal und inhaltlich ausgezeichneten Vortrag, allerdings mit einer Miene, als langweile ihn
eigentlich die ganze Sache. Aber man konnte von ihm viel lernen;
die Vorträge waren immer über dem Niveau einer bloßen Schul-
meisterei.

Von *Theodor Billroths* (1829—1894) Vorlesung war ich weniger
befriedigt. Mich hatten der Ruf des Mannes und seine imponierende
Persönlichkeit angezogen. Der Vortrag *Billroths* war aber für einen
Mediziner zu hoch. Es waren ja auch immer mehrere Doktoren, zum
Teil Chirurgen, in der Vorlesung, und ein großer Teil der Vorlesung
wurde durch die Operationen ausgefüllt, bei denen der Mediziner
nur die Rücken der Assistenten und Hilfsärzte, Operationszöglinge
genannt, zu sehen bekam. Einmal in der Woche hielt *Billroth* einen
zusammenhängenden Vortrag über irgendein Thema, mit Vorführung von vielen Bildern, Plastiken, Tabellen usw.

Bei *Johann von Dumreicher* (1815—1880) war das anders. Er
war der chirurgische Lehrer für den ärztlichen Praktiker, nicht für
den, der nur Operateur werden wollte. Es gab bei *Dumreicher*
weniger große Operationen, mehr kleine Chirurgie, eine Richtung,
die auf einem höheren Niveau später *Eduard Albert* (1841—1900)
pflegte und die dann *Alberts* Schüler, *Julius von Hochenegg* (1859
bis 1940), ausgezeichnet fortführte.

Als ich studierte, war es üblich, daß von den Assistenten Nach-
mittagsvisiten in den Krankensälen abgehalten wurden, die von den
Medizinern besucht werden sollten. Das war bei den zirka 140 Medizinern meines Jahrganges (die späteren Jahrgänge wiesen eine noch
geringere Zahl auf), von denen zudem die Mehrzahl nicht zu diesen
Visiten ging, ohne weiteres möglich. Bei der chirurgischen Nachmittagsvisite waren sogar meistens nur der spätere Professor *Gustav
Gärtner* (1855—1937) und ich anwesend.

Wenn an der internen Klinik ein in der Vorlesung vorgestellter
Fall starb, ging der Professor mit den Hörern zur Obduktion. Pathologischer Anatom war, als ich in den dritten Jahrgang kam, nicht
mehr *Karl von Rokitansky* (1804—1878), sondern *Richard Heschl*

(1824—1881), der ein recht guter Prosektor gewesen sein mag, aber kein sehr gewinnendes Wesen hatte.

Im dritten Jahrgang der Medizin waren mehrere der strebsameren Kollegen, die irgendwelche Verbindungen hatten, in verschiedenen Instituten mit wissenschaftlichen Arbeiten befaßt, hatten zum Teil daneben selbst bezahlte Stellungen als Demonstratoren. Ich hätte mich auch gerne in irgendeinem Fache wissenschaftlich beschäftigt, glaubte aber wegen Mangel an Verbindungen keine Aussicht zu haben. Da las ich an einer Plakatierungstafel, daß im Institut für allgemeine und experimentelle Pathologie ein Mediziner vom dritten Jahrgange an eintreten könnte, um sich an wissenschaftlichen Arbeiten zu beteiligen und bei den Vorlesungsversuchen zu assistieren.

Ich ging sofort zu Professor *Salomon Stricker* (1834—1898), allerdings mit wenig Zuversicht. Aber es scheint, daß ich ihm gefallen habe; wohl wird ihn mitbestimmt haben, daß ich zu so frühem Termin und mit so ausgezeichnetem Erfolg mein erstes Rigorosum beendet hatte. Mein Eintritt in dieses Institut war für meine wissenschaftliche Entwicklung von der allergrößten Bedeutung.

Stricker war ein ganz hervorragender Gelehrter. Ich hatte schon im vierten Semester einige Male seine Vorlesung besucht, obwohl sie im regulären Studiengange erst im fünften und sechsten Semester zu hören gewesen wäre. Aber einige Kollegen hatten mich auf diese so anziehenden Vorlesungen aufmerksam gemacht. Ich fand in *Stricker* einen Mann, der einen sehr lebhaften und anregenden Vortrag hielt und sichtlich bestrebt war, mit den Hörern in Fühlung zu kommen und auf sie einzuwirken, ohne die jupiterhafte Art *Bambergers* und *Billroths*, die den Hörer den Abstand stets fühlen ließen.

In seiner Vorlesung wurden vor dem Auditorium Tierversuche ausgeführt, was damals sonst an keiner Lehrkanzel der Fall war. In den Kliniken wurde, mit Ausnahme der *Billroth*schen Klinik, nirgends experimentiert, in den theoretischen Instituten, zum Beispiel im physiologischen und pharmakologischen Institut, zumindest nicht in den Vorlesungen.

Es war schon vor *Stricker* ein großer Experimentator in Wien, *Karl Friedrich Wilhelm Ludwig* (1816—1895), Professor der Physiologie an der Akademie zur Ausbildung der Militärärzte, im sogenannten Josefinum in der Währingerstraße. Als aber das Josefinum aufgelassen wurde, ließ man *Ludwig* ziehen. Er wurde Professor in

Leipzig, sein Institut bildete einen Anziehungspunkt für Ärzte aus allen Ländern und erlangte einen beispiellosen Ruf in der ganzen Welt — ein großer Verlust für Wien.

Das Institut für allgemeine und experimentelle Pathologie war eine Schöpfung *Rokitanskys*, der sah, daß man mit den Methoden der Anatomie allein die pathologischen Probleme nicht lösen konnte. Als ich in das Institut eintrat, bestand dasselbe erst einige Jahre.

Über die Leistungen und die Bedeutung *Strickers* gibt eine Schrift Auskunft, die von einigen seiner Schüler und Freunde 1898 unter dem Titel „30 Jahre experimentelle Pathologie" herausgegeben wurde. Auch ich hatte einen Beitrag dazu geliefert.

Stricker gab mir wissenschaftliche Publikationen zu lesen; er wies mich an, die Kadaver von Versuchstieren zu sezieren, um mich in der Anatomie dieser Tiere zu unterrichten. Ich mußte bei der Vorbereitung der Vorlesungsversuche und bei den Experimentalarbeiten im Institut assistieren; bald gab er mir auch ein Thema, das ich unter seiner Leitung bearbeiten sollte: „Die beschleunigenden Herznerven". Diese Arbeit, die zahlreiche Tierexperimente erforderte, deren technische Ausführung ich ganz selbständig besorgte, beschäftigte mich durch mehr als ein Jahr. Ich hatte schon eine ziemliche Geschicklichkeit im Vivisezieren erlangt, so daß es mir zum Beispiel gelang, bei geöffnetem Brustkorb den an der 7. Rippe durchschnittenen Brustsympathicus einschließlich des Ganglion stellatum von allen Verbindungen mit dem Rückenmark loszulösen, um ihn dann wie einen Faden auf die Elektroden legen und an verschiedenen Stellen reizen zu können. Wir kamen im Verlaufe dieser Untersuchungen in Widerspruch mit einer Arbeit, die *Baxt* aus dem Laboratorium von *Karl Ludwig* in Leipzig publiziert hatte, in der er behauptete, daß bei gleichzeitiger Reizung der den Herzschlag verlangsamenden und der ihn beschleunigenden Nervenfasern nur die Wirkung der ersteren zur Geltung komme, die der letzteren unterdrückt werde, während unsere Versuche dem widersprachen. Es hat mir eine besondere Befriedigung gewährt und hat auch die gute Meinung *Strickers* von mir sehr gefördert, als ich ihm eines Tages nachweisen konnte, daß sich schon bei genauem Studium von *Baxts* Versuchsprotokollen die Richtigkeit unserer Anschauung ergebe. *Baxt* hatte nur übersehen, daß die Latenzzeit der beschleunigenden Herznerven viel größer ist und daß zuerst nur die verlangsamenden zur Wirkung kommen, während in den folgenden

Sekunden die Reizung der beschleunigenden Nerven zur Geltung gelangt.

Diese Arbeit wurde im März 1878 in den Sitzungsberichten der Akademie der Wissenschaften publiziert. *Stricker* hat entgegen seiner sonstigen Gewohnheit diese Arbeit mitgezeichnet, weil er wohl mit Recht der Meinung war, daß es dem akademischen Takt nicht entspräche, wenn eine Arbeit aus seinem Institut, in der *Karl Ludwig*, den er sehr verehrte, angegriffen wurde, nur von einem stud. med. gezeichnet würde. Im Juli-Heft der Akademie der Wissenschaften von 1879 erschien eine zweite experimentelle Arbeit: „Beiträge zur Kenntnis der respiratorischen Leistungen des Nervus vagus" von stud. med. *Julius Wagner*.

Zum Teil schon in die Zeit dieser Versuche fiel eine Phase von einiger Wichtigkeit, der Militärdienst. Damals waren die Mediziner verpflichtet, ein Jahr als Freiwillige — militärärztliche Eleven genannt — in einem Garnisonshospital Dienst zu machen. Es stand ihnen aber frei, sich an der Universität zu inskribieren und ihre Studien fortzusetzen, soweit ihnen dazu ihr militärischer Dienst Zeit ließ. Dieses Freiwilligenjahr wurde in der Regel im vierten Jahrgang der medizinischen Schulen absolviert. Früher als im vierten Jahrgang war es, soweit meine Erinnerung reicht, nicht gestattet. Man konnte aber das Freiwilligenjahr auch auf ein späteres Studienjahr verschieben und sogar erst nach erlangtem Doktorgrad machen. In diesem Falle wurde man Assistenzarzt und diente auch in einem Garnisonshospital.

Ich hatte nun bezüglich meines Militärdienstes einen besonderen Plan. Es gab damals in Wien drei Stellen für marineärztliche Eleven, das heißt, diese Eleven sollten der Nachwuchs für die aktiven und Reserveärzte der Kriegsmarine sein. Um sich aber um eine solche Stelle bewerben zu können, mußte man schon zum Militär assentiert sein. Die Militärpflicht trat damals mit dem 20. oder vielleicht 21. Lebensjahr ein. Man konnte sich aber schon vom 17. Lebensjahr an freiwillig zum Militärdienst melden, und wenn man tauglich befunden wurde, ein späteres Jahr zum Antritt des einjährigen Militärdienstes (welche Abkürzung der sonst dreijährigen Dienstzeit alle Absolventen einer Mittelschule mit Matura beanspruchen konnten) bestimmen.

Ich wollte mich also als Freiwilliger melden. Dazu brauchte ich aber die Zustimmung meines Vaters, der jedoch dazu nicht geneigt

war. Es drohte damals schon der russisch-türkische Krieg; man
konnte auch für Österreich Verwicklungen fürchten, und mein Vater
wünschte, daß ich lieber den Eintritt der pflichtgemäßen Dienstzeit
abwarten sollte, da sich möglicherweise bis dahin die Wolken am
politischen Horizont schon zerstreut haben konnten. Ich wollte mich
aber schon früher melden, damit mir nicht die marineärztliche
Elevenstelle entginge, und drängte den Vater. Endlich gab er nach;
ich wurde am 20. Jänner 1876 assentiert, und zwar über mein Ansuchen zur Marine, und hatte am 1. Oktober 1877 nach meiner Wahl
den Dienst anzutreten. Mein Vater hat sich nachträglich mit meinen
seemännischen Ambitionen sehr befreundet, denn dieselben brachten
vier Vorteile, für die er zum Teil auch recht empfänglich war.
Erstens gab es die marineärztlichen Elevenstellen nur im Garnisonsspital Nr. I im neunten Bezirk, van-Swieten-Gasse 1, während die
anderen Eleven auf die Garnisonsspitäler I und II aufgeteilt wurden.
Wäre ich aber in das letztere Spital gekommen, das weit draußen
am Rennweg im dritten Bezirk war, so wäre die gleichzeitige Fortsetzung der Studien wegen der großen Entfernung sehr schwer
gewesen. Zweitens dienten die marineärztlichen Eleven prinzipiell
auf Staatskosten, während ich das sonst bei der Stellung meines
Vaters kaum hätte erreichen können. Außerdem bekam ich, respektive mein Vater, ein Equipierungspauschale von, ich glaube,
60 Gulden. Drittens erhielt ich aus demselben Grunde während der
aktiven Dienstzeit eine Löhnung von zirka 10 bis 11 Gulden monatlich, was mir sehr zugute kam, da ich von meinem Vater bis zu
meiner Anstellung als Assistenzarzt nie mehr als einen Gulden
Taschengeld im Monat bekommen hatte. Viertens trug man als
Marineur Gilet und Flottenrock, vorne ausgeschnitten, und nicht
den bis unters Kinn geschlossenen Waffenrock, respektive Bluse der
anderen Eleven, was mir besonders angenehm war.

Ich trat also am 1. Oktober meinen Militärdienst im Garnisonsspital Nr. I in Wien an. Die militärische Ausbildung der Ärzte ließ
man sich damals sehr wenig angelegen sein. Man rief uns (ich glaube
zweimal) in einem Hof des Garnisonsspitals zusammen, ließ uns in
Reih und Glied aufstellen und ein bißchen marschieren; man brachte
uns bei, wie man salutiert und wie man militärische Meldungen er-
stattet; und damit war unsere Abrichtung beendet.

Bei Beginn meiner Dienstzeit war der russisch-türkische Krieg
(1877) auf einem gewissen Höhepunkt angelangt. Die Russen hatten

anfangs mit wenig Glück Krieg geführt. Sie mußten Rumelien, in das sie schon vorgedrungen waren, wieder aufgeben; und wenn es auch *Suleiman Pascha* nicht gelang, den Schipkapaß zu forcieren und gegen die Donau vorzudringen, so hatte doch *Osman Pascha* Plewna zu einer furchtbaren Festung umgewandelt, und die Russen erlitten bei wiederholten Stürmen so fürchterliche Verluste, daß sie genötigt waren, die Rumänen zur Teilnahme am Kriege zu bewegen.

Ich erzähle das wegen einer Szene, die ich während meiner Dienstzeit erlebte und die mir großen Eindruck machte. Ich kam im Garnisonsspital zunächst auf die Abteilung eines Oberstabsarztes, der ein fanatischer Tscheche und Panslawist war. Ich genoß seine Protektion, da meine Eltern durch Baron *Kremer,* von dem ich in einem anderen Kapitel sprechen werde, Beziehungen zu ihm hatten. Die Sympathien in Wien waren damals auf Seiten der Türken; man war voll Bewunderung für den heldenhaften Kampf *Osman Paschas.* Aber endlich kam dessen Schicksalsstunde. Von allen Seiten eingeschlossen und jedes Nachschubs beraubt, fiel Plewna am 10. Dezember. Die Russen fanden in der Festung fast nur mehr Kranke, Verwundete und Tote vor. Als die Nachricht nach Wien kam, brachte unser Oberstabsarzt zur Morgenvisite ein Zeitungsblatt mit und äußerte in lauten Tönen über das Krankenbett hinweg den ärztlichen Eleven gegenüber seine hohe Befriedigung über diese Niederlage der verfluchten Türken. Tragisches Schicksal, einer seiner Söhne wurde, ohne daß der Vater davon erfuhr, Burschenschafter und ein extrem Deutschnationaler; und ein anderer Sohn, der die militärische Laufbahn ergriffen hatte, kämpfte im Weltkrieg mit hoher Auszeichnung gegen die Russen und ihre Verbündeten.

Durch die Vermittlung des Oberstabsarztes wurde mir die militärische Dienstzeit noch besonders erleichtert. Die allgemeine Wehrpflicht war noch nicht lange in Österreich eingeführt, und man wußte nicht recht, was man mit diesen Medizinern, deren wohl etwa 120 in den beiden Wiener Garnisonsspitälern herumstanden, anfangen sollte. So wurde also einer dieser Eleven mit dem Amte betraut, den Monatsbericht des Garnisonsspitals Nr. I zu verfassen. Zu dem Zwecke mußte er stets gewisse statistische Daten über Krankenbewegung und dergleichen zusammenstellen. Im übrigen war er dienstfrei. Ich wurde zu seinem Gehilfen bestimmt. Da er

aber fürchtete, daß man darauf kommen würde, daß schon er nichts
zu tun hatte, weihte er mich in die Geheimnisse des Monatsberichtes
gar nicht ein, sondern schickte mich nur jeden Monat in die meteorologische Station auf der Hohen Warte, um die Temperaturen,
Barometerstände und andere meteorologische Daten vom vergangenen Monat dort abzuschreiben, da diese Daten dem Monatsbericht
beigelegt werden mußten. Ich hatte also im ganzen Monat nur einen
Vormittag zu tun und konnte sonst unbehindert die Vorlesungen
besuchen und meine Arbeiten im *Stricker*schen Laboratorium fortsetzen. Mit meinem Partner bei dieser Arbeit im Garnisonsspital
blieb ich zeitlebens befreundet.

Meine Idylle als Adlatus des Monatsberichterstatters dauerte
aber nur wenige Monate. Es stand die bosnische Okkupation
bevor, nachdem durch den Berliner Kongreß Österreich das Mandat
bekommen hatte, die Verwaltung von Bosnien und der Herzegowina
zu übernehmen und in Novibazar eine Besatzung zu halten. Das
war, wie ich glaube, schon vor dem russisch-türkischen Krieg mit
Rußland als Lohn für Österreichs Neutralität vereinbart worden.

Ende Juli 1878 wurden endlich Bosnien und die Herzegowina
okkupiert. Man hatte sich das leichter vorgestellt, als es schließlich
war. Es wurde damals viel der Ausspruch eines österreichischen
Militärs oder Diplomaten zitiert, daß er sich getraue, mit einer
österreichischen Militärmusik die Okkupation durchzuführen. Die
Wirklichkeit war anders. Die damals von der Türkei fanatisierten
bosnischen und herzegowinischen Mohammedaner setzten sich zur
Wehr, und es gab in dem schwierigen Gebirgs- und Bandenkrieg
allerlei schlimme Rückschläge, die viel Blut und großen Aufwand
an militärischen Kräften kosteten, bis nach etwa drei Monaten der
Aufstand niedergerungen war.

Wir bekamen damals einen Vorgeschmack davon, wie es in einem
größeren Krieg zugehen würde. Sofort waren alle Militärärzte, die
im Garnisonsspital Dienst hatten, zur Truppe abgegangen, und die
Last des Dienstes mußte hauptsächlich von den militärischen
Eleven und einigen Assistenzärzten, die auch als Einjährig-Frei-
willige dienten, getragen werden.

Ich kam zunächst auf die chirurgische Abteilung eines üblen
Sonderlings und Projektenmachers, dessen Behandlungsmethoden
vielen kräftigen jungen Soldaten das Leben gekostet haben. Später
wurde der Prosektor des Garnisonsspitals Vorstand der chirurgischen

Abteilung, der sich aber nur wenig um sie kümmerte. Ungefähr
hundert Verwundete waren der Pflege von uns Eleven, die wir von
Chirurgie noch gar nichts verstanden, anvertraut. Wir wußten
nichts anderes, als jedem Verwundeten den verschmutzten Verband
abzunehmen und durch einen frischen zu ersetzen; und das taten
wir jeden Tag, solange, bis diese Verwundeten in ein anderes Spital
abtransportiert wurden und ein neuer Transport ankam. Dabei
hätten wir ja sehr viel lernen können, aber es war einfach niemand
da, der uns gesagt oder gezeigt hätte, was wir machen sollten.
Einmal hatte der Vorstand der Abteilung den Ehrgeiz, eine Operation vorzunehmen. Es wurde also unter großer Aufmachung ein
Verwundeter gebracht, bei dem ein Projektil, das in einer Fleisch-
wunde steckte, extrahiert werden sollte. Eine Röntgenuntersuchung
gab es natürlich noch nicht. Nachdem nun der Chef einige Zeit in
der Wunde herumgestochert hatte, ohne das Projektil zu finden,
war sein Ehrgeiz befriedigt, und er gab es auf. Weiterhin wurde
keine Operation mehr gemacht.

Wir Eleven waren sehr brav den ganzen Tag im Spital, denn es
gab viel Arbeit, besonders auch Schreibereien. Das wurde auch
anerkannt, und der militärische Kommandant des Spitals wollte uns
einmal eine frohe Stunde bereiten. Er sagte uns, wir sollten uns
mit Trinkgefäßen versehen, und führte uns dann in den Keller vor
ein großes Faß mit einem ausgezeichneten Rotwein, öffnete die
Pipe und meinte, sie würde so lange offen bleiben, bis er ein Zeichen
gäbe. Wir waren sehr eifrig bei der Sache, und ich glaube, daß nur
wenige Tropfen danebengegangen sind, so prompt reihte sich ein
Gefäß an das andere. Ich hatte mich mit zwei Kollegen eines Liter-
gefäßes bemächtigt, das wir dreimal füllten, aber auch leerten. Nach
etwa 15 bis 20 Minuten ließ der Kommandant die Pipe wieder
schließen. Immerhin hatte ich einen Liter kräftigen Weines in dieser
kurzen Zeit genossen — ein beträchtliches Quantum —, und die
anderen dürften nicht weniger getrunken haben. Meine zwei Kum-
pane und ich fühlten nach dem Verlassen des Kellers, daß uns doch
etwas warm geworden war, und taten etwas sehr Vernünftiges: wir
fuhren mit der Pferdebahn zum Kommunalbad und dämpften
unsere Hitze durch einen längeren Aufenthalt im Donauwasser.

Für uns Eleven rückte jetzt eine kritische Zeit heran. Vorschrifts-
mäßig sollten wir am Ende der Dienstzeit eine Prüfung über allerlei
militärische Wissenschaften machen, über die man uns wahrschein-

lich im Laufe des Jahres Vorlesungen gehalten hatte, die aber von den meisten nicht besucht worden waren. Das Bestehen dieser Prüfung berechtigte den Kandidaten nach absolviertem Einjährigenjahr und erlangtem Doktorgrad, zum Assistenzarzt in der Reserve befördert zu werden. Es gab wohl einige unter uns, die sich für diese Prüfung einigermaßen vorbereitet hatten. Aber die meisten hatten sich dieses Studium für das Ende der Dienstzeit aufbewahrt, und nun hatten sie in den letzten drei Monaten wegen des Kriegsbetriebes kaum Zeit zum Studieren gehabt. Es trat also eine revolutionäre Bewegung ein, und ich glaube, ich habe selbst einigermaßen geschürt. Wir beschlossen nun, in corpore zu erklären, daß wir keine Zeit zum Studium gehabt hätten und daher die Prüfung nicht machen würden. Ich wurde zum Wortführer einer Deputation ausersehen, die unseren Beschluß dem ärztlichen Spitalskommandanten mitteilte. Diese Revolution hatte einen vollen Erfolg. Der Kommandant war sehr bestürzt; er sah offenbar im Geiste schon eine große Nase oder noch Schlimmeres, wenn sich ergab, daß er die Disziplin nicht aufrechthalten könnte. Er machte uns Vorstellungen, zuerst in einem strengen, dann, als wir unnachgiebig blieben, in einem milderen Ton; schließlich beschwor er uns und gab uns zu verstehen, daß man bei der Prüfung nachsichtig, ja schon sehr nachsichtig sein werde. Da ließen wir uns endlich erweichen. Der Spitalskommandant und die Prüfer hielten Wort, wir bestanden alle die Prüfung, obwohl die meisten von uns gar nichts wußten. Man hatte sich nicht die billige Vergeltung geleistet, einen oder den anderen doch durchfallen zu lassen.

Im September 1878 ging das Militärjahr zu Ende, und die Eleven des nächsten Jahrganges rückten an unsere Stelle. Der Kriegsbetrieb war auch schon abgeflaut, und wir gingen wieder ins Zivilstudium zurück. Ich hatte während des Militärjahres immerhin ein Wintersemester die Augenklinik bei *Karl Stellwag von Carion* (1823 bis 1904) und die geburtshilfliche Klinik bei *Joseph Späth* (1823 bis 1896) besuchen können, im Sommersemester die interne Klinik bei *Bamberger* und die chirurgische Klinik bei *Billroth;* auch die gerichtliche Medizin bei *Eduard von Hofmann* (1837—1897), die ich aber größtenteils versäumte, weil ich die Zeit im *Strickerschen* Laboratorium zubrachte. In beiden Semestern besuchte ich die chirurgische Operationslehre bei *Friedrich Franz Salzer* (1827 bis 1890), dem Vater des späteren Professors der Chirurgie in Utrecht,

die abends gelesen wurde. Ich glaube, bei *Salzer* sehr viel gelernt
zu haben.

An der geburtshilflichen Klinik hatte man neben der Vorlesung
ein Praktikum zu besuchen. Man kam dazu abends an die Klinik,
weil ja die meisten Entbindungen in der Nacht stattfinden. Die
Hörer wurden in Gruppen zu sechs eingeteilt, die turnusweise praktizieren durften. Es war an der Klinik ein Raum für die Prak-
tikanten mit einigen Betten, auf denen man, allerdings angezogen,
schlafen konnte, wenn gerade nichts los war. Wenn dann eine Ent-
bindung im Gange war, wurden wir geholt. Wir durften auch die
Wöchnerinnen, die im Kreißsaal lagen, untersuchen. In jeder der
drei Gebärkliniken wurden damals im Jahre mehr als 3000 Entbindungen vorgenommen, so daß ein großes Patientenmaterial zur Verfügung stand. Das Kinderkriegen war damals noch üblich.

Im nächsten, dem fünften Studienjahr, hörte ich im Winter-
semester die zwei letzten Obligatsemester interne Medizin und
Chirurgie. In der internen Klinik blieb ich *Bamberger* treu, bei dem
ich alle vier Semester hörte, da mich der andere Internist, *Adalbert
Duchek* (1824—1882), der sich fast nur für Auskultation und
Perkussion interessierte, nicht anzog.

Im Sommersemester 1879 besuchte ich die Augenklinik bei *Ferdinand von Arlt* (1812—1887), der einen nüchternen, aber sehr
lehrreichen Vortrag hatte; außerdem hörte ich eine mehrstündige
Vorlesung über Hautkrankheiten bei *Moriz Kaposi* (1837—1902),
wie ich aus meinem Absolutorium, dem Dokument, das man beim
Abgang von der Universität erhält, ersehe. Ich dürfte aber dieses
Kolleg fast vollständig versäumt haben, denn es fehlt mir jede Erinnerung daran.

Nun kam die Zeit, das zweite und dritte Rigorosum zu machen
und damit den Doktorgrad zu erwerben. Beim ersten Rigorosum
hatte ich einen Geschwindigkeitsrekord bei seiner Ablegung aufgestellt. Beim zweiten und dritten Rigorosum ging das nicht ebenso.
Ich war durch meine Tätigkeit im *Stricker*schen Laboratorium so
stark in Anspruch genommen, daß ich mich nicht mit ganzer Kraft
auf das Studium für die Rigorosen werfen konnte. Verhältnismäßig
rasch ging es mit dem zweiten Rigorosum, das aus je einer praktischen Prüfung aus pathologischer Anatomie und interner Medizin
bestand, die vor dem theoretischen Rigorosum abgelegt werden
mußten, und aus einer theoretischen Prüfung aus pathologischer

Anatomie, allgemeiner Pathologie, Pharmakologie und interner Medizin. Dazu kam noch ein fünfter Prüfer, der sogenannte Gastprüfer, doch weiß ich nicht mehr, wer das war. Nachdem ich die beiden praktischen Prüfungen abgelegt hatte, meldete ich mich zur theoretischen Prüfung an einem Montag, dem üblichen Termin; ich wurde für den Dienstag der darauffolgenden Woche zur Prüfung ausgeschrieben. Am Samstag vorher erkrankte ich an Masern, allerdings ziemlich leicht. Ich wollte trotzdem am folgenden Dienstag zur Prüfung gehen, aber als die Professoren von meinen Masern erfahren hatten, erlaubten sie es nicht; vielleicht hatten sich meine Eltern irgendwie hinter sie gesteckt. So machte ich also das Theoretikum um eine Woche später, am 29. Jänner 1880. Ich hatte bei allen Einzelprüfungen die Note „ausgezeichnet" erhalten. Nun kam das dritte Rigorosum. Für dessen praktische Prüfungen waren Kurse notwendig, die man bei den Assistenten nahm. Ich glaube übrigens, daß ich als Rigorosant noch einige Vorlesungen gehört habe, sicher noch einmal die Geburtshilfe bei *Späth*. Er war ein sympathischer, gefühlvoller Tiroler, der noch als Mediziner 1848 als Mitglied einer akademischen Schützenkompagnie an der Verteidigung Südtirols gegen die Italiener teilgenommen hatte.

Ich erinnere mich an eine Episode, die sich in einer Vorlesung *Späths* abgespielt hat und die mich zum ersten Male mit der Affäre *Semmelweis* in Berührung brachte. *Späth* hatte über das Kindbettfieber vorgetragen und kam dabei auf *Ignaz Philipp Semmelweis* (1818—1865) zu sprechen. Er geriet in eine sichtlich gerührte Stimmung, als er sich tränenden Auges gegen den Vorwurf verteidigte, daß er an der Verfolgung *Semmelweis'* teilgenommen hätte. Tatsächlich war aber *Späth* anfangs auch gegen *Semmelweis* vorgegangen; er hatte sich jedoch bald überzeugt, daß dieser recht hatte, und war dann an seine Seite getreten. Wir Mediziner verstanden von der ganzen Angelegenheit allerdings nicht viel und hatten keine Ahnung von *Semmelweis'* Kämpfen und Verdiensten.

Ich war damals in der Geburtshilfe recht bewandert und hatte auch schon einen praktischen Kurs bei dem nachmaligen Professor *Friedrich Schauta* (1849—1919), der zu jener Zeit *Späths* Assistent war, besucht. Als *Späth* einmal nach der Vorlesung in den Kreißsaal ging, wo gerade eine Zangengeburt durchgeführt werden mußte, wendete er sich an die Mediziner mit den Worten: „Wer wagt es, Rittersmann oder Knapp?" Während sich sonst die Mediziner meistens scheu zurückzogen, wenn ein Professor verlangte, sie sollten die praktische Ausübung ihrer Kenntnisse zeigen, meldete ich mich, bereit, diesen Eingriff vorzunehmen. *Späth* ging darauf ein. Da mengte sich der zweite Assistent ein und empfahl ihm, die Zangengeburt durch einen seiner amerikanischen Kurshörer ausführen zu lassen. *Späth* mußte natürlich meinen, daß der Assistent irgendwie ungünstig über meine manuelle Geschicklichkeit unterrichtet sei, und übergab mit dem Ausdruck der Unschlüssigkeit dem Amerikaner die Zange. Nicht nur ich, sondern alle meine Kollegen waren über dieses Vorgehen des Assistenten sehr entrüstet. Er ist bald darauf nach Amerika gegangen. Mein geburtshilfliches Praktikum habe ich bei *Späth* mit dem Kalkül „ausgezeichnet" gemacht.

Ich war ein Kandidat für die Promotio sub auspiciis Imperatoris, auf die jene Akademiker Anspruch hatten, die alle Einzelprüfungen mit der Note „ausgezeichnet" abgelegt und auch schon alle Gymnasialsemester mit Vorzug beendet hatten. Diese Promotion wurde als Einzelakt in besonders feierlicher Weise vollzogen; der Kandidat mußte dabei auch eine Rede halten, und ein Vertreter der Statthalterei überreichte ihm einen Ring mit den Initialen des Kaisers in Brillanten.

Bei der praktischen Prüfung aus Augenheilkunde erlitt ich aber eine Schlappe. Obwohl ich glaubte, recht gut vorbereitet zu sein, bekam ich den Kalkül „genügend"; damit war es also mit der Hoffnung auf die Promotio sub auspiciis Imperatoris vorbei. Ich habe mich darüber etwas gekränkt, aber nicht lange. Bei der letzten praktischen Prüfung des dritten Rigorosums, Chirurgie bei *Billroth*, bekam ich dann nochmals ein „genügend". Daran war aber nicht ich schuld, sondern *Billroth*. Man mußte bei dieser Prüfung zuerst einen klinischen Fall untersuchen und dann besprechen, wobei ich sehr gut entsprach. Dann hatte man im anatomischen Institut eine Operation zu machen. Es mußte aus einer Urne ein Zettel gezogen werden, auf dem die auszuführende Operation verzeichnet war, und ich zog: Exarticulatio humeri. Bis *Billroth* aber dazu kam, mich zu prüfen, hatte er die Frage vergessen und mit einer Resectio humeri verwechselt. Für eine Exarticulatio humeri wäre meine Operation ganz gut gewesen, für eine Resectio humeri allerdings nicht. *Billroth* ließ mich die Operation gar nicht zu Ende machen; dann hätte er natürlich die Verwechslung bemerken müssen. Ich versuchte ihm begreiflich zu machen, daß von seiner Seite ein Irrtum

vorlag; aber damit hatte ich kein Glück. Da ich jedoch schon ein
„genügend“ hatte, war es mir ziemlich gleichgültig, noch ein zweites
zu bekommen.

Es folgte das dritte Theoretikum: Chirurgie, Augenheilkunde,
Geburtshilfe, gerichtliche Medizin; dazu kam noch eine fünfte Prüfung bei dem sogenannten Gastprüfer, wenn ich mich recht erinnere,
bei dem Chirurgen *Leopold von Dittel* (1815—1898).

Nun konnte ich also zum Doktor promoviert werden. Wer je
eine Promotion in dem neueren Festsaal der Universität mitgemacht
hat, würde es nicht für möglich halten, daß man den Akt der Promotion, der doch für den zu Promovierenden den Abschluß eines
mehrjährigen Studiums mit vielen Prüfungen und den Übergang in
das Berufsleben bedeutet, in solch salopper Weise vollziehen würde,
wie das zu meiner Zeit geschehen ist. Das Dekanat der medizinischen
Fakultät, in dessen schmucklosem Kanzleiraum die Promotion stattfand, war in einem Hause in der Sonnenfelsgasse gegenüber der
alten Aula, die jetzt Sitz der Akademie der Wissenschaften ist,
untergebracht. Dort fanden sich der Rektor *Brücke*, der Dekan
Hoffmann und der Promotor *Gustav Braun* ein, und nach einer
kurzen Ansprache übergab man mir und den anderen vier oder fünf
Kandidaten, die mit mir zugleich promoviert wurden, die Diplome.
Es war der 14. Juli 1880; diesen Tag habe ich mir sehr gut gemerkt,
da ich jedes Jahr daran erinnert wurde, denn es war der französische Nationalfeiertag, der Tag der Erstürmung der Bastille.

Ich mußte mir nun Gedanken über meine Zukunft machen.
Allerdings hatte ich schon eine Stellung in sicherer Aussicht. Nachdem ich von 1876 bis 1880 bei *Stricker* ersprießliche, aber unbe-
zahlte Dienste geleistet hatte, während viele meiner Kollegen, die
an theoretischen Instituten arbeiteten, schon als Mediziner Demon-
stratorstipendien hatten, entschloß sich *Stricker*, um mich fester an
das Institut zu binden, eine zweite Assistentenstelle zu verlangen,
die auch ab 1. Jänner 1881 für mich bewilligt wurde. Ich hatte
jedoch schon von Anfang an nicht die Absicht, bei diesem Fache
zu bleiben und in ihm eine akademische Karriere anzustreben.

Meine Bestrebungen zielten auf Reisen, Auswandern und dergleichen hin. Ich bereue heute noch, daß ich einen Plan nicht ausgeführt habe: der österreichische Lloyd nahm damals junge Ärzte
auf, die auf seinen Passagierdampfern für eine oder mehrere Touren
angeworben wurden. Man hatte so Gelegenheit, nicht nur schöne

Reisen zu machen und ferne Länder zu sehen, sondern brachte auch, wenn man mit dem Geld nicht gar zu leichtsinnig umging, einige Gulden nach Hause mit. Zwischen Promotion und Antritt meiner Assistentenstelle hatte ich über fünf Monate Zeit. Ich erinnere mich auch dunkel, daß ich schon einmal auf dem Wege zum Lloyd-Büro in Wien war; es ist aber nichts daraus geworden, warum, weiß ich nicht mehr. Vielleicht mußte man auch etwas Protektion haben, die zu suchen mir nie gegeben war.

Ein anderer Plan war viel ernsthafter und hätte, wenn er gelungen wäre, mein Schicksal in ganz andere Bahnen gelenkt. Das kam so: zur Hochzeit des Kronprinzen *Rudolf* war dessen Schwiegervater, der König von Belgien, nach Wien gekommen. Der hatte den bekannten Afrikaforscher Sir *Henry Morton Stanley* (1841—1904) zu einer neuen Expedition in seinen Kongo-Staat, respektive dessen noch unerforschte Hinterländer, gewonnen und wollte für diese Expedition einen Österreicher als Arzt anwerben, nämlich den Afrikaforscher *Emil Holub* (1847—1902), der damals in Wien war und das, was er an Material von einer Reise in Südafrika mitgebracht hatte, verarbeitete. *Holub* lehnte aber ab. Der König wollte jedoch durchaus einen Österreicher, schon weil er annahm, daß dieser billiger zu haben sei als der Vertreter einer anderen Nationalität. Er gab also *Holub* den Auftrag, einen geeigneten Wiener Arzt namhaft zu machen. *Holub* plakatierte das auf einem Zettel im ärztlichen Lesezimmer im Allgemeinen Krankenhaus; ich las es zufällig und ging hierauf kurz entschlossen zu ihm und meldete mich. Er sagte mir, daß sich außer mir noch ein Arzt gemeldet hätte, daß ich ihm aber, was das Physische anbelange, viel besser gefalle als der andere Bewerber. Dieser hätte aber darum einen beachtlichen Vorsprung, weil er schon in den Tropen gelebt hätte. Die niederländische Regierung nahm damals regelmäßig österreichische Ärzte für ihre Kolonien in Ostasien auf, die für zwei Jahre angeworben wurden; einen solchen Posten hatte mein Konkurrent innegehabt. *Holub* meinte, daß er unter diesen Umständen nicht selbst entscheiden, sondern dem König von Belgien berichten und ihm den Sachverhalt darlegen werde; er versicherte mir wenigstens, daß er mich als den physisch Geeigneteren empfehlen werde. Das Reisegeld aus Belgien wurde geschickt, doch wollte man zuerst meinen Konkurrenten ansehen. Nachdem man ihn aber gesehen hatte, gab man ihm das Geld zur Rückreise und wollte nach dieser Probe von

einem österreichischen Arzt nichts mehr wissen. Ich habe später erfahren, daß der Expedition außer *Stanley* noch fünf europäische
Mitglieder angehörten, daß er aber in der Regel von seinen Expe-
ditionen nur allein zurückzukommen pflegte. So soll es auch bei
dieser Expedition gewesen sein; allerdings sollen drei Mitglieder
durch Selbstmord geendet haben. Diese Episode ereignete sich
im Jahre 1881.

Eine andere Auswanderungsmöglichkeit bot sich im Oktober und
November 1881, als ich schon Assistent bei *Stricker* war. Eine evan-
gelische Missionsgesellschaft in Basel hatte in einer Wiener medizinischen Zeitschrift inseriert, daß sie einen Arzt suche, der bereit
wäre, an die Goldküste in Afrika zu gehen, wo diese Gesellschaft
Stationen hatte; der Arzt sollte vor allem die an diesen Orten herrschenden Hautkrankheiten studieren. Ich schrieb an diese Missionsgesellschaft, erkundigte mich nach den Bedingungen und der
mir zugedachten Aufgabe und erfuhr, daß ich zuerst auf einige
Monate nach England gehen sollte, um mich über diese Hautkrankheiten genauer zu informieren, und dann erst an die Goldküste; der
Aufenthalt in Afrika würde sechs Monate oder auch länger dauern;
außer den Reisekosten nach England und Afrika stünde mir für
diese sechs Monate ein Honorar von 2000 Mark zu. Nachdem ich
noch einen Brief geschrieben hatte, in dem ich mich bereit erklärte,
aber noch um eine Aufklärung bat, bekam ich am 10. November 1881
die Mitteilung, daß man in Basel selbst einen geeigneten Arzt gefunden hätte. Vielleicht hat bei der evangelischen Missionsgesellschaft mein Katholizismus Anstoß erregt.

Von dem Plan, nach Ägypten auszuwandern, werde ich später
erzählen.

Ich blieb also in Wien und arbeitete weiter bei *Stricker*, ohne
jedoch noch etwas zu publizieren, denn ich sah in dem Institut
nicht mehr meine Zukunft. Trotzdem machte ich die Arbeiten, die
ich übernahm, mit allem Eifer. Da kam ein Dr. *L.*, der Assistent
bei dem Professor der Pharmakologie *August Vogel* (1833—1909)
war und Professor der Pharmakologie in Krakau werden wollte, zu
Stricker. *L.* hatte nur zwei winzige pharmakognostische Arbeiten
verfaßt, so richtige Dürrkräutlerabhandlungen. Man verlangte aber
von Krakau aus, er solle eine experimentelle Arbeit machen.
Stricker hatte keine Lust, ihn ins Laboratorium zu nehmen. Ich
stand aber mit *L.* auf gutem Fuß, und so redete ich *Stricker* zu, er

solle ihn arbeiten lassen; er brauche sich seinetwegen nicht zu bemühen, ich würde mich um die Sache schon kümmern. Wir sollten
also eine Arbeit über Blausäure machen. Der Arbeitsplan war ausschließlich von mir, auch die Tierexperimente führte ich aus. *L.*
hatte nur die Versuchstiere zu bezahlen und im Laboratorium des
Chemikers Professor *Ernst Ludwig* (1842—1915) die Blausäure zu
destillieren. Die Arbeit kam 1881 unter *L.*'s Namen heraus. Das
Resultat war keine epochemachende Entdeckung, aber es ergab sich
immerhin etwas Interessantes. Die Blausäure wirkt sonst, einem
Tier eingespritzt, in wenigen Sekunden tödlich. Der Blutdruck fällt
sofort auf Null herab, der Kreislauf sistiert, und damit hört das
Leben auf. Wir konnten nun zeigen, daß die Blausäure, wenn man
sie in bis dahin nie versuchten extrem winzigen Dosen gibt, eine
gegenteilige Wirkung hervorruft, nämlich ein bedeutendes Ansteigen
des Blutdruckes. Die Arbeit war also fertig, und *L.* wurde daraufhin
Professor in Krakau. Wie er mir seine Dankbarkeit erwiesen hat,
wird später berichtet werden.

Eine zweite Arbeit führte auch zu Verdruß. Da kam ein Dr. *O.*,
auch ein Pole, aber aus Russisch-Polen, zu *Stricker*. Er wollte eine
große experimentelle Arbeit machen, um in Rußland Professor
werden zu können. *Stricker* gab ihm als Thema: „Die Messung des
Blutdruckes im kleinen Kreislauf"; im übrigen vertraute er den
Mann mir an. Die recht schwierigen Tierexperimente nahm ich vor,
und *O.* durfte nur assistieren; er wäre gar nicht imstande gewesen,
den schwierigen operativen Teil der Versuche auszuführen. Auch
der Gang der Untersuchungen wurde von mir bestimmt, allerdings
im Einvernehmen mit *Stricker*, der sich bald für die Arbeit zu
interessieren begann.

Ich will über die Versuche einiges sagen, weil sie von der Technik,
die damals bei vielen vivisektorischen Experimenten geübt wurde,
ein Bild geben. Die Versuche wurden an Tieren vorgenommen, die
mit Curare, einem südamerikanischen Pfeilgift, bewegungslos gemacht worden waren. Das Curare lähmt die gesamte willkürlich
bewegliche Muskulatur, auch die Atemmuskeln, nicht aber das
Herz. Es muß daher während eines solchen Versuches künstliche
Atmung eingeleitet werden, was in der Weise geschah, daß eine
Kanüle in die Luftröhre eingeführt und darin befestigt wurde, und
daß die rhythmische Aufblähung der Lunge in recht primitiver
Weise durch einen Blasebalg erfolgte, den während der ganzen

Dauer des Versuches ein Diener in Betrieb zu halten hatte. Die Empfindungsnerven werden durch das Curare nicht gelähmt, höchstwahrscheinlich wird auch das Bewußtsein nicht aufgehoben.

In Parenthese will ich bemerken, daß man heute nicht begreift, wie man an Tieren (Hunden, Katzen, Kaninchen usw.) Versuche von solcher Grausamkeit machen konnte. Es war damals eine eigentümliche geistige Einstellung in den Köpfen der Forscher; man schätzte offenbar den Gewinn, den diese Versuche für die Menschheit ergaben, so hoch, daß man glaubte, die entsetzlichen Qualen, die man den Tieren bereitete, verantworten zu können. Allerdings hätte man viele Experimente, die das Curare ermöglichte, nicht machen können, da man viele Betäubungsmittel, die heute bekannt sind, dazumal nicht hatte. Und so hätten also die Herren *O.* und *L.* ohne Curare nicht Professoren werden können. Es ist ein wirkliches Verdienst der Tierschutzvereine, daß sie gegen diese Ausartung der tierexperimentellen Forschung Stellung genommen haben. Gegenwärtig ist in mehreren Staaten die Verwendung des Curare zu Tierexperimenten sogar gesetzlich unter Strafsanktion verboten.

Ich komme nach dieser Abschweifung wieder auf unsere Versuche über den Druck im kleinen Kreislauf zurück. Es mußte also dem Hunde eine Kanüle zur künstlichen Atmung in der Luftröhre befestigt und dann Curare eingespritzt werden. Dann mußte der ganze Thorax mit Resektion des Brustbeines und der vorderen Teile der Rippen breit eröffnet werden, hierauf je eine Kanüle in eine Arteria carotis und in einen Ast der Lungenschlagader — das war der schwierigste Teil der Operation — eingeführt und mit einem Kymographion verbunden werden, das sowohl den Druck im großen wie auch im kleinen Kreislauf in einer fortlaufenden Kurve verzeichnete. Nun wurden verschiedene Eingriffe (Reizung oder Durchschneidung von einzelnen Nerven oder des Rückenmarks, Einspritzung verschiedener Gifte) vorgenommen und ihr Einfluß auf den Druck im großen und kleinen Kreislauf studiert.

Ein Versuch machte auf *Stricker* einen so großen Eindruck, daß er ihn zu einem regelmäßigen Vorlesungsversuch erhob. Der Druck im kleinen Kreislauf ist bedeutend niedriger als der im großen. Wenn man aber die künstliche Atmung aussetzte, so daß Erstickung eintrat, stieg der Druck im großen Kreislauf, aber er stieg auch im kleinen, und zwar so hoch, daß er den Druck im großen Kreislauf erreichte und schließlich, als der letztere infolge der Erstickung bereits abzusinken begann, überstieg. Wenn man zu dieser Zeit das Herz inspizierte, sah man, daß die linke Kammer immer mehr und schließlich im höchsten Grade aufgebläht wurde, weil sie gegen den großen Widerstand, der durch die Zusammenziehung aller Gefäße im großen Kreislauf als Wirkung der Erstickung entstanden war, gar kein Blut mehr abgeben konnte, so daß sich dieses durch den linken Vorhof und die Lungenvenen hindurch in den Lungen staute und daher das rechte Herz eine größere Arbeit leisten mußte, um sich noch entleeren zu können. Erweitert wurde es aber nicht so sehr wie das linke Herz, weil ihm aus den Körpervenen infolge der Kontraktion der kleinen Gefäße und Kapillaren sehr wenig Blut zuströmte.

Für die Mediziner war die Vorführung eines solchen Versuches sehr lehrreich. Man muß wissen, daß in Wien vor *Stricker* kein Mediziner ein lebendes, schlagendes Herz gesehen hatte, höchstens, als besonderen Glücksfall, das Herz eines Frosches.

Die Arbeit, von der ich sprach, wurde endlich fertig; sie war wirklich gut geworden, und ich wollte an ihren Früchten wenigstens in der Form teilnehmen, daß auf dem Titel Dr. *O.* und Dr. *Wagner* stand, nachdem *O.* außer einer Assistenz bei den Versuchen, die jeder andere besser gemacht hätte, nichts geleistet hatte als die Bezahlung der Versuchstiere. *O.* regte sich aber über diesen Vorschlag sehr auf, denn er mußte ja Professor werden. *Stricker* dürfte mit *O.*s Forderung einverstanden gewesen sein, denn ihm war es ja nur recht, wenn Herren aus dem Auslande irgendwelche Arbeiten im Institut machten, die gelegentlich ganz oder wenigstens zum großen Teil sein geistiges Eigentum oder das der Assistenten waren, denn die Ausländer zahlten ja die Kosten und der Ruhm blieb nicht nur ihnen, sondern auch dem Institut. Es wurde also die Sache so geregelt, daß mein geistiger Anteil an der Arbeit mit 150 Gulden abgelöst wurde. Allerdings kam es doch zu harten Worten zwischen mir und *O.*; immerhin, er wurde Professor, berühmt allerdings nicht, und tot ist er auch schon lange.

Ich war übrigens nicht auf Publikationen versessen, wenn es sich nicht um eine wertvolle Sache handelte. Die Veröffentlichung *L.*'s zum Beispiel verlangte ich nicht mitzusignieren, obwohl mein Anteil am geistigen Eigentum gar nicht abgelöst, sondern seine Überlassung als Freundschaftsdienst bewertet wurde.

Eine andere kleine Arbeit hätte ich nach Wunsch *Strickers* publizieren sollen, weigerte mich aber, da mir die Sache zu unbedeutend schien. Ein Schweizer Physiologe, ich glaube *Adolf Fick* (1829 bis 1901), hatte die überraschende Behauptung aufgestellt, daß der systolische Druck im linken Ventrikel kleiner sei als der Druck in der Aorta, eine offensichtlich paradoxe Behauptung, da ja das Blut vom linken Herzen in die Aorta strömt und nicht umgekehrt. Der Autor wollte das aber so erklären, daß das Blut durch die Zusammenziehung des Ventrikels eine Art Wurfgeschwindigkeit bekommt und so den auf den Klappen lastenden Aortendruck überwinden kann. *Stricker* begeisterte sich sehr für die Sache und führte das *Fick*sche Experiment auch in der Vorlesung vor. Es machten sich aber Stimmen dagegen geltend, und *Stricker* gab mir einige solche Arbeiten, um bei den regelmäßigen Referierabenden, die er im Institut abzuhalten pflegte, darüber zu berichten. Ich stellte zu seiner Überraschung fest, daß die angebliche Entdeckung *Ficks* eine Täuschung war, hervorgerufen durch die Druckmeßapparate, deren er sich bedient hatte. *Stricker* nahm die Sache sehr ernst; das war eine Auflehnung gegen die Autorität der durch das Institut repräsentierten Schule. Er verlangte, ich solle den experimentellen Beweis erbringen, daß ich recht hätte. Ich hatte die Empfindung, daß meine Tage im Institut gezählt wären, wenn mir dieser Versuch mißlänge. Er mißlang aber nicht. Da zeigte sich, daß *Stricker*, dieser leidenschaftlichen Kampfnatur, doch die Wahrheit am höchsten stand. Er forderte mich auf, daß ich die Sache publizieren sollte, um den Rückzug des Instituts, das an der Frage zwar nicht publikatorisch, aber durch die Vorlesung engagiert war, zum Ausdruck zu bringen. Ich lehnte es aber ab, diese Angelegenheit zu veröffentlichen, da ich nichts anderes zu sagen hätte, als was *Ficks* Gegner ohnehin schon gesagt hätten; *Strickers* Gunst blieb mir erhalten.

Bei Gelegenheit dieser Referierabende möchte ich ein Wort über *Strickers* Vortragsweise sagen. Zur Verbesserung seiner Rhetorik hatte er bei dem berühmten Schauspieler *Lewinsky* Unterricht genommen. Er legte größtes Gewicht darauf, seine Vorlesungen so vollkommen, so anschaulich wie möglich zu gestalten. Die Hörer sollten das, was er vortrug, tunlichst auch sehen. Er erzählte nicht bloß von den Experimenten, sondern führte sie in der Vorlesung auch vor. Immer ließ er einige mikroskopische Präparate aufstellen, welche die Hörer vor der Vorlesung ansehen sollten; zu jedem Präparat stellte er einen Assistenten oder einen anderen im Institute arbeitenden Herrn, der den Studierenden dieses an Hand einer neben dem Mikroskop liegenden Bleistiftskizze zu erklären hatte. Wer aber, wie ich, das jahrelang mitgemacht hat, weiß, wie schwer es ist, den Studenten dazu zu bringen, daß er gerade das sieht, was er sehen soll. *Stricker* war daher von Anfang an bestrebt, die mikroskopische Projektion so zu entwickeln, daß sie für den Unterricht brauchbar wurde. Bei der mikroskopischen Projektion sehen natürlich der Lehrer und der Schüler dasselbe, und man kann mit einem Stäbchen auf das hinweisen, was in dem Präparat das wichtigste ist. Die Projektionsapparate waren aber anfangs noch sehr unvollkommen. Ich erinnere mich, daß schon zu der Zeit, als ich in das Institut eintrat, *Stricker* mit Unterstützung von Professor *Ludwig* und einem Hauptmann *Obermayer*, der, wie ich mich zu erinnern glaube, in der technischen Militärakademie als Lehrer tätig war, Versuche machte, die elektrische Projektion dem medizinischen Unterricht dienstbar zu machen und die Apparate zu vervollkommnen. Allmählich erlangte durch *Strickers* Bemühen sein elektrischer Projektionsapparat einen hohen Grad von Vollkommenheit.

Stricker lehrte aber nicht nur allgemeine und experimentelle Pathologie, sondern gewissermaßen auch das Lehren selbst. Dazu dienten die bereits erwähnten Referierabende. An diesen Abenden versammelte *Stricker* die Assistenten und Schüler des Instituts und einen Kreis ihm nahestehender junger Ärzte, um durch Vorträge oder Referate, welche die einzelnen abwechselnd hielten, wichtigere Arbeiten oder Fortschritte auf irgendeinem Forschungsgebiete zur Kenntnis der Anwesenden zu bringen. Er knüpfte dann an jeden Vortrag Erörterungen, in denen er nicht bloß die Methodik der referierten Arbeiten zur Diskussion stellte, kurz gesagt, die Technik der Forschung, sondern vor allem auch Gewicht auf die Art des Vortrags legte, und jeder Referent erhielt von ihm die wertvollsten Belehrungen über die Art der Zusammenstellung, über die Verwertung des Sprechorgans, kurz über alles auf die Technik des Vortrags Bezügliche bis zum richtigen Stehen und Bewegen. Wenn ich später ein guter Redner geworden bin, wurde sicher bei diesen Referierabenden der Grund dazu gelegt.

Wie ich aber schon früher sagte, hatte ich mich zu der Zeit, als ich Assistent wurde (1. Jänner 1881), innerlich vom *Stricker*schen Institut, soweit meine künftige Laufbahn in Betracht kam, schon losgelöst. Ich hatte Bedenken über den zukünftigen Bestand des Instituts für allgemeine und experimentelle Pathologie.

Rokitansky hatte nämlich in der Wahl der Vertreter des neuen Faches einen allerdings schwer vermeidbaren Mißgriff gemacht. Er nahm alle Vertreter dieses Faches aus der Schule der Physiologen (*Strickers* Ausbildung war bei *Brücke* erfolgt). Diesen Herren fehlten aber die Probleme der allgemeinen Pathologie, allerdings mußten es ja Männer sein, welche auch die physiologischen Methoden beherrschten. Und beides, Vertrautheit mit der Pathologie und mit den experimentellen Methoden, war, wenigstens damals in Österreich, nicht in einer Person vereint.

Der Vertreter der allgemeinen Pathologie hätte sich mit Feuereifer auf die Bakteriologie verlegen müssen, die damals schon im Aufblühen war und bald eine Revolution in der ganzen Pathologie hervorrufen sollte; sie ist mit ihren weiteren Entwicklungen (Seropathologie, Immunbiologie usw.) noch immer in raschem Fortschritt begriffen. Ein solcher Pathologe hätte sich natürlich auch der späteren großen Forschungsgebiete wie der Endokrinologie, der Vitaminlehre usw. bemächtigen müssen.

Ich konnte mich aber bald überzeugen, daß *Stricker* dazu nicht der Mann war. Er hatte mir einmal den Auftrag gegeben, über eine Anzahl von Arbeiten, die sich mit der Ursache der Tuberkulose beschäftigten, bei den erwähnten Referierabenden zu berichten. Der Tuberkelbazillus war damals noch nicht entdeckt, doch suchte man eifrig die Ursache der Tuberkulose zu klären *. In diesen Arbeiten wurde nun über Versuche berichtet, mit verschiedenen Methoden eine tuberkuloseähnliche Krankheit herbeizuführen. Ich referierte in dem Sinne, daß ich die Entstehung der Tuberkulose durch einen lebenden Erreger für sehr wahrscheinlich hielte. Aber ich erfuhr von seiten *Strickers* heftige Ablehnung, und die Corona, vor allem mein Koassistent S., stimmte ihm bei. S. war in dieser Frage der böse Geist *Strickers*. Er war das, was ich einen schlechten Assistenten nenne, nämlich einer, der horcht, welches Ergebnis einer Untersuchung dem Chef sympathisch wäre, und dann dieses Ergebnis erzielt, auch wenn es mit der Wahrheit nicht übereinstimmt.

Stricker war gegen den Tuberkelbazillus eingestellt oder vielmehr gegen *Robert Koch* (1843—1910), der sich der besonderen Gunst von *Julius Cohnheim* (1839—1884) in Breslau erfreute, mit

---

* Der Tuberkelbazillus wurde 1882 entdeckt. Die Herausgeber.

dem *Stricker* durch Dezennien einen äußerst erbitterten, fast in persönliche Angriffe ausartenden wissenschaftlichen Kampf über die Rolle der Gewebszellen bei der Entzündung geführt hatte. Wäre S. bei der Wahrheit geblieben, so hätte er *Stricker* schon auf den rechten Weg bringen können. So aber kam *Stricker* durch seine Ablehnung der Existenz des Tuberkelbazillus ins Hintertreffen, und damit wurde ihm die ganze Bakteriologie verleidet. Einem gewissen Dr. *Amrus*, einem Kroaten und damaligen Militärarzt, mit dem ich sehr befreundet war, ist es dann gelungen, 1886 einen gedeckten Rückzug gegen den Tuberkelbazillus vom *Stricker*schen Institut aus in Szene zu setzen.

Ich befürchtete also, daß man die Lehrkanzel für experimentelle Pathologie, wie sie von ihren Vertretern betrieben wurde, wieder auflassen werde, und wendete mich daher mit *Strickers* Zustimmung der internen Medizin zu, indem ich die Zeit, welche mir mein Dienst ließ, als Aspirant an der *Bamberger*schen Klinik zubrachte. Ich hoffte bei *Bamberger* eine Assistentenstelle zu bekommen, da der erste Assistent, *Joseph Vincenz Kauders* (1850—1916), dessen Sohn *Otto Kauders* (1893—1949) dann etwa 40 Jahre später mein Assistent wurde, in nicht ferner Zukunft zurücktreten wollte und meine Bewerbung begünstigte. Man scheint auch *Bamberger* auf mich aufmerksam gemacht zu haben, denn er ließ mich einmal rufen und sagte mir, er wolle systematische Untersuchungen über die Eiweißausscheidung beim Morbus Brightii unter verschiedenen Bedingungen machen, zum Beispiel bei Zufuhr von Säuren und von Alkalien, und ich sollte im Laboratorium von *Ludwig* die quantitativen Eiweißbestimmungen machen. Das hätte immerhin einen Sinn gehabt, wenn es auch kein großes Problem gewesen wäre. Bevor es aber dazu kam, brachte mir *Bamberger* einen Artikel in einer französischen Zeitung, in dem die Behauptung französischer Autoren zurückgewiesen wurde, daß das Fuchsin die Eiweißausscheidung im Urin von Nierenkranken herabsetze und sogar zum Verschwinden bringe. Diese Arbeit sollte nun auf ihre Richtigkeit überprüft werden; ich mußte zu dem Zweck in der Zeit vom 24. Oktober 1880 bis zum 5. Februar 1881 im *Ludwig*schen Laboratorium den Urin von zwei Nephritikern der *Bamberger*schen Klinik täglich quantitativ auf Eiweiß und Harnstoff untersuchen. Dabei kam natürlich gar nichts heraus, weder pro noch kontra. Ich hoffte nun, daß *Bamberger* endlich die systematischen Untersuchungen,

die er geplant hatte, beginnen lassen werde. Statt dessen beauftragte
er mich, einen Artikel über die Fuchsin-Untersuchungen für die
Wiener medizinischen Blätter zu schreiben. Ich weigerte mich und
wies darauf hin, daß doch gar nichts bei den Untersuchungen heraus-
gekommen sei. *Bamberger,* der der Zeitschrift den Artikel schon
zugesagt hatte, bestand aber darauf. So erklärte ich mich also bereit,
den Artikel zusammenzustellen, ihn aber nicht mit meinem Namen
zu zeichnen; und so geschah etwas für die medizinische Literatur
recht Ungewöhnliches: in Nummer 14 der Wiener medizinischen
Blätter vom 7. April 1881 prangte als erster Artikel: „Über den
Einfluß des Fuchsins auf die Albuminurie bei Morbus Brightii",
Mitteilung aus der medicinischen Klinik des Hofrats Prof. *v. Bamberger* in Wien. Die Nennung des Autors unterblieb. Es war vielleicht nicht ganz klug von mir und hat meine Aussichten auf eine
Assistentenstelle bei *Bamberger* kaum günstiger gestaltet. Stolz,
nicht Eitelkeit, war von jeher mein Fehler, aber wohl gleichzeitig
meine größte Tugend.

Bamberger war ein Mensch voller Widersprüche. Als Schüler
Johann von Oppolzers (1808—1871) war er ein ausgezeichneter
Diagnostiker und hatte hervorragende größere Werke geschrieben,
ein Lehrbuch der Herzkrankheiten und ein Lehrbuch der Unter-
leibskrankheiten, die wahrscheinlich zum Teil die Vorlesungen von
Oppolzer enthielten, denn dieser schrieb nicht gerne. *Bamberger*
war ein hochgebildeter Arzt, dem auch das Gebiet der Philosophie
nicht fremd war. Er hielt höchst gehaltvolle, formvollendete Vorlesungen, aber man hatte trotzdem den Eindruck, daß ihn die Sache
eigentlich langweile; er hatte dabei die Augen halb geschlossen,
blickte nie ins Auditorium und suchte keinen Kontakt mit den Zu-
hörern, wie das zum Beispiel *Stricker* in höchstem Grade anstrebte.
Bamberger kümmerte sich wenig um das, was seine Assistenten auf
wissenschaftlichem Gebiete leisteten; statt sie anzuregen, entmutigte
er sie eher. Ich hatte an der Klinik einen interessanten Fall gefunden, nämlich einen Patienten, bei dem man den Puls der Arteria
pulmonalis fühlen konnte, und nahm mit dem *Knoll*schen Poly-
graphen Kurven auf, die diesen Puls sehr schön zeigten; außerdem
ergab die Herzstoßkurve eine Besonderheit, keinen Gipfel von
einiger Ausdehnung, sondern nur eine ganz kurze steile Zacke, dann
aber einen negativen Abschnitt, entsprechend einer sichtbaren
systolischen Einziehung der Brustwand. Ich hatte das Symptom

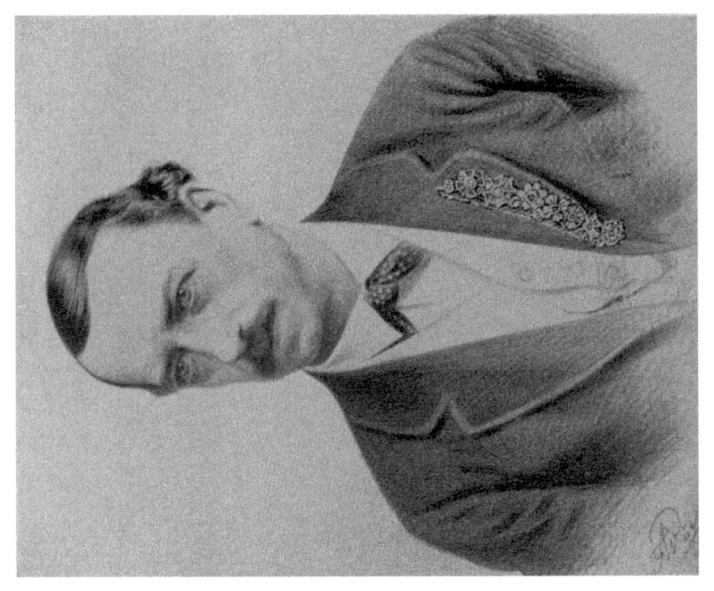

Abb. 6. Max Leidesdorf

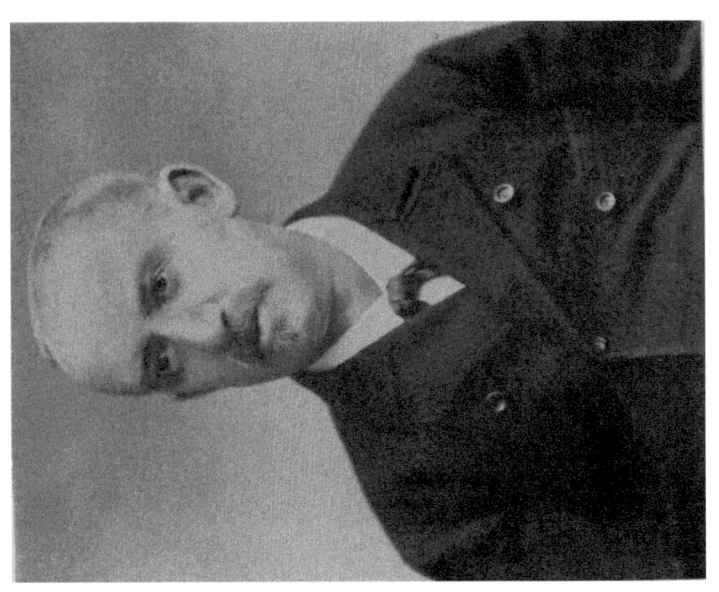

Abb. 5. Salomon Stricker

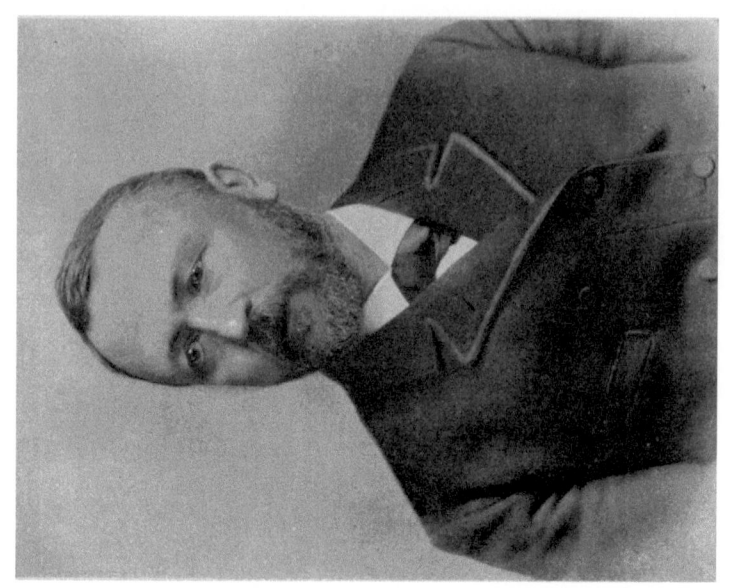

Abb. 8. Richard Krafft-Ebing

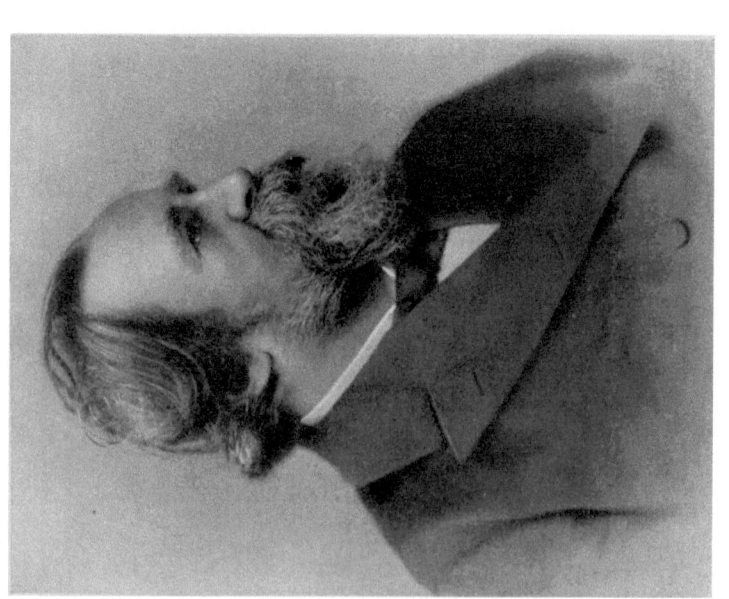

Abb. 7. Theodor Meynert

weiter verfolgt und bei zwei oder drei Kranken Ähnliches, wenn auch nicht so ausgeprägt, gefunden und auch von diesen Kranken Pulskurven angefertigt. Bei der Visite zeigte ich *Bamberger* diesen Kranken und legte ihm auch die Kurven vor, in der Erwartung, daß ihn das interessieren würde. Er hörte mich an und ging dann, ohne ein Wort zu sagen, zum nächsten Bett. Der erste Patient ist später gestorben, und bei der Obduktion zeigte sich dann, daß der Oberlappen der Lunge infolge von Tuberkulose schwielig verändert war und die Arteria pulmonalis nicht mehr deckte. Da die ganze Herzbasis mit der Schwiele fest verwachsen war, konnte sie bei der Systole nicht nach abwärts rücken, sondern wurde emporgezogen; daher kam es zur systolischen Einziehung nach anfänglichem Spitzenstoß. Publiziert habe ich den Fall natürlich, durch *Bamberger* entmutigt, nicht.

Die Assistentenstelle bei *Bamberger* bekam nicht ich, sondern *Neusser*. Wann diese Entscheidung gefallen ist, kann ich nicht genau sagen, es dürfte Ende 1881 oder anfangs 1882 gewesen sein. *Edmund von Neusser* (1852—1912), der älter als ich war und schon drei Jahre vor mir promoviert hatte, arbeitete damals gar nicht an der *Bamberger*schen Klinik; er war Aspirant oder vielleicht schon Sekundararzt an der Abteilung des Primarius Professor *Anton Drasche* (1826—1904). *Neusser* wurde damals von polnischen Kreisen gefördert, wobei sich der von mir früher genannte *L.* hervortat. Außerdem setzten sich noch andere Polen, vor allem der Polenklub, für ihn ein, der damals, wie auch später, sehr mächtig und einflußreich war und jeden Polen energisch unterstützte.

Unerwartet eröffnete sich aber eine Aussicht auf eine Assistentenstelle an der II. internen Klinik. Das kam so: im Frühjahr 1882 starb der Vorstand dieser Klinik, *Adalbert Duchek*. Um die Nachfolge entbrannte ein heftiger Kampf. Eine Partei wollte Professor *Ernst von Leyden* (1832—1910) aus Berlin berufen, einen Mann, der schon einen großen Namen hatte; *Bamberger* trat für seinen Schüler aus seiner Würzburger Zeit, *Karl Gerhardt* (1833—1902), damals Professor in Würzburg, ein. Nach langen Verhandlungen einigte man sich auf den vierzigjährigen *Hermann Nothnagel* (1841 bis 1905), der Professor in Jena war und sich bis dahin hauptsächlich mit theoretischen und experimentellen Arbeiten befaßt hatte.

Nothnagel wurde also ernannt. Da suchte mich der Sohn *Bambergers* auf, mit dem ich befreundet war; auch er war Arzt, ein sehr liebenswürdiger und kenntnisreicher Mann, dem aber sein Vater offenbar eine Scheu vor der wissenschaftlichen Publikation eingeimpft hatte, was alle seine Freunde sehr bedauerten. *Eugen von Bamberger* (1858—1921) sagte mir nun, ich solle mich um die freiwerdende Assistentenstelle an der II. internen Klinik bewerben, sein Vater würde dieses Ansuchen unterstützen. Ich glaubte nun, da *Nothnagel* seine Ernennung ja *Bamberger* zu danken hatte, mit Sicherheit auf diese Stelle rechnen zu können. Beim Tode *Ducheks* waren zwei Assistenten an der Klinik, der Sohn des Anatomielehrers *Langer* und *Heinrich Theodor Kogerer* (geboren 1887), die beide demnächst von der Klinik ausscheiden wollten. Da *Langer* schon vor *Nothnagels* Ankunft ein Primariat bekommen hatte, war zumindest eine Stelle frei.

Ich stellte mich also *Nothnagel,* sobald er in Wien angekommen war, als Bewerber mit meinen experimentellen Arbeiten aus dem *Stricker*schen Laboratorium vor, doch erlebte ich eine große Enttäuschung. *Nothnagel* war äußerst kühl, von meinen Arbeiten nahm er kaum Notiz und erklärte mir, daß er über die Assistentenstelle bereits verfügt habe. Sie erhielt *Rudolf von Jaksch,* mit dessen Vater, der damals Professor der internen Medizin in Prag war, *Nothnagel* bei *Ludwig Traube* (1818—1876) in Berlin als Assistent gearbeitet hatte.

So war also meine Aussicht auf die Assistentenstelle an einer internen Klinik zunichte geworden. Da ich *Stricker* schon angekündigt hatte, daß ich mit Ende 1882 auf eine Verlängerung meiner Dienstzeit, die ich natürlich immer wieder bekommen hätte, verzichte, mußte ich an etwas anderes denken. Sekundararzt im Krankenhaus zu werden, für welche Stellung ich, wie damals die Verhältnisse lagen, vielleicht zwei bis drei Jahre ohne Bezahlung als Aspirant hätte Dienst machen müssen, kam für mich nicht in Frage.

So beschloß ich also doch auszuwandern. Ich faßte den Plan, mich in Ägypten niederzulassen, denn ich konnte hoffen, dort eine mächtige Förderung zu erfahren. Es bestand damals in Kairo eine internationale Finanzkommission, welche die ägyptischen Finanzen überwachte, da die Vizekönige schlecht gewirtschaftet und im Ausland Schulden gemacht hatten, die sie dann nicht bezahlen wollten. Dieser Kommission gehörte als österreichisches Mitglied Baron *Kremer* an, der wegen seiner Persönlichkeit und weil er nicht nur Diplomat, sondern auch ein Orientologe war, international als

Gelehrter einen ausgezeichneten Ruf genoß und in Kairo in großem
Ansehen stand. Dieser Baron *Kremer* war mit meinen Eltern befreundet. Ich konnte also, wenn ich nach Ägypten auswanderte,
einige Förderung durch ihn erwarten. Aber wieder einmal war ich
ein Pechvogel; auch diese ägyptische Protektion wurde zunichte,
bevor ich in die Lage kam, sie zu erbitten. Das hing mit den politischen Umwälzungen in Ägypten zusammen. Im Laufe des Jahres
1882 wurde ein sehr energischer und ehrgeiziger Mann, ein fanatischer ägyptischer Nationalist und Fremdenhasser, *Arabi-Pascha*,
Kriegsminister. Er kam in Konflikt mit den auswärtigen Mächten
und riß schließlich die diktatorische Gewalt an sich. Er hatte aber
seine Macht überschätzt. Die Engländer bombardierten am 11. Juli
1882 Alexandrien und schlugen *Arabi-Pascha* am 13. September 1882
in Tell-el-Kebir. Damit hörte die Funktion der internationalen
Finanzkommission und dadurch auch die Tätigkeit des Baron
Kremer auf. Die Engländer okkupierten Ägypten und führten jene
Herrschaft über das Land ein, die, wenn auch in abgeschwächter
Form, auch heute noch besteht. Durch Empfehlungen hätte mir Baron
Kremer auch nach diesen Ereignissen noch viel nützen können, aber
seine persönliche Anwesenheit wäre doch von größerem Wert
gewesen. Ich wundere mich übrigens jetzt nachträglich, daß ich
meine ägyptischen Auswanderungspläne eigentlich recht lax betrieben
habe. Ich sollte mich ja noch in verschiedenen Fächern etwas eingehender ausbilden, Kurse hören, andere Kliniken als die interne
besuchen, zum Beispiel die dermatologische, die Kinderklinik und
die Klinik für Hals-, Nasen- und Ohrenkrankheiten. Auch in Sprachen
mußte ich mich noch ausbilden, besonders im Englischen. Immer
wieder schob ich alle Entschlüsse hinaus, wie wenn ich im Unter-
bewußtsein überzeugt gewesen wäre, daß aus der Sache doch nichts
würde.

Unterdessen rückte die endgültige Entscheidung meines Schicksals
schon heran. Ich stand damals mit einer Anzahl ungefähr gleich-
altriger Kollegen in freundschaftlichem und geselligem Verkehr und
kam, seitdem ich Assistent war, öfter an einen Tisch im „Ried-
hof", an dem eine Anzahl Assistenten und besser situierte Kollegen
ihre Mahlzeiten einnahmen. Ich war ja jetzt auch besser situiert,
denn von meinem Assistentengehalt von monatlich 58 Gulden zahlte
ich zu Hause 30 Gulden für Verpflegung und Wohnung; so blieben
mir ungefähr 28 Gulden für Kleider, Schuhe und Vergnügen.

Sprünge konnte ich allerdings damit nicht machen. Am späteren Nachmittag trafen wir uns auch nicht selten in einem Kaffeehaus und spielten Karten. Besonders beliebt war das Kaffeehaus, das noch jetzt an der Ecke der Floriani- und Landesgerichtsstraße existiert.

In diesem Kaffeehaus empfahlen mir eines Tages zwei Kollegen, der nachmalige Professor extraordinarius *Ferdinand Frühwald* (1854—1908) und Dr. *Fröschl*, ich solle mich um die freiwerdende Assistentenstelle an der psychiatrischen Klinik in der niederöster-reichischen Landesirrenanstalt bei Professor *Max Leidesdorf* (1818 bis 1889) bewerben, der mich gewiß annehmen würde. Der eine seiner Assistenten, Dr. *Plenk*, habe die Stelle eines Stadtarztes in Tulln bekommen und werde Ende des Jahres die Klinik verlassen. Ich bekäme dort dasselbe Assistentengehalt wie bisher, aber außer-dem Wohnung, Beheizung und volle Verpflegung, und überdies würde ich sehr viel freie Zeit haben und mich mit den Vorbereitun-gen für meine Auswanderungspläne befassen können.

Mir leuchtete das ein, und so ging ich am nächsten Tage mit meinen zwei vom *Stricker*schen Institut aus publizierten wissen-schaftlichen Arbeiten zu Professor *Leidesdorf*, die ihn sichtlich be-eindruckten. Er nahm mich sofort als Assistenten an, und damit war mein Schicksal besiegelt. Merkwürdig, ich hatte nie im min-desten daran gedacht, Psychiater zu werden; nie hatte ich ein psychiatrisches Kolleg besucht, kaum einmal ein Lehrbuch der Psychiatrie durchstudiert. Ich glaube aber, es hat dieser etwas über-eilte Entschluß weder mir noch der Psychiatrie geschadet.

Am 1. Jänner 1883 sollte ich meine Stellung an der psychiatrischen Klinik antreten. Da ich aber eigentlich von der Psychiatrie gar nichts verstand, besuchte ich schon von Oktober an die Visite in der Klinik, die *Leidesdorf* täglich, ich glaube um $^1/_2$9 Uhr, hielt, und vertiefte mich sofort in das Lehrbuch der Psychiatrie von *Heinrich Schüle* (1840—1916). Ich hatte das Buch schon einmal in der Hand gehabt: der Bruder meines Vaters war nämlich an progressiver Paralyse erkrankt, und aus diesem Anlaß hatte ich mich aus dem Lehrbuch, das ich in der Bibliothek des *Stricker*schen Instituts vorfand, einigermaßen unterrichtet. Ich wurde sogar, als bei dem Kranken unruhige Zeiten waren — ein paralytischer Anfall — zur Assistenz für eine Nacht gerufen. Es muß das im Jahre 1877 oder 1878 gewesen sein, denn ich erinnere mich, daß ich damals in Uniform war. Bei dieser Gelegenheit lernte ich übrigens *Theodor Meynert* (1833—1892) kennen, der meinen Onkel besuchte.

Den Dienst an der psychiatrischen Klinik trat ich am 23. Dezember 1882 an; das war also der Tag, mit dem sich meine äußeren Lebensverhältnisse sehr gründlich änderten. Ich hatte nun ein eigenes Zimmer, und darüber hinaus durfte ich noch ein zweites Zimmer benützen, das zwischen meinem und dem meines Kollegen, des ersten Assistenzarztes, Dr. *Raab*, gelegen war und das den gemeinsamen Mahlzeiten und auch als Wartezimmer für Parteien diente. Von meinem Fenster aus hatte ich einen entzückenden Ausblick über den großen, vor dem Hauptgebäude der Irrenanstalt sich ausdehnenden Park und darüber hinaus auf einen großen Teil der Stadt bis zum Prater. Bisher hatte ich seit unserer Übersiedlung von Krems nach Wien (1872) ein Zimmer gemeinsam mit meinem Bruder *Fritz* bewohnt, mit der Aussicht in einen der Höfe des Hauses Lederergasse Nr. 23 (Mölkerhof), einen schmalen Hof, rings umgeben von den drei Stock hohen Häuserfronten.

Die Kost bekam ich in der Klinik; sie war reichlich und gut, denn der Traiteur wollte es sich nicht mit den Ärzten verderben. Dazu hatte ich nun mein volles Gehalt, 57 Gulden im Monat. Ich fand hier überdies in einen geselligen Kreis, denn die Anstaltsärzte — außer den zwei Assistenten arbeiteten hier vier Sekundarärzte und zwei Aspiranten — lebten in recht innigem Kontakt; dazu kam noch der Materialienverwalter, ein ehemaliger Mediziner. Ich erlebte das gleich am ersten Tag, einem prachtvollen Tag, an dem wir nach dem Mittagessen bis zur Nachmittagsvisite auf einer Kegelbahn im Freien in Hemdärmeln — so warm war es trotz der vorgeschrittenen Jahreszeit — Kegel schoben.

Langsam traten meine Auswanderungspläne in den Hintergrund. Mit der Zeit stellte sich heraus, daß mir diese Stellung auch eine günstige Aussicht für die Zukunft bot. Ich war offiziell nicht bloß Assistent der Klinik, sondern auch Sekundararzt der Abteilung, denn die Klinik galt gegenüber dem Landesausschuß, der die Behörde des Hauses war, und auch gegenüber dem Direktor der Anstalt als Abteilung, ebenso wie die beiden anderen Abteilungen, die Männer- und die Frauenabteilung. Ich hätte also, wenn meine Assistentenzeit abgelaufen wäre, hier oder in einer der anderen niederösterreichischen Irrenanstalten Sekundararzt und mit der Zeit auch Primararzt und schließlich Direktor werden können. Und wenn ich

mich wissenschaftlich betätigte, bestand die Möglichkeit, Dozent und
am Ende gar Professor zu werden. Ich sah also eine gesicherte Laufbahn vor mir und die Möglichkeit wissenschaftlicher Betätigung,
denn darauf konnte ich seit meiner Tätigkeit im *Stricker*schen Laboratorium nicht mehr verzichten.

Seit dem 1. Jänner 1883 war ich also wirklicher Assistent an der
psychiatrischen Klinik. Sehr bald besserte sich meine Position noch:
der erste Assistent, Dr. *Raab*, bekam eine Stellung an der Grazer
Landesirrenanstalt; so rückte ich vor. Zweiter Assistent wurde, zum
Teil über meinen Vorschlag, der Aspirant der Anstalt, Dr. *Rader*.

Der Dienst der Assistenten war damals ein viel strengerer als das
jetzt üblich ist. Es waren an der psychiatrischen Klinik nur die zwei
Assistenten und sonst keinerlei ärztliche Hilfskraft. Diese zwei
Herren hatten abwechselnd je 24 Stunden Dienst. Vormittags mußten
natürlich beide anwesend sein. Mittags mußte der diensthabende
Assistent mit den Sekundarärzten in die Küche gehen, um die Aus-
speisung zu überwachen, dann hatte er nachmittags bis 4 Uhr im
Hörsaal, der zugleich als Kanzlei der Klinik diente, die Besucher
der Patienten zu empfangen, die Anamnesen aufzunehmen und Auskünfte zu geben. Anschließend war die Nachmittagsvisite. In der
Nacht wurde man, wenn man Dienst hatte, in der Regel ein- bis
zweimal geweckt. Außerdem mußte man die Krankengeschichten von
den ungefähr 150 Patienten der Klinik schreiben, und das wurde
genau genommen, denn wenn ein Kranker entlassen oder an eine
andere Anstalt transferiert wurde, mußte die Krankengeschichte
dem Direktor vorgelegt werden, der besonders bei den Kranken der
Klinik genau darauf achtete, ob sie ordentlich geführt worden
waren. Die Assistenten an den Kliniken haben es heute allerdings viel
besser; ihre Zahl wurde überall vermehrt, und es gibt eine Menge
Hilfskräfte. Dafür kam man aber zu meiner Zeit, wenn man überhaupt eine Lehrkanzel oder ein Primariat erreichte, viel früher dazu,
während jetzt die Leute steinalt werden, bis sie etwas erreichen.

Ich mußte mich in der ersten Zeit natürlich in die Psychiatrie
einarbeiten, hatte also Lehrbücher und sonstige Fachliteratur zu
lesen. Daneben begann ich mich mit der Hirnanatomie vertraut zu
machen. Ich fand ein Mikroskop vor und auch ein Mikrotom, und
so fing ich an, das Material, das die Sektionen, denen ich immer
pünktlich beiwohnte, lieferten, zu verarbeiten. Ich untersuchte Gehirne und Rückenmarke von Paralytikern, Gehirne von Epileptikern,

die nicht selten bei uns starben, und verschiedenes andere, an das
ich mich nicht mehr erinnere. Wenn mich etwas interessierte, arbeitete ich, ohne Rücksicht darauf, ob dabei eine Publikation heraus-
schaute. Sehr zweckbewußt, das heißt mit Rücksicht auf die Karriere,
war ich überhaupt nie. So habe ich oft viel Mühe auf Fragen verwendet, die ich dann nicht vollständig bearbeitete. Wenn ich zu einem
Resultat gekommen war, das mich befriedigte oder das schon einen
befriedigenden Abschluß voraussehen ließ, habe ich das Interesse
an der Sache oft verloren und sie nicht publikationsreif gemacht.
Leidesdorf interessierte sich für meine Arbeiten, ließ sich auch hie
und da etwas von meinen Präparaten zeigen. Daß er mir aber besondere Weisungen gegeben hätte oder Anregungen, das kam nicht vor,
mit einer Ausnahme, auf die ich bald zu sprechen kommen werde.
Immerhin hat er mir manchmal ein Buch oder einen Journalartikel
zum Lesen gegeben, auch seine Meinung darüber mitgeteilt oder
mich darüber gefragt.

Im Jahre 1884 erschien eine Arbeit von mir über die Rücken-
markserkrankung der Paralytiker, die klinische Beschreibung und
anatomische Untersuchung eines Falles, den ich an der Klinik beobachtet hatte. Ich muß recht fleißig daran gearbeitet haben, da die
Kranke erst am 1. April 1884 gestorben war und das Rückenmark,
bevor es in mikroskopische Schnitte zerlegt werden konnte, durch
einige Wochen in Härtungsflüssigkeiten verweilen mußte, und ich
die Arbeit schon am 3. August 1884 der Redaktion der medizinischen
Jahrbücher übergeben konnte, noch dazu mit einer Tafel, auf der
die Ganglienzellenveränderungen, die ich in meinen Präparaten
gefunden hatte, abgebildet waren. Es war keine welterschütternde
Arbeit, und meine Auffassung der ganzen Befunde würde heute
wahrscheinlich eine andere sein. Aber das, was ich beschrieben und
abgebildet hatte, war an den Präparaten wirklich zu sehen. Ich habe
mich mit der Frage noch einige Zeit beschäftigt und mehrere Fälle
mit ähnlichen Befunden untersucht, aber dann nichts weiter darüber
publiziert, und es ist vielleicht gut gewesen, daß ich mich nicht in
die Sache verbissen habe. Etwas Großes wäre daraus nicht geworden.

Bald begann ich mich für Nervenkrankheiten zu interessieren,
obwohl wir an der Klinik nur durch Zufall solche zu sehen bekamen,
und mich im Zusammenhang damit auch in die Elektrotherapie ein-
zuarbeiten. Als Ergebnis dieser Bestrebungen erschien eine von mir
und *Eugen Konrad* gemeinsam verfaßte Arbeit „Über den Wert der

Engelskjönschen elektrodiagnostischen Gesichtsfelduntersuchung", in
der wir die Unrichtigkeit der von dem Schweden mit einer gewissen
Aufmachung angegebenen Untersuchungsmethode nachgewiesen
haben. Wir haben übrigens damit einen bereits Toten erschlagen,
denn *Engelskjön* hatte mit seiner Entdeckung überall Widerspruch
oder Nichtbeachtung erfahren. *Konrad* war ein Ungar, ein gemüt-
licher, in unserer Anstaltsgesellichkeit sehr beliebter Kollege. Er ging
dann an eine siebenbürgische Irrenanstalt und starb als pensionierter
Direktor einer der beiden großen Budapester Irrenanstalten.

Mehr Wert hatte eine andere kleine elektrophysiologische Arbeit:
„Eine Methode, Hautanästhesie durch Cocain zu erzeugen" (1886).
Kurz vorher hatte *Karl Koller* (1851—1946), mit dem ich von der
*Bamberger*schen Klinik und vom *Stricker*schen Laboratorium her
bekannt und befreundet war, die bis dahin zu wenig bekannte
anästhesierende Wirkung des Kokains zuerst in die operative Behandlung der Augenerkrankungen eingeführt, von wo aus dieselbe
im Sturmlauf alle Spezialfächer eroberte. Diese anästhesierende Wirkung benutzte ich zur Lösung einer anderen Frage. Ich wollte nachweisen, daß es mittels der elektrischen Kataphorese — durch den
von der Anode zur Kathode gehenden galvanischen Strom — gelingt,
bei unverletzter Haut Anästhesie zu erzeugen, indem man die als
Anode verwendete Elektrode mit einer Kokainlösung befeuchtet.
Der Beweis gelang vollkommen. Mir war es dabei weniger um die
praktische Anwendbarkeit dieser Sache, als um ihre theoretische
Bedeutung zu tun. Denn die Aufnahme von Substanzen in wässriger
Lösung durch die unverletzte Haut war damals noch eine durchaus
strittige Frage. Man hatte Menschen in Jodbäder gesetzt und dann
Jod im Urin nachgewiesen. Aber Jod ist ja eine flüchtige Substanz
und kann, wenn man im Bade sitzt, eingeatmet werden. Mit meiner
Kokain-Kataphorese konnte ich aber nachweisen, daß unter der
Wirkung der Anode des galvanischen Stromes Kokain durch die
unverletzte Haut aufgenommen wird und seine Anwesenheit am
Orte der Aufnahme durch die anästhesierende Wirkung zu erkennen
gibt. Eine praktische Anwendung bekam die Sache aber trotz dem
Bestreben meiner Freunde nicht. Immerhin knüpften sich aber daran
noch einige Ergebnisse. Dozent *Heinrich Paschkis* (1849—1923), der
in der Praxis Syphilidologe, in der Theorie aber Pharmakologe war,
interessierte sich für die Sache und schlug mir vor, wir sollten verschiedene andere Substanzen durch Kataphorese in die Haut ein-

führen und ihre Wirkung auf die Haut studieren. Wir begannen auch, gerieten aber zunächst in eine Polemik mit Professor *Albert Adamkiewicz* (1850—1921) in Krakau, der behauptet hatte, man könne durch Kataphorese Chloroform in die unverletzte Haut einbringen und so Anästhesie erzeugen. Wir konnten die grobe Unrichtigkeit dieses Befundes nachweisen. Da wir die Versuche hauptsächlich an uns selbst machten, respektive an mir, trug ich eine talergroße Verschorfung am linken Vorderarm davon, die einen noch nach Jahren sichtbaren pigmentierten, kreisrunden Fleck hinterließ. Die weiteren Versuche mit *Paschkis* unterblieben aber, obwohl wir mit einer Substanz, ich glaube, es war Diuretin oder etwas Ähnliches, aufmunternde Resultate hatten.

Nur *Neusser* hat einmal von der Kokainanästhesie durch Kataphorese Nutzen gehabt. Er war einst vom König von Bulgarien ins Hotel gerufen worden, weil derselbe einen heftigen neuralgischen oder rheumatischen Schmerz im Genick hatte. *Neusser* machte ihm nun eine Kokainanästhesie mit Diaphorese, was eigentlich irrational war, denn die Anästhesie reichte ja nicht über die Haut hinaus und in der Haut hatte der König keinen Schmerz. Aber bei manchen Menschen wirkt nur das Irrationale. *Neusser* konnte den König durch Nadelstiche an der Hautstelle überzeugen, daß er dort schmerzunempfindlich sei. Und der König übertrug diese Unempfindlichkeit autosuggestiv auf seinen Schmerz und war geheilt. Seither begünstigte der König *Neusser* und förderte ihn auf jede Weise.

Die Kataphorese ist dann durch Jahre hindurch eingeschlafen, und erst zirka 30 Jahre später begann man wieder, Medikamente kataphoretisch durch die Haut einzuführen, natürlich ohne meinen Namen zu nennen.

Im nächsten Jahre, 1887, habe ich gemeinsam mit *Gustav Gärtner*, meinem Nachfolger bei *Stricker*, eine Arbeit veröffentlicht, die auf sehr schwierigen experimentellen Untersuchungen beruhte und den Titel: „Über den Hirnkreislauf. Vorläufige Mitteilung" hatte. Ich halte die Arbeit für sehr gut. Eines ihrer wichtigsten Ergebnisse war, daß während des künstlich von der Hirnrinde aus hervorgerufenen epileptischen Anfalls die Hirngefäße bedeutend erweitert sind. Die Arbeit ist vielfach zitiert worden, hat aber nicht die Beachtung gefunden, die sie verdient hätte. Wir hätten aus der vorläufigen Mitteilung eine definitive Arbeit machen müssen, das heißt, die gefundenen Tatsachen waren wohl in der vorläufigen Mitteilung

alle enthalten, aber wir hätten die Versuchsprotokolle zusammenstellen, vielleicht einige Abbildungen und Kurven machen und vor
allem die Literatur der Frage sammeln müssen. *Gärtner* und ich
waren aber ähnliche Naturen, gewissermaßen auf dem Standpunkt:
„Die Tat ist alles, nichts der Ruhm." Wir hatten nicht das nötige
Sitzfleisch; einer verließ sich auf den andern, und so blieb die Mitteilung eine „vorläufige".

Eine Reihe von anatomischen Untersuchungen über den Verlauf
der hinteren Wurzeln im Rückenmark, die eine größere Anzahl von
Tierexperimenten und mikroskopischen Präparaten erforderten, und
die damals etwas wirklich Neues, nicht nur anatomisch, sondern auch
physiologisch, brachten, wurden in der Publikation gar zu stief-
mütterlich behandelt: es erschien eine vorläufige Mitteilung auf zwei
Seiten. Ein ausführlicher definitiver Bericht mit Literaturangaben
erfolgte aber nicht. Infolgedessen ging mir auch eine Entdeckung
verloren, die ich in der weiteren Verfolgung der Angelegenheit gemacht hatte. Ich sagte mir, wenn zentripetalleitenden Bahnen der
oberen und unteren Extremität je ein Kern rechts und links von der
Mittellinie entspricht, so muß einem unpaaren Körperteil, der bei
manchen Tieren stark entwickelt ist und in seinen Bewegungen viel
von Gemütsregungen beeinflußt wird, ein unpaarer Kern in der
Mittellinie entsprechen. Dieser Körperteil ist der Schwanz. Es müßte
also bei Tieren mit einem entwickelten und ausdrucksfähigen
Schwanz in der Medulla oblongata ein unpaarer Kern grauer Substanz
genau in der Mittellinie zu finden sein. Tatsächlich konnte ich in der
Medulla oblongata bei Katzen und Hunden diesen Kern nachweisen.
Von dem entdeckten Oblongatakern stand aber in dieser vorläufigen
Mitteilung noch nichts. Davon wollte ich erst in der definitiven Mitteilung sprechen; zu der kam es aber nicht. Ich habe erst viele Jahre
später einen Kollegen, der im Institut Professor *Obersteiners* arbeitete, zum Nachweis dieses unpaaren Oblongatakerns an geeigneten
Tieren angeregt, ohne Verpflichtung, mich zu zitieren. *Obersteiner*
gab diesem Kollegen das Zentralnervensystem eines Tieres zur Untersuchung, das fast nur aus Schwanz bestand, ich glaube, mich zu erinnern, daß es ein Delphin war.

Ich wollte nämlich nachweisen, daß die im *Goll*schen Strang und
zu seinem Kern aufsteigenden Hinterstrangbahnen nur sensible
Bahnen der unteren Extremitäten und der unteren Körperhälfte enthalten, während die im *Burdach*schen Strang verlaufenden und zum

*Burdach*schen Kern ziehenden Nervenfasern nur sensible Bahnen der oberen Körperhälfte und der oberen Extremitäten führen. Ich hatte gefunden, daß beim Ausreißen des Nervus ischiadicus und des Plexus brachialis — ein Eingriff, der nur in sehr tiefer Narkose vorgenommen wurde — mit den Nervenfasern immer auch die Spinalganglien ausgerissen wurden und damit die Durchtrennung der Wurzeln knapp bei ihrem Eintritt ins Rückenmark geschah, daß man die weitere Fortsetzung der hinteren Wurzeln auf dem Wege der Degeneration bis ins verlängerte Mark verfolgen konnte, und daß diese Faserdegeneration bei Ausreißung des Ischiadicus nur im *Goll*schen Strang, bei Ausreißung des Plexus brachialis nur im *Burdach*schen Strang erfolgte. Es gehörten also die Kerne des *Goll*schen und *Burdach*schen Stranges zu den aus der unteren, respektive oberen Körperhälfte stammenden Nerven. Ich machte aber ausdrücklich darauf aufmerksam, daß die Fasern des *Goll*schen und *Burdach*schen Stranges nicht die Bahnen der Ober- flächen-, respektive Hautsensibilität sein können, da die letzteren, wie durch Experimente und klinische Beobachtung bereits erwiesen war, sich kurz nach ihrem Eintritt ins Rückenmark kreuzten, also in der anderen Rückenmarkshälfte zentralwärts zogen, die Bahnen des *Goll*schen und *Burdach*schen Stranges aber ungekreuzt bis in die Medulla oblongata verliefen und ihre zentrale Fortsetzung erst in der Schleifenkreuzung in die Leitung der anderen Körperhälfte überging.

Daran reihte sich eine Arbeit über Trauma, Epilepsie, Geistes- störung, in der ich mich auf 41 Seiten unter Beibringung zahlreicher eigener Beobachtungen mit der Frage beschäftigte, welche trau- matischen Einwirkungen am Gehirn und Schädel beim Zustande- kommen der psychischen Epilepsie mitspielen, eine Frage, die damals Gegenstand des allgemeinen psychiatrischen Interesses war.

Für die Wiener klinische Wochenschrift, die kurz vorher gegrün- det worden war, beschrieb ich 1888 einen Fall von Salizylvergiftung mit Delirien, die für ein Alkoholdelirium gehalten worden war.

Ich muß hier zwei Stufen in meiner medizinischen Laufbahn ein- schalten, die ich mittlerweile erreicht hatte. Anfangs 1885 hatte mich *Leidesdorf* aufgefordert, um die Dozentur für das Fach der Nervenkrankheiten einzureichen. Ich gab ihm zu bedenken, daß das

doch noch viel zu früh sei, da ich erst zwei Jahre beim Fach wäre.
Er gab aber nicht nach. Die Sache ging offenbar nicht glatt, denn
Stricker erzählte mir später, daß in seinem Laboratorium eine
Zusammenkunft *Leidesdorfs* mit *Meynert*, dem Vorstand der
psychiatrischen Klinik im Allgemeinen Krankenhaus, stattgefunden
hatte. Die beiden waren Rivalen, zuerst bei der Gründung der ersten
psychiatrischen Klinik, wo *Meynert* siegreich blieb, dann aber auch
in der Praxis, in der *Leidesdorf* weitaus erfolgreicher war, denn
Meynert war ein sehr aggressiver Mensch. Die Erörterung zwischen
den beiden soll äußerst heftig geworden sein, aber schließlich entschloß sich *Meynert* unter dem Einfluß *Strickers*, der natürlich für
mich eintrat, bei den einzelnen Habilitationsakten keine Opposition
zu machen, und so wurde ich also vom Kollegium zur Dozentur vorgeschlagen und vom Unterrichtsministerium am 9. Mai 1885 bestätigt.

Ich muß außerdem noch nachtragen, daß ich über Antrag
Leidesdorfs am 10. März 1883 zum Mitglied der Gesellschaft der
Ärzte in Wien gewählt wurde.

Im Jahre 1887 trat ein Ereignis ein, das für meine akademische
Laufbahn von größter Bedeutung wurde. Zu Beginn des Wintersemesters 1887/88 hatte *Leidesdorf* während der Vorlesung einen
schweren stenokardischen Anfall. Er verließ den Hörsaal, indem er
mir bedeutete, die Vorlesung fortzusetzen, und ging in den Nebenraum, wo ihm ein Kollege eine Morphiuminjektion machte. Von
diesem Tage an bis zu meinem Abgang von der Klinik, 1889, also
durch vier Semester, habe ich die Vorlesungen an der psychiatrischen
Klinik gehalten und bald auch die Klinik supplendo geführt, indem
ich von Semester zu Semester vom Professorenkollegium, respektive
vom Unterrichtsministerium, mit der Supplierung betraut wurde. Mittlerweile hatte *Leidesdorf* sein Gesuch um Pensionierung eingereicht.

Der damalige Dekan, Professor *Hans Kundrat* (1845—1893), der
mir sehr freundschaftlich gesinnt war, machte mich aufmerksam,
daß ich nur die Dozentur für die Neurologie und nicht auch für die
Psychiatrie hätte, und daher beim Freiwerden eines akademischen
Lehrstuhles in die Hinterhand kommen könnte. Er riet mir also,
mich auch um die Dozentur für Psychiatrie zu bewerben. Ich tat
dies, und das hatte keine Schwierigkeiten mehr, denn mein Rüstzeug
war unterdessen größer geworden, und überdies hatte ich mir inzwischen *Meynerts* Wohlwollen erworben. So wurde ich am 16. Juni
1888 Dozent für Psychiatrie.

Zu *Meynerts* Gunst war ich auf folgendem Weg gelangt: es bestand in Wien ein Verein für Psychiatrie, dem alle, die irgend etwas auf diesem Gebiete bedeuteten, angehörten. *Meynert* hatte es aber durch seine Bissigkeit nach und nach dahin gebracht, daß alle ausblieben und nur er mit seinen Assistenten, die damals nicht von besonderer Güte waren, allein blieb. So hatte er schließlich das Bedürfnis, den Kreis des psychiatrischen Vereins wieder zu erweitern. Er wendete sich also an die Irrenanstalt, deren Direktor *Moriz Gauster* (1828—1895) war, und an die andere psychiatrische Klinik, die damals durch mich und *Bubenik* repräsentiert wurde, und an andere Kreise.

Ich war damals mit einem zufälligen Fund beschäftigt. Ich hatte einer epileptischen Katze, als sie in einem Anfall gestorben war, noch lebenswarm das Rückenmark und Gehirn herausgenommen und sofort in die Fixierungsflüssigkeit gebracht. Bei der mikroskopischen Untersuchung des Rückenmarks fand ich etwas, das ich in dieser Ausprägung noch niemals gesehen hatte. Die Mehrzahl der Vorderhornzellen war außerordentlich groß, rund, mit Farbstoffen sehr wenig färbbar, mit schönen runden Kernen. Auch die Fortsätze waren sehr voluminös, aber blaß gefärbt. Dazwischen fanden sich, jedoch in viel geringerer Zahl, einzelne Zellen, welche gegenteilige Merkmale zeigten. Die Zellen und auch der Kern sahen wie geschrumpft aus, mit zackigen Konturen, wobei sich Zelleib, Kern und Fortsätze viel intensiver mit Farbstoffen färbten.

Die Mittel, die mir zur wissenschaftlichen Arbeit an der *Leidesdorf*schen Klinik zur Verfügung standen, waren recht dürftig. An Räumlichkeiten waren der Hörsaal, ein Raum mit drei Fenstern, und ein einfenstriger Nebenraum vorhanden. Der Hörsaal, in dem sechs Bänke für die Studenten standen, diente auch als Untersuchungsraum für die Kranken, die man zu einem eingehenden Examen nicht in den Krankenzimmern vornehmen wollte, und als Parteienkanzlei, in der man die Besuchskarten ausgab und mit den Angehörigen der Kranken sprach. Außerdem war in dem Raum auch das Laboratorium untergebracht, das aus einem Tisch bestand, der in eine Fensternische des Hörsaals und des Nebenraumes eingebaut war. Ein Mikroskop war vorhanden, ob wir damals schon eine Immersion hatten, erinnere ich mich nicht. Außerdem besaß die Klinik ein kleines, sehr primitives Mikrotom. Einige Kästen im Hörsaal dienten zur Aufbewahrung von Präparaten. In dem Vor-

zimmer des Hörsaals, durch das man vom Vorgarten aus eintreten
konnte, war ein Verschlag für Versuchstiere. Ordentliche elektro-
therapeutische Apparate wurden erst in meiner Assistentenzeit an-
geschafft. Die Irrenanstalt hatte eine kleine Bibliothek, zu deren
Bibliothekar ich mich aufschwang, die aber hauptsächlich nur auf
Anstaltswesen bezügliche Werke enthielt. Außerdem stand mir, seit
ich Mitglied der Gesellschaft der Ärzte war, deren Bibliothek zur
Verfügung, die aber, was Reichhaltigkeit anbelangt, keinen an-
nähernden Vergleich mit der jetzigen großartigen Bibliothek der
Gesellschaft aushielt. Sie war damals in dem Gebäude der Akademie
der Wissenschaften untergebracht. Dorthin mußte ich laufen, wenn
ich sie benützen wollte.

Meine Umgebung in der Irrenanstalt war auch nicht dazu angetan, mich anzuregen. Die Kollegen, fünf oder sechs Sekundarärzte an den beiden anderen Abteilungen, welche die Irrenanstalt
noch beherbergte, waren sehr nette Leute und mir sehr zugetan;
sie hatten aber gar keine wissenschaftlichen Ambitionen, dagegen
viel Sinn für Geselligkeit. Nach dem Abendessen kam man in dem
Zimmer des einen oder anderen Kollegen zusammen und saß beim
Bier oft bis tief in den Abend hinein; im Sommer vergnügte man
sich auf der Kegelbahn. An der Geselligkeit nahmen auch die Be-
amten der Anstalt mit ihren Frauen teil, später auch einer der
Primarärzte mit seiner Frau und die Tochter des Traiteurs. Auch
Besuche von auswärts kamen sehr häufig. Von dieser Geselligkeit
mußte ich mich bis zu einem gewissen Grade losmachen, wenn nicht
meine wissenschaftliche Arbeit leiden sollte. Es kam daher oft vor,
daß ich nach dem Abendessen etwa eine Stunde in der Gesellschaft
blieb, dann aber ins Laboratorium hinunterging und oft bis Mitter-
nacht und darüber arbeitete.

Eine schwere Aufgabe war für mich meine akademische Lehrtätigkeit. Seit ich Dozent für Nervenkrankheiten war, mußte ich
Vorlesungen oder wenigstens Kurse halten. Ich hatte die Erlaubnis,
die Kurse an der *Bamberger*schen Klinik zu lesen, mußte mir aber
die Fälle von Kliniken und Abteilungen mit gütiger Unterstützung
von befreundeten Assistenten und Sekundarärzten verschaffen.

Einmal erlebte ich mit einem Fall, den ich im Kurs öfter vor-
stellte, einen kleinen Triumph. Es war das ein Kranker, der ein Faß
in einen Keller befördern sollte, dem aber das Faß ausrutschte und
über seinen Kopf hinunterkollerte. Von da ab war er auf einem

Auge blind, konnte auch nicht sprechen und war außerdem auf einer
Seite empfindungslos. *Meynert* und der Ophthalmologe *Ernst Fuchs*
(1851—1930) interessierten sich sehr für den Fall und klügelten
viel herum, wie man sich anatomisch dieses Symptomenbild erklären
könne. Ich wußte damals schon einiges von den Lehren *Jean Martin
Charcots* (1825—1893) über die Hysterie und stellte den Fall in
meinem Kurse als Hysterie vor, was natürlich von *Meynert* und
Fuchs belächelt wurde. Eines schönen Tages aber ärgerte sich der
Kranke über einen anderen auf dem Nachbarbett. Er gab ihm eine
Ohrfeige und fing laut zu schimpfen an. Von diesem Moment an
hatte er sein Sprachvermögen und sein Sehvermögen wieder erlangt.
Fuchs war großzügig genug, um *Meynert* zu sagen, es scheine ihm,
daß in diesem Falle der *Wagner* recht behalten habe. *Fuchs* war
damals schon Ordinarius in Wien.

Im letzten Jahr meiner Tätigkeit an der Wiener Klinik hatte
mir *Leidesdorf* noch eine Arbeit übertragen, die mich viel Zeit und
Mühe kostete. *Leidesdorf* war zwar an der Klinik seit seiner Pensionierung nicht mehr beschäftigt, war aber noch Mitglied des
obersten Sanitätsrates, eine Stellung, die an keine Altersgrenze gebunden ist. Man hatte ihm nun ein Referat im obersten Sanitätsrat
übertragen über „die Schaffung eines Reichsgesetzes, wodurch die
Errichtung von Trinkerasylen mit zwangsweiser Internierung von
Trunksüchtigen ermöglicht wurde". *Leidesdorf* übergab mir den
ganzen Akt und bat mich, das Gutachten auszuarbeiten. Ich machte
das ganze Gutachten (27 Druckseiten in großem Format), in dem
ich mich von den Schlagworten, mit denen die Antialkoholiker die
öffentliche Meinung irreführten, fern hielt. Ich setzte auseinander,
daß es sich um zwei Arten von Anstalten handeln müsse, um Trinker-
heilanstalten für heilbare Trinker mit freiwilligem Eintritt und um
Trinkerretentionsanstalten für die moralisch depravierten Trinker
mit verbrecherischen Anlagen; daß es ferner notwendig sei, die Ver-
hängung der Kuratel wegen Trunksucht zu ermöglichen. Ich bin
mit dem Gutachten auch heute noch sehr zufrieden. *Leidesdorf*
unterfertigte dieses Gutachten und übergab es dem obersten Sanitätsrat als sein Elaborat. Wenige Monate darauf starb er. Der
Gerichtsmediziner *Eduard von Hofmann*, dessen Gunst ich mir schon
bei mehreren anderen Gelegenheiten erworben hatte, und der im
obersten Sanitätsrat eine führende Rolle innehatte, sprach mir gegenüber später seine Verwunderung darüber aus, daß der kranke

Leidesdorf noch dieses ausgezeichnete Gutachten habe machen
können. Ich nahm keinen Anstand, ihm zu sagen, daß ich das Gutachten verfaßt hatte. Diesem Gutachten habe ich es wahrscheinlich
zu danken, daß ich nach meiner Rückkehr nach Wien so bald in
den obersten Sanitätsrat berufen wurde.

Nun rückte die Entscheidung über meine Zukunft heran. *Richard
von Krafft-Ebing* (1840—1902) war zum Nachfolger *Leidesdorfs*
vorgeschlagen. Würde er einen so alten Assistenten, der selbst schon
zwei Jahre lang Professor gespielt hatte, behalten? Nun bestand
allerdings die Hoffnung, daß ich nach Graz berufen würde, aber die
war nicht sehr groß. Man hatte dort einen Vorschlag gemacht, in
dem, wie ich glaube, an erster Stelle *Franz Tuczek* (1852—1925)
genannt wurde, ein Deutscher, der kurz vorher den Nachweis erbracht hatte, daß bei der progressiven Paralyse die Tangentialfasern
der obersten Rindenschicht zugrunde gehen; dann waren *Holländer*,
ein Assistent *Meynerts*, und ich vorgeschlagen. Die Grazer
Autochthonenpartei, die den schönen *M.*, einen bei seinen Patientinnen sehr beliebten Herrn mit großer Praxis, haben wollte, gab
für ihn ein Minoritätsvotum ab. Meine Chancen standen also nicht
glänzend. Ich war entschlossen, falls ich in Graz durchfallen sollte,
eine spezialistische Privatpraxis in Wien anzufangen, eventuell, wenn
sich die Möglichkeit ergäbe, ein Primariat in einer Landesirrenanstalt
anzunehmen.

Glücklicherweise erfolgte aber in den letzten Septembertagen
meine Ernennung zum Professor extraordinarius in Graz, und damit
war der erste Abschnitt meiner Laufbahn als Psychiater beendet.

Wenige Tage nach meiner Ankunft in Graz mußte ich wieder
nach Wien zum Begräbnis *Leidesdorfs* fahren. Ich hatte ihn kurz
vor meiner Abreise nach Graz noch besucht. Er war sehr gerührt
und hatte sichtlich große Freude darüber, daß einer seiner Schüler
Vorstand einer psychiatrischen Klinik geworden war.

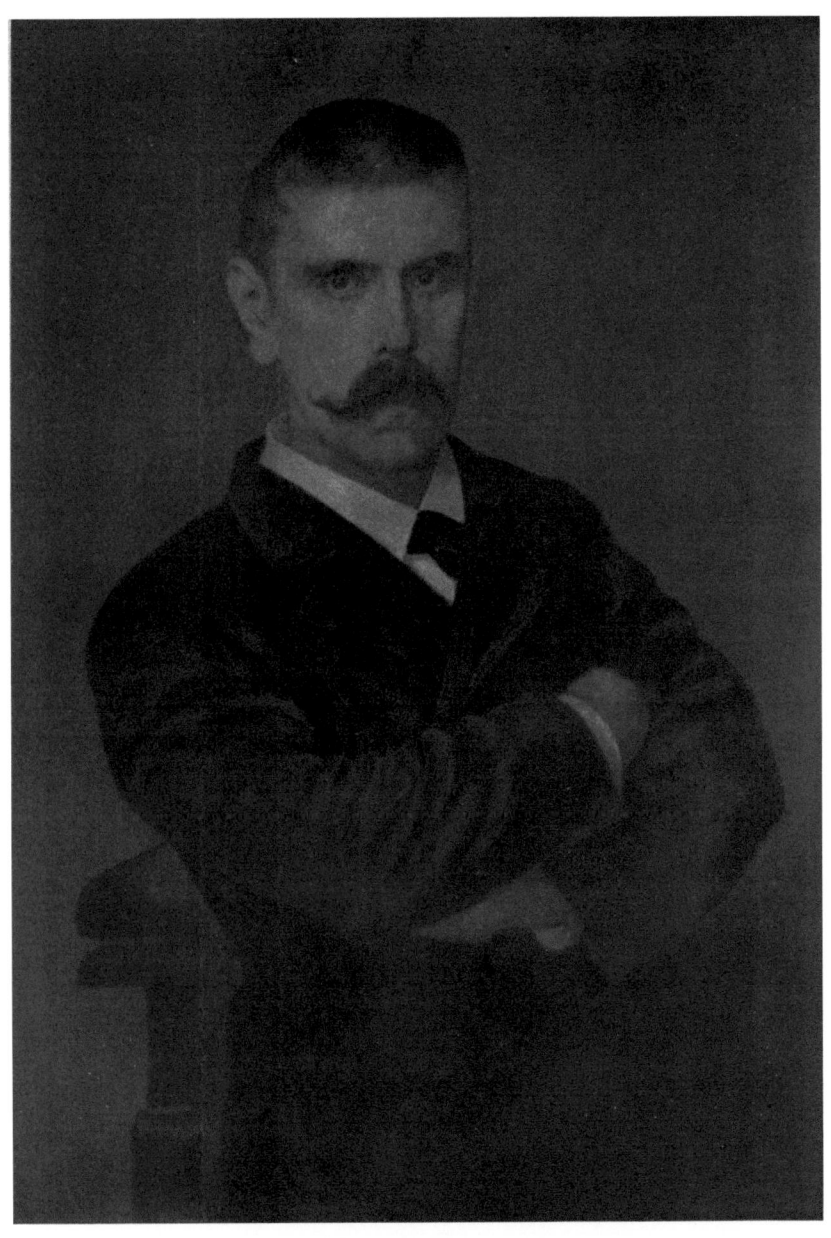

Abb. 9. Julius Wagner-Jauregg, nach einem Ölgemälde aus der Grazer neurologisch-psychiatrischen Universitätsklinik

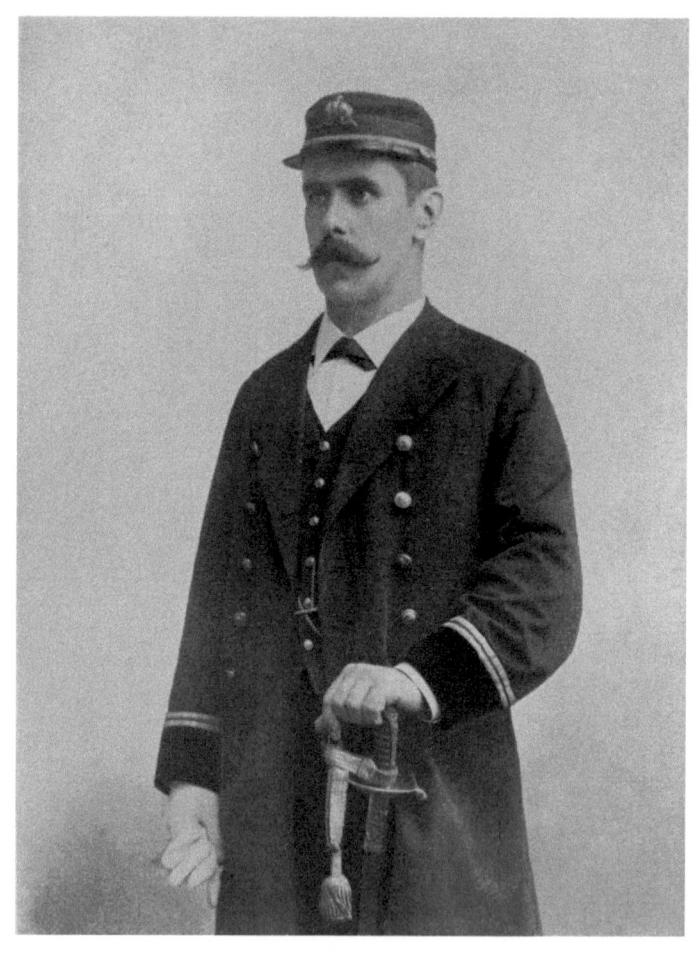

Abb. 10. Julius Wagner-Jauregg (1893)

Meine Tätigkeit in Graz 1889—1893

In Graz kam ich, was die Klinik anlangt, in ganz andere Verhältnisse, als ich sie in Wien gewohnt war. In Wien hatte ich einen verhältnismäßig großen Belagraum, ungefähr 150 Betten, aber einen sehr geringen Zugang von Kranken, etwa auch 150 Fälle im Jahr, so daß sich das Krankenmaterial ungefähr einmal im Jahr erneuerte. In Graz war die Zahl der psychiatrischen Betten viel geringer, dagegen war der Wechsel der Kranken sehr groß, denn fast alle Aufnahmen von Geisteskranken kamen auf die Klinik und nur wenige direkt in die Irrenanstalt Feldhof. Ich konnte daher kaum Geisteskranke während ihres ganzen Krankheitsverlaufs, noch weniger durch Jahre hindurch behalten, da ich immer wieder Platz für neue Aufnahmen schaffen mußte. Das hatte allerdings auch Vorteile. Man gewöhnte sich an, rascher zu einem Urteil über jeden Kranken zu kommen, und die große Zahl der Einzelfälle war gewiß geeignet, die klinische Erfahrung zu bereichern.

Die Grazer Klinik war mit einer Nervenklinik verbunden, die allerdings nur 24 oder 30 Betten hatte. Die Räume für die männlichen Geisteskranken waren sehr wenig befriedigend. Sie waren früher ein Stall des Festungskommandanten gewesen. Als ich einmal zur Visite kam, sah ich zu meiner Überraschung, daß ein Brett des Fußbodens abgehoben und darunter ein Rinnsal war, das mitten durch das Krankenzimmer verlief. Ich erfuhr, daß das der Abzugskanal für das ganze Gebäude wäre, das in den oberen Stockwerken die geburtshilfliche Klinik enthielt. Nachdem ich mich entsprechend darüber beschwert hatte, wurde dieser Übelstand abgeschafft.

Mit Assistenten war ich anfangs schlecht versehen. *Krafft-Ebing* hatte mir einen zurückgelassen, einen gewissen *N.*, einen nicht dummen, aber recht verschrobenen, übrigens gutmütigen Menschen, der nach etwa einem Jahr in seine Heimat nach Tirol zurückging und dort im staatlichen Sanitätsdienst unterkam. Außerdem kam ein gewisser *K.* mit mir nach Graz, ein Tscheche, der in der Wiener Anstalt Aspirant auf eine Sekundararztstelle war. Er hat sich aber auch nicht recht bewährt, sich wohl als Tscheche in Graz nicht wohl gefühlt und ist nach etwa einem halben Jahr nach Prag gegangen, um sich der Veterinärmedizin zuzuwenden.

Vorlesungen habe ich, wie ich mich erinnere, im ersten Semester, dem Wintersemester 1889/90, nicht gehalten, ich glaube, weil meine Ernennung kurz vor Semesterbeginn erfolgte und daher meine Vorlesung nicht mehr in den Lektionskatalog aufgenommen und so von den Studenten nicht inskribiert wurde. Im Sommersemester 1890 habe ich Vorlesung gehalten, doch weiß ich nicht mehr, ob über Psychiatrie oder Nervenkrankheiten. Die Zahl meiner Hörer in diesem Semester war gering; ich erinnere mich noch an den späteren Professor extraordinarius *Friedrich Schlagenhaufer* (1866—1930), mit dem ich 12 oder 13 Jahre später viel in Kropf- und Kretinismusfragen zusammengearbeitet habe. Außer ihm dürften in diesem Semester nur noch sechs oder sieben Hörer gewesen sein. In den späteren Semestern meiner Grazer Zeit hatte ich aber gut besuchte Kollegien.

Über meinen Unterricht muß ich noch berichten, daß ich das Recht hatte, auch in der Landesirrenanstalt Feldhof, die dem steirischen Landesausschuß unterstand, Vorlesungen zu halten. Ich machte von diesem Recht in der Weise Gebrauch, daß ich meine Hörer zwei- bis dreimal im Semester in Omnibussen nach Feldhof brachte und dort unter Vorstellung von Kranken der Irrenanstalt eine Vorlesung hielt. Diese Feldhofer Vorlesungen waren bei den Studenten sehr beliebt; es war eine Art Ausflug, der für sie meistens mit einem Besuch der nahegelegenen Brauerei Puntigam endete.

Ich war übrigens, ebenso wie *Krafft-Ebing* vor mir, nicht nur Professor, sondern auch Primarius an dem ebenfalls dem Landesausschuß unterstehenden Allgemeinen Krankenhaus und erhielt als solcher auch ein Gehalt, das anfangs 1000 Gulden ausmachte und später auf etwa 1200 Gulden erhöht wurde, so daß mein fixes Einkommen mit dem Professorengehalt von 1000 Gulden anfangs 2000 und zum Schluß 2800 Gulden betrug. Dazu kam ein Einkommen aus der Praxis, das von anfangs etwa 2000 Gulden im Jahre bis auf etwa 3500 Gulden anstieg.

Ich besuchte in Graz regelmäßig die wöchentlichen Sitzungen des Vereins der Ärzte in Steiermark, einer kleineren Ausgabe der Wiener Gesellschaft der Ärzte. Daran knüpfte sich auch ein geselliger Verkehr mit Kollegen, indem ein Teil der Besucher dieser Sitzungen nachher im „Erzherzog Johann" zum Abendessen zusammenkam;

die leistungsfähigeren, unter denen häufig auch ich war, gingen dann noch in die *Kleinoscheggs*che Weinstube und tranken *Kleinoschegg*-Sekt. Die Unermüdlichsten beschlossen die Nacht im Kaffeehaus.

Der Verein der Ärzte in Steiermark hatte auch eine Bibliothek; in derselben wurden einige medizinische Zeitschriften gehalten, und es gab auch eine nicht sehr große Anzahl von Büchern. Ich wundere mich heute noch, wie ich damals mit den bescheidenen Literaturbehelfen habe auskommen können, wenn ich damit den immer steigenden Reichtum vergleiche, der mir nach meiner Rückkehr nach Wien in der Bibliothek der Gesellschaft der Ärzte zu Gebote stand. Es war also das wissenschaftliche Arbeiten etwas erschwert, einerseits, weil die durch das Lesen der Literatur erfolgenden Anregungen fehlten, anderseits, weil man nur in sehr beschränktem Maße seine eigenen Befunde und Ideen an dem, was andere gefunden oder gedacht hatten, überprüfen konnte. Vor allem fehlte die fremdsprachige Literatur fast vollständig. Man war also hauptsächlich auf die eigene klinische Beobachtung angewiesen. Es wundert mich daher nicht, wenn ich bei Durchsicht der Publikationen aus der Grazer Zeit als erste Veröffentlichung eine Mitteilung in der letzten Nummer der Wiener klinischen Wochenschrift vom Jahre 1891 finde — im September 1889 war ich nach Graz gekommen. Es war das übrigens eine Beobachtung, die sich an die aus meiner letzten Wiener Zeit herrührende Publikation über die Störungen nach Wiederbelebung Erhängter anschloß. Diese Publikation verwickelte mich übrigens in eine Kontroverse mit *Paul Julius Moebius* (1853—1907), der damals einen großen Namen in der deutschen Neurologie hatte. *Moebius* behandelte mich nicht in einem Ton, wie er in wissenschaftlichen Kontroversen üblich ist, und sprach von „plumper Voreiligkeit". Er behauptete, daß die Krämpfe nach Wiederbelebung Erhängter und die Erinnerungslosigkeit an das Erhängen hysterischer Natur seien, ohne irgend welche eigene Beobachtungen beizubringen. Ich bin *Moebius* in meiner ersten Erwiderung nichts schuldig geblieben, ohne den Boden sachlicher Entgegnung zu verlassen, und habe meine Anschauung auf Grund eines großen Materials aus eigener Beobachtung, aus der Literatur und aus Tierversuchen an Katzen und Kaninchen, die ich durch Drosselung asphyktisch machte und an denen ich sowohl die Wiederbelebungskrämpfe als auch die Erinnerungslosigkeit zeigen konnte, verfochten. Als aber *Moebius* bald darauf in einem Artikel seinen Standpunkt wieder vertrat und

neuerlich einen belehrenden Ton anschlug und sich gewissermaßen
mit meiner Psyche zu schaffen machte, bin ich in meiner Erwiderung auf diesen zweiten Angriff im Schlußpassus sehr scharf geworden. Ich habe die Genugtuung erlebt, daß sich alle späteren
Autoren, die dieses Thema behandelten, und deren gab es viele,
ausnahmslos auf meine Seite gestellt haben.

Zu einer Arbeit, die keineswegs eine meiner unbedeutendsten ist,
wurde ich durch einen bestimmten Anlaß gezwungen. Der
psychiatrische Verein in Wien, dessen Präsident *Meynert* war, hatte
beschlossen, Wanderversammlungen abzuhalten, deren erste in Graz
am 5. Oktober 1891 stattfinden sollte. Da mußte ich nun einen
größeren Vortrag halten, und der sollte womöglich etwas Bedeutendes sein. Ich wählte als Thema: „Über die körperlichen Grund-
lagen der acuten Psychosen." Der Vortrag fand großen Beifall, nicht
bloß bei den übrigen Teilnehmern der Wanderversammlung, sondern auch bei *Meynert*, der es nicht unterlassen konnte, die Anerkennung für mich mit einer Bosheit gegen seinen längst verstorbenen
alten Feind *Leidesdorf* zu verbinden: er knüpfte an meinen Vortrag
eine kurze Bemerkung, in der er mich einen ruhmvollen
Autodidakten nannte. Diese Wanderversammlung trug viel dazu bei,
mein Ansehen in Graz zu festigen.

Als ein Teilergebnis einer durch längere Zeit fortgesetzten Untersuchung über die Innervation der Blase mit Versuchen an Kranken
veröffentlichte ich im Jahre 1892 einen Artikel: „Über die ausdrück-
bare Blase." Ich selbst habe diese Frage nicht weiter verfolgt. Der
Artikel gab aber *Lothar von Frankl-Hochwart* (1862—1914) in Wien
Anregung zu seinen sehr schönen, auf Tierexperimente gestützten
Untersuchungen über die Innervation der Blase, die ihm sehr viel
verdiente Anerkennung eingetragen haben.

In das Jahr 1892 und 1893 fällt die Bearbeitung einiger
psychiatrischer Artikel für eine Art medizinischer Enzyklopädie,
die „Bibliothek medizinischer Wissenschaften". Ich hatte die Bearbeitung der Manie, Melancholie, Dementia paralytica, Idiotie und
Hysterie übernommen, im ganzen einige 60 Druckseiten. Heute
kommen mir diese Arbeiten allerdings recht unbefriedigend vor,
aber sie entsprachen ungefähr dem damaligen Stand der Kenntnisse.

Mittlerweile nahte die Zeit, die eine neue, entscheidende Wendung in meinem Schicksal herbeiführen sollte. *Meynert* war tot.
Krafft-Ebing fühlte sich bei dem beschränkten Material der Klinik

in der Landesirrenanstalt nicht behaglich und noch weniger in seiner Stellung als Primarius unter dem niederösterreichischen Landesausschuß und dem Direktor der Anstalt, der gar keine akademische Stellung hatte, im übrigen aber *Krafft-Ebing* nichts in den Weg legte. Außerdem hatte *Meynert* gelegentlich der Ablehnung einer auswärtigen Berufung die Ergänzung seiner Klinik durch eine allerdings sehr bescheidene Nervenklinik durchgesetzt. *Krafft-Ebing* verlangte also die *Meynert*sche Klinik und erhielt sie. Ich rechnete wieder damit, daß man die Klinik in der Landesirrenanstalt auflassen würde, da sie überflüssig schien, um so mehr als das Fach nicht obligat war, denn die von mir in Fluß gebrachte Reform der Rigorosenordnung — von der gleich die Rede sein wird — war noch im Stadium der Beratung. So rechnete ich also damit, daß ich bis zum Ende meiner Lehrtätigkeit in Graz bleiben würde, und war darüber gar nicht unglücklich, denn ich hatte mich in Graz eingelebt und recht anregenden Verkehr gefunden. Außerdem hatte ich viel Freude an der schönen Umgebung, so war ich zum Beispiel in den drei Jahren meines Grazer Aufenthaltes viermal auf dem Schöckel.

Es kam aber anders: man beschloß, die Klinik in der Landesirrenanstalt doch wieder zu besetzen. Das gab mir zunächst keine Chancen. Es wurde eine Terna vorgeschlagen: *Eduard Hitzig* (1838 bis 1907) in Halle, *Carl Wernicke* (1848—1905) in Breslau, zwei große Männer; tertio loco *Arnold Pick* (1851—1924), von dem ich nicht mehr weiß, ob er damals schon Professor in Prag oder noch Direktor der tschechischen Landesirrenanstalt in Dobrzan war. Also für mich keine Aussichten.

Ich war im Frühjahr 1893 in Wien bei der Hochzeit meines Bruders. Da begegnete ich auf der Straße entweder *Gärtner*, meinem Nachfolger bei *Stricker*, oder dem späteren Professor *Jakob Pal* (1863—1936), einem Neffen *Strickers*, der mir dringend empfahl, *Stricker* aufzusuchen. Ich sagte, daß ich absichtlich nicht zu *Stricker* gegangen wäre, weil das so aussähe, als verlangte ich, daß er sich für mich in der Besetzungsfrage verwenden solle. Der Kollege bestand aber darauf und sagte, *Stricker* wolle mich dringend sprechen. Ich ging also zu ihm, und auf seinen ausdrücklichen Wunsch mußte ich auch *Krafft-Ebing* aufsuchen. Das geschah in der Form eines bloßen Höflichkeitsbesuches; vom Besetzungsvorschlag haben weder er noch ich gesprochen. Als der Besetzungsvorschlag ins Kollegium kam (*Krafft-Ebing* hatte das Referat), beantragte *Stricker*, man möge

auch mich mit *Pick* exaequo tertio loco vorschlagen. *Krafft-Ebing*
erklärte sich einverstanden, meine früheren Gönner im Kollegium
(Stricker, Hofmann, Kundrat, Ludwig, Widerhofer, Fuchs) stimmten
für mich, und so wurde ich für Wien genannt, allerdings dem
Anschein nach aussichtslos, denn mit *Hitzig* und *Wernicke* konnte
ich mich nicht messen. Aber *Hitzig* und *Wernicke* lehnten ab, und
man hätte nun einen neuen Vorschlag machen müssen. Das geschah
aber nicht. So blieben nur mehr *Pick* und ich. Ich hatte wirklich
keine große Lust nach Wien zu gehen und überlegte schon, ob ich
nicht überhaupt absagen sollte. Da tat ich etwas, was alle für eine
große Dummheit gehalten haben und was ich später, als ich schon
in Wien war, auch so auffaßte. Aber wenn man Glück hat, schlagen
einem auch die Dummheiten zum Vorteil aus. Ich kannte ja die
schwache Seite der Wiener Klinik aus Erfahrung: daß der Professor
der Untergebene eines Direktors sein soll, der nicht von der Regierung, sondern vom Landesausschuß seine Weisungen bekommt. Ich
fuhr nach Wien zu Dr. *Weitlof,* der im Landesausschuß das Referat
über die Landeskrankenanstalten hatte, und sagte ihm, daß ich
möglicherweise bei der Besetzung der psychiatrischen Klinik in der
Landesirrenanstalt in Betracht kommen könnte. Ich erklärte ihm
aber, daß ich eine Berufung nicht annehmen würde, wenn ich nicht
die Zusicherung seitens des Landesausschusses bekäme, daß ich im
Falle einer sich ergebenden Apertur neben der Professur auch die
Stellung eines Direktors der Irrenanstalt erhalten würde. Mir waren
aus der Geschichte dieser Klinik die Mißhelligkeiten, die sich immer
wieder zwischen dem Vorstand der Klinik und dem ihm übergeord-
neten Direktor der Anstalt ereignet hatten, zur Genüge bekannt.

Weitlof sah mich einige Augenblicke etwas erstaunt an. Er mochte
sich gedacht haben, da kommt so ein kleiner Professor aus Graz,
und anstatt zu bitten, daß man seine Bewerbung um den Lehrstuhl
möglichst unterstützen möge, stellt er Bedingungen.

Dann sagte *Weitlof:* „Sie sind mein Mann! Ich werde für Sie
eintreten." Er sagte mir aber nicht nur die Direktorstelle im Falle
einer Vakanz zu, sondern er tat, ohne daß ich ihn darum gebeten
hatte, ein übriges. Er richtete an das Unterrichtsministerium (Baron
Gautsch) eine Zuschrift, in der er sagte, daß der Landesausschuß
bereit sei, dem Vorstand der psychiatrischen Klinik auch die
Direktorstelle im Falle einer sich ergebenden Vakanz zu übertragen,
für den Fall, daß ich die Professur bekäme.

Das war entscheidend. Denn der Unterrichtsminister hatte ja auch Kenntnis von den häufigen Konflikten zwischen Klinik und Anstaltsdirektion, und es war begreiflich, daß er dachte, durch eine solche Personalunion die Konflikte aus der Welt zu schaffen.

Ich war in Graz Extraordinarius. Die Psychiatrie war überhaupt ein Extraordinariat. *Leidesdorf* war Extraordinarius, *Meynert* und *Krafft-Ebing* waren ebenfalls zunächst Extraordinarii; die beiden letzteren waren erst verhältnismäßig spät ad personam anläßlich abgelehnter Berufungen ins Ausland Ordinarii geworden. Ich mußte also auch damit rechnen, Extraordinarius zu bleiben. Da bekam ich in den letzten Septembertagen 1893 ein Telegramm von meinem Vater, in dem er mir zur Ernennung zum Ordinarius in Wien gratulierte. Ich wollte das zuerst gar nicht glauben und nahm an, daß mein Vater sich geirrt hätte. Aber wenige Tage später bekam ich das Ernennungsdekret, und da las ich es schwarz auf weiß. Wieso es dazu gekommen ist, weiß ich heute noch nicht. Für meine Stellung in Wien war das allerdings von großer Bedeutung. Vor allem kam ich dadurch sofort ins Professorenkollegium.

Die Wiener neurologisch-psychiatrische Klinik in der niederösterreichischen Landesirrenanstalt 1893—1902

In Wien fand ich die Verhältnisse noch so vor, wie ich sie vor vier Jahren verlassen hatte. Mit Assistenten war ich besser versorgt als in Graz. *Krafft-Ebing* hatte von Graz zwei Assistenten mitgenommen, einen Dr. *K.*, einen minderwertigen Menschen, mit dem ich fachlich und persönlich wiederholt in unangenehme Berührung gekommen bin, und *Ernst Boeck* (1857—1924), der ursprünglich Philosophie studiert hatte und von ihr zur Psychiatrie übergegangen war. Dr. *K.* hatte *Krafft-Ebing* nun an die Klinik im Allgemeinen Krankenhaus mitgenommen. *Boeck* aber, der sich anscheinend mit *Krafft-Ebing* nicht sonderlich vertragen hatte, zog es vor, an der Klinik der Landesirrenanstalt zu bleiben und mein Assistent zu werden. *Boeck* war ein sympathischer Mensch von umfassender Bildung, ein ehrlicher und offener Charakter. Er war ungefähr im gleichen Alter wie ich, eine große, stattliche Erscheinung mit einem schönen Vollbart, und es kam nicht selten vor, daß Parteien, die an die Klinik kamen, sich auch in meiner Anwesenheit an *Boeck* wendeten, in der Meinung, daß er der Professor wäre. *Boeck* blieb an der Klinik, bis er — er war Schlesier — eine Stellung als Primararzt an der schlesischen Landesirrenanstalt in Troppau erhielt und später Direktor dieser Anstalt wurde. Der zweite Assistent wurde Dr. *Starlinger*, der schon Sekundararzt an der niederösterreichischen Landesirrenanstalt war und nur gewissermaßen urlaubsweise aus wissenschaftlichen Motiven Assistent bei mir wurde, mit der Absicht, später wieder in den Landesdienst zurückzukehren. *Starlinger* hatte sich schon mikroskopisch mit Hirnanatomie befaßt, sich dabei aber ganz einseitig auf eine Methode, die *Marchi*sche Färbung, eine Färbung der Nervenfasern mit Osmiumsalzen, geworfen. Da er aber kein Tierexperimentator war, ersuchte er mich, daß ich an Hunden Exstirpationen oder Zerstörungen im verlängerten Rückenmark machen möge, damit er dann die von der zerstörten Stelle aus-

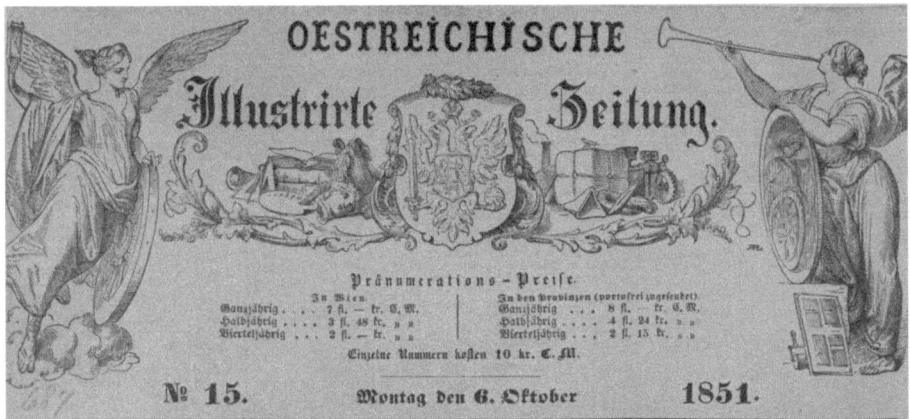

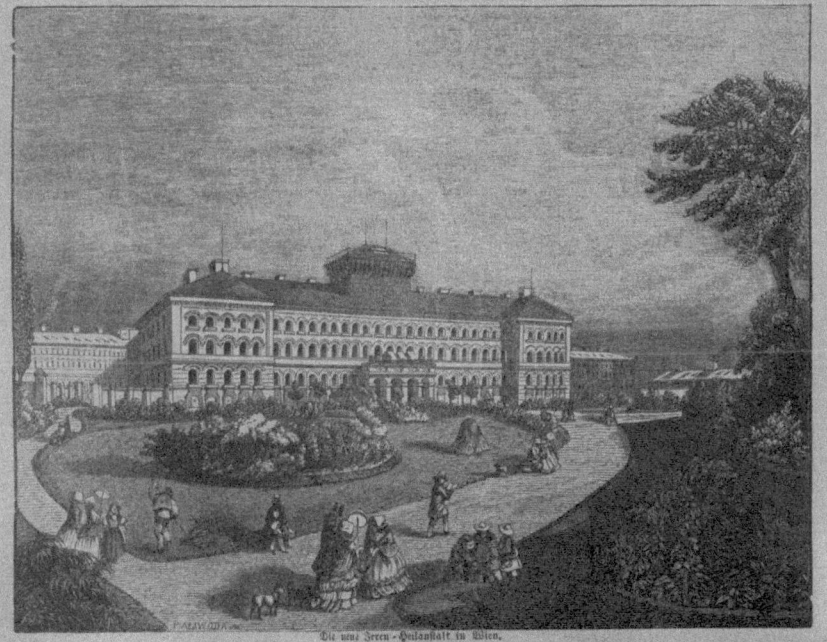

Abb. 11. Titelblatt der „Oestreichischen Illustrirten Zeitung"
vom 6. Oktober 1851 mit der neuen Irren-Heilanstalt in Wien
(Landes-Irrenanstalt)

gehenden Degenerationen der Nervenbahnen mittels der *Marchi*-Methode verfolgen könne. Ich riet ihm, er solle dann doch etwas Bedeutenderes machen, wobei auch eine wichtige physiologische Frage zur Lösung käme. Wir würden die Pyramiden des verlängerten Markes durchschneiden und dann die von den Pyramiden aus-gehenden Degenerationen studieren. Nach der herrschenden Lehre über die Funktionen der durch die Pyramiden gehenden Nervenbahn hätte man annehmen müssen, daß ein Tier, dem man die Pyramiden durchschneidet, an allen vier Extremitäten gelähmt sein müsse. Ich hatte schon vor meiner Grazer Zeit als Assistent der psychiatrischen Klinik ein solches Experiment im *Stricker*schen Laboratorium ge-macht. Ich hatte die Pyramiden bei einem Hund durchschnitten und war dabei so radikal vorgegangen, daß eine Heilung der gesetzten Verletzung nicht zu erwarten war. Das Tier lag auch völlig bewegungslos da und war anscheinend außerstande, sich auf seine Beine zu stellen. Da geschah etwas Merkwürdiges. *Stricker* hatte im Laboratorium eine Geige und hatte die Gewohnheit, hin und wieder etwas auf ihr zu spielen; das tat er auch damals. Da erhob sich das Tier auf alle vier Beine und ging dem fiedelnden *Stricker* nach.

Es war nun meine Absicht, die Operation so zu machen, daß das Tier längere Zeit am Leben bleiben und die Wunde heilen sollte. Das war schon deshalb nötig, damit sich die Degeneration der Nervenbahnen, auf die es *Starlinger* ankam, entwickeln konnte. Die ersten Versuche, bei denen ich durch die Membrana obturatoria anterior zu den Pyramiden gelangen wollte, mißlangen. Wir bekamen immer eine Blutung, die nicht zu stillen war und die das genaue Sehen im Operationsfeld vollkommen unmöglich machte. Ich wen-dete mich an meinen Freund *Ferdinand Hochstetter*, der Prosektor am anatomischen Institut war, um mich über die Verhältnisse der Venen im Operationsgebiet beim Hund zu informieren. Ich erfuhr, daß wir bei der Methode, die Pyramiden durch die Membrana obturatoria anzugehen, notwendigerweise mit einer Vene in Konflikt kommen mußten, wodurch eine Blutung leicht zustande kommen könne. Daher faßte ich den Plan, das Os basilare des Hinterhauptes zu trepanieren und auf diesem Wege zu den Pyramiden zu gelangen. Dadurch wurde die Operation noch ungemein schwieriger, aber sie gelang. Wir operierten eine Anzahl von Hunden erfolgreich; die Wunde heilte und die Tiere blieben wochenlang am Leben. Aber gleich am Tage nach der Operation gingen sie herum, ohne daß

man ihrem Gang etwas anmerkte. Sie stiegen auch Stufen auf- und
abwärts, ja sie konnten auch auf einen Sessel hinauf- und von ihm
herunterspringen. Ich ließ die Veröffentlichung darüber *Starlinger*
allein machen und begnügte mich mit dem Ruhm, daß ich da eine
Operation gemacht hatte, die so schwierig war, daß sie nie von
jemandem wiederholt worden ist. Ich erinnere mich übrigens noch
an die Sitzung des psychiatrischen Vereins, in der *Starlinger* unsere
Hunde und auch Präparate von Hunden, die wir, um die Durchschneidung der Pyramiden und die entsprechenden Nervendegene-
rationen zu zeigen, getötet hatten, vorführte. *Sigmund Freud* (1856
bis 1939), damals noch mehr Neurologe als Psychoanalytiker, war
ganz erstaunt über den unerwarteten Erfolg unserer Versuche.

Ich will nicht zu erwähnen vergessen, daß ich in Wien bei Über-
nahme der Klinik eine Antrittsvorlesung gehalten habe, in der ich
mich unter anderem mit der Lehre *Cesare Lombrosos* (1836—1909)
über den geborenen Verbrecher und über seine Ansicht, daß viele
Erscheinungen, die man beim geborenen Verbrecher findet, Ata-
vismen seien, auseinandersetzte. Ich konnte zur Stützung dieser
Ansicht eine Mitteilung aus der Pflanzenpathologie beibringen, die
ich *Konstantin von Ettinghausen* (1826—1897) in Graz verdankte.

In dieser ersten Zeit meines Wiener Aufenthaltes hielt ich noch
einen größeren Vortrag in der Gesellschaft der Ärzte am 14. Februar
1896: „Über Psychosen auf Grundlage gastrointestinaler Autointoxikation", der in der Publikation 15 Seiten umfaßte. Ich knüpfte da
an Erfahrungen an, die bis in die letzten Jahre meiner Assistentenzeit zurückreichten, und an Erwägungen, die ich in meinem Vortrag
in der Wanderversammlung des psychiatrischen Vereins in Graz im
Jahre 1891 vorgebracht hatte. Ich hatte den Vortrag mit einigen
sehr lehrreichen Beispielen illustriert, bei denen auch durch den
Erfolg der Therapie die Annahme einer intestinalen Autointoxikation
bewiesen wurde. Es ist schade, daß diese Erfahrungen viel zu wenig
gewürdigt wurden, so daß mein Interesse dafür mit der Zeit erlosch,
um so mehr, als ich vielerlei Ablenkung erfuhr.

Nach dem Abgang meiner beiden Assistenten *Starlinger* und *Boeck*
mußte ich mich nach einem neuen Assistenten umsehen. Ich be-
absichtigte, die Stelle *Emil Redlich* (1866—1930) anzutragen, ohne
daß er sich darum beworben hätte. Ich wußte, daß er als Student
und junger Arzt mit materiellen Sorgen zu kämpfen hatte und eine
untergeordnete Sekundararztstelle im Wiener Versorgungshause bei

einem wenig anregenden Chef und einem ebensowenig anregenden Krankenmaterial bekleidete, daß er aber schon einige gute Arbeiten gemacht und bei *Obersteiner* im Laboratorium gearbeitet hatte. Er nahm meinen Antrag dankbar an und hat sich von meiner Klinik aus zu einer anerkannten wissenschaftlichen Persönlichkeit entwickelt und auch eine bedeutende soziale Stellung erlangt. Ich mußte ihn zuerst von einer unhaltbaren Theorie über die Entstehung der Tabes befreien, die er mit *Heinrich Obersteiner* (1847—1922) ausgeheckt hatte, was mir auf Grund meiner Arbeiten über die hinteren Wurzeln gelang. *Redlich* hatte für mich schon darum großen Wert, weil er im Gegensatz zu mir ein großer Literaturkenner war. Ich las Literatur hauptsächlich, wenn ich sie für ein Thema, das mich gerade beschäftigte, brauchte. Auch fehlte mir oft die Zeit zum Lesen; so erfuhr ich also durch *Redlich* allerlei, was Neues in der Neurologie und Psychiatrie vorging, wenigstens früher, als ich es sonst erfahren hätte.

Redlich hat sich sehr viel mit der Pathologie der Epilepsie beschäftigt und ist bald dazu gekommen, eine besondere Stellung in der Auffassung der Ätiologie und der anatomischen Bedingtheit der Epilepsie zu vertreten. Er hat darüber auch mehrere größere Aufsätze geschrieben und Vorträge bei Fachversammlungen gehalten.

Neben vielen anderen guten Eigenschaften hatte *Redlich* auch die, daß er seine Meinungen und Überzeugungen auch mir gegenüber vertrat; allerdings wußte er, daß ich Widerspruch vertrage und es meinen Assistenten nicht verübelte, wenn sie in einer Frage anderer Meinung waren als ich. Ich konnte ihn nur von einer Meinung abbringen, wenn ich ihn überzeugte, nicht durch Einsetzung meiner Autorität. Ich sagte immer: die schlechten Assistenten sind jene, die gut auskultieren können, das heißt, die immer, sei es bei Diagnosen, sei es bei wissenschaftlichen Arbeiten, ihre Ansichten und Befunde nach dem richten, was ihrer Meinung nach der Chef gerne hören würde.

Ich weiß nun nicht, ob ich nicht einen chronologischen Fehler gemacht habe, ob nicht vor *Redlich* schon *Elzholz* als Assistent an die Klinik gekommen war. *Adolf Elzholz* (1863—1925) wurde mir durch *Neusser*, der gleichzeitig mit mir 1893 Ordinarius geworden war, empfohlen. Vorher war *Neusser* Primarius am Rudolfspital und *Elzholz* sein Sekundararzt. Er wäre gern an *Neussers* Klinik Assistent geworden, dieser aber hatte andere Pläne und stellte ihm

in Aussicht, daß er, wenn er sich der Psychiatrie widmete, in einigen
Jahren die zur Besetzung kommende Lehrkanzel der Psychiatrie in
Krakau oder Lemberg bekommen würde, was durchzusetzen *Neusser*
bei seinen ausgezeichneten Beziehungen zum Polenklub ein leichtes
sein werde. *Elzholz* hat an meiner Klinik eine Anzahl recht gedie-
gener Arbeiten gemacht, und so war es auch möglich, daß er ziemlich
bald Dozent wurde. Als aber die Zeit kam, da er Professor in Lemberg werden sollte, wurde aus konfessionellen Gründen nichts
daraus. Er ging dann bald von der Klinik weg und bekam eine Stelle
als psychiatrischer Sachverständiger beim Landesgericht in Wien.
Von diesem Moment an hat er, der in verhältnismäßig kurzer Zeit
eine Anzahl guter und auf gründlichen Untersuchungen beruhender
wissenschaftlicher Arbeiten publiziert hatte, keine Zeile mehr geschrieben. Er konnte zwar zu seiner Entschuldigung vorbringen, daß
er kein klinisches Material mehr hatte und durch seine amtliche
Gutachtertätigkeit sehr stark in Anspruch genommen war, aber bei
vorhandenem innerem Antrieb hätte er schon auch aus dieser
forensisch-psychiatrischen Tätigkeit heraus Anregungen zu wissenschaftlicher Arbeit schöpfen können. Es fehlte ihm aber anscheinend die Kraft zur Überwindung der Hemmungen.

1896 oder 1897 trat an mich eine wichtige Entscheidung heran.
Der Direktor der Landesirrenanstalt, mit dem ich sehr gut aus-
gekommen war, war gestorben; er hatte mich schon von meiner
Assistentenzeit her gekannt. Auch bestanden zwischen seiner Familie
und meinen Angehörigen freundschaftliche und gesellige Beziehungen. Jetzt wäre also der Zeitpunkt gewesen, wo die Bedingung, unter
der ich die Berufung angenommen hatte, hätte erfüllt werden sollen.
Es waren zwei Gründe, die mich abhielten, auf meinem Schein zu
bestehen. Die christlichsoziale Partei unter *Luegers* Führung hatte
solche Fortschritte gemacht, daß für die allernächste Zeit zu erwarten war, daß sie im Landhaus die Macht an sich reißen würde.
Es war nun nicht mein Wunsch, als Direktor der Landesirrenanstalt
einen Angehörigen der christlichsozialen Partei zum Vorgesetzten
zu bekommen. Ich habe auch mit *Weitlof* darüber gesprochen, und
er gab mir ebenfalls den Rat, die Direktorstelle nicht anzunehmen.

Der zweite Grund war ein Ereignis, das zwar erst nach einigen
Jahren eingetreten ist, das ich aber vorausgesehen hatte. Es war
schon manchmal die Rede davon, daß die Irrenanstalt zu klein wäre
und daß man, statt auf dem bisherigen Grunde Erweiterungsbauten

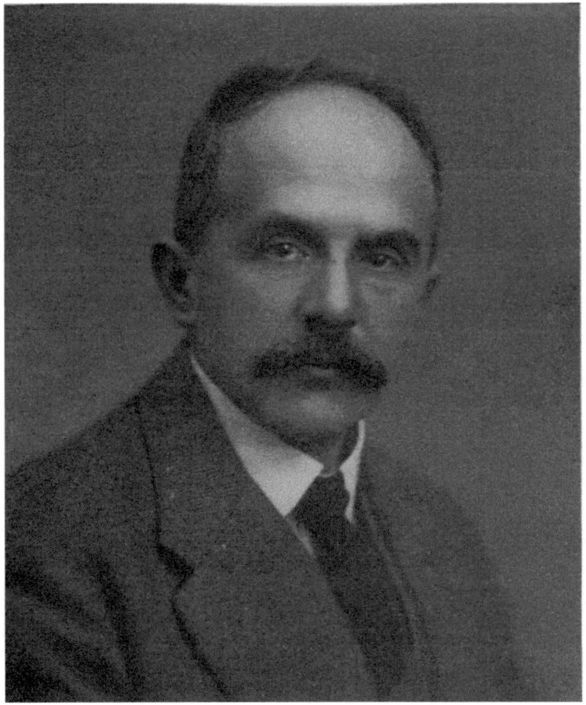

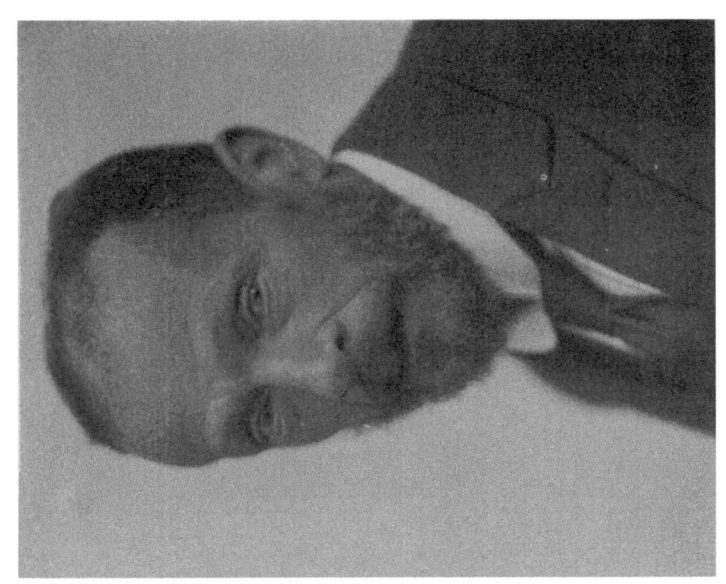

Abb. 12. *Johann Paul Karplus*

Abb. 13. *Emil Redlich*

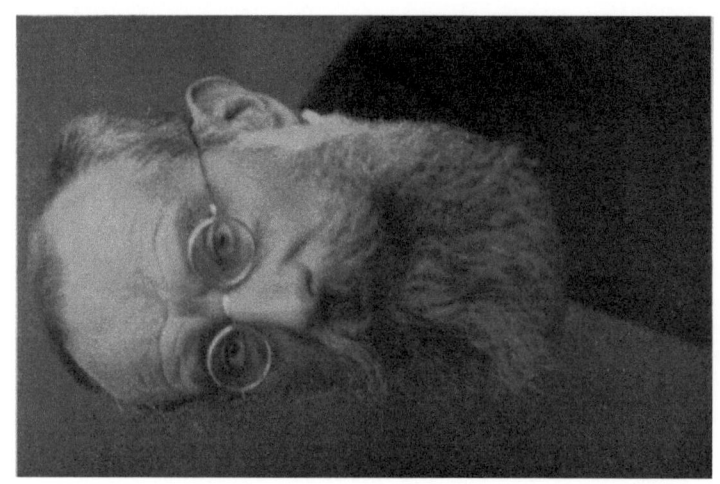

Abb. 15. Emil Raimann

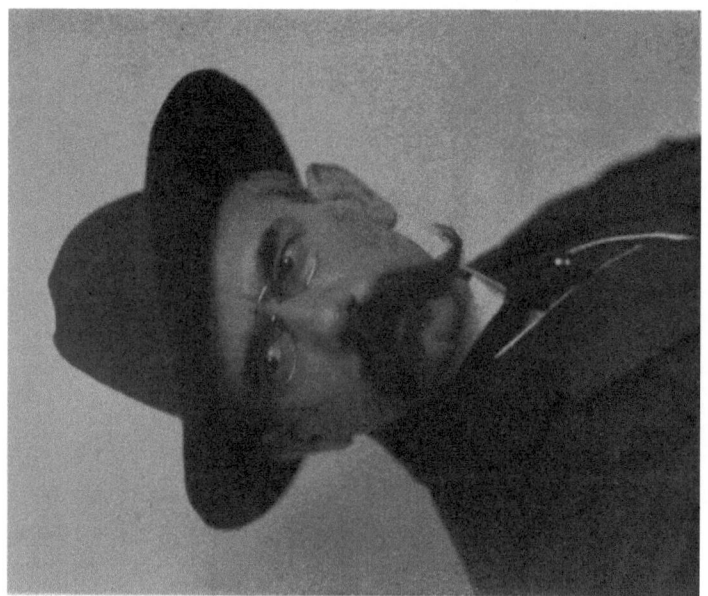

Abb. 14. Alexander Pilcz

aufzuführen, lieber die Anstalt mit dem ganzen Grund verkaufen sollte, um für den Erlös eine viel größere und modernere Irrenanstalt zu bauen. Ich selbst war ja auch der Meinung, daß dies das Richtige wäre. Dieser Neubau sollte jedenfalls in beträchtlicher Entfernung von der Stadt aufgeführt werden, und damit würde die Klinik in der Landesirrenanstalt unmöglich gemacht sein. Ich hätte dann als Direktor etwa die neue Irrenanstalt bauen können, wonach es mich nicht gelüstete, und mit der klinischen Tätigkeit wäre es aus gewesen. Oder ich hätte warten müssen, bis *Krafft-Ebing* zurücktreten oder sterben würde. Ich ließ also die Direktorstelle *Adalbert Tilkovsky* (1871—1907), mit dem ich in meiner Assistentenzeit, als er Sekundararzt war, durch viele Jahre in der Irrenanstalt zusammengelebt hatte.

Mittlerweile war auch *Alexander Pilcz* (geboren 1871) in den Bannkreis der psychiatrischen Klinik geraten, zunächst als Sekundararzt an der Irrenanstalt. Er wollte publizieren, und so gab ich ihm Aufgaben; unter anderem ließ ich ihn, in Anlehnung an Gedanken, die ich in meiner Antrittsvorlesung ausgesprochen hatte, gewisse vergleichende Untersuchungen zwischen Degenerierten und Paralytikern machen und das Ergebnis publizieren. Da kam ein vielschreibender deutscher Psychiater des Weges, der auch schon auf ähnlichen Gebieten publiziert hatte, und dachte sich, dieses Hühnchen, den *Pilcz*, werde ich mir ordentlich rupfen und dann verspeisen. Er schrieb eine lange Polemik gegen diese Arbeit von *Pilcz*, in der er nichts von dem gelten lassen wollte, was dieser behauptet hatte. Da kam er aber an den Unrechten. Ich überließ die Entgegnung auf diesen Angriff nicht *Pilcz*, sondern trat selbst in die Arena und schrieb eine Entgegnung, in der ich die vom Verfasser vorgebrachten Argumente mit Gründlichkeit und Schärfe zerfaserte, ohne den akademischen Ton zu verlassen. Ich erinnere mich beim Wiederlesen dieser Schrift lebhaft an die Polemik mit *Moebius*, der auch geglaubt hatte, er könne sich aus dem kleinen *Wagner* einen billigen Braten machen. Ich glaube, auch diesem Gegner dürfte die Polemik keine Freude gemacht haben. Seither hatte ich lange Zeit Ruhe vor Angriffen.

Die Klinik im Allgemeinen Krankenhaus
1902—1905

1902/03 vollzog sich für mich eine sehr wichtige Änderung meiner Stellung im Zusammenhang mit dem Rücktritt *Krafft-Ebings* vom Lehramt. *Krafft-Ebing* hatte die im Allgemeinen Krankenhaus befindliche, mit einer Nervenklinik und einem Nervenambulatorium verbundene psychiatrische Klinik geleitet. Ich wollte nun meine psychiatrische Klinik, die in der Landesirrenanstalt war und wenig Wechsel des Materials und keine Nervenabteilung hatte, mit der durch *Krafft-Ebings* Abgang vakant gewordenen Klinik vertauschen, wie es ja auch *Krafft-Ebing* nach *Meynerts* Tod getan hatte. Ich hielt es aber für anständig, keine Schritte in dieser Richtung zu unternehmen, bevor *Krafft-Ebing* pensioniert war. Diese Rücksicht wäre mir beinahe übel bekommen, doch wurde ich rechtzeitig durch einen Assistenten *Krafft-Ebings*, *Heinrich von Halban* (1870—1926), dem späteren ordentlichen Professor der Psychiatrie in Lemberg, der als Neffe des Kanzleidirektors des Abgeordnetenhauses mit Regierungskreisen Fühlung hatte, von eigenartigen Plänen unterrichtet. Mein Nachfolger in Graz, Professor *A.*, wäre gern als *Krafft-Ebings* Nachfolger nach Wien gekommen; und *Krafft-Ebing*, der unter etwas dramatischen Umständen um die Pensionierung angesucht hatte, scheint diesen Schritt nachher bereut und gedacht zu haben, daß er für Graz doch noch leistungsfähig genug wäre. So sollte also *A.* die Klinik *Krafft-Ebings* im Allgemeinen Krankenhaus in Wien übernehmen und *Krafft-Ebing* im Tauschwege die Klinik in Graz. Um mich auszuschalten, hatte man dem Unterrichtsminister erzählt, daß ich mich für die Klinik im Allgemeinen Krankenhaus gar nicht interessierte und es vorzöge, in der Landesirrenanstalt zu bleiben. Damals tauchte schon am Horizont das Projekt des Verkaufs der Irrenhausrealität und der Verlegung der Irrenanstalt an die Peripherie der Stadt auf. Die psychiatrische Klinik hätte dann aufgehört, und ich wäre Professor der Psychiatrie ohne Klinik gewesen. Von diesen Plänen unterrichtete mich also *Halban*. Ich ging nun zum Unterrichtsminister und erklärte ihm, daß ich unbedingt die Nachfolge auf *Krafft-Ebings* Klinik forderte und nur aus Anstandsgefühl vor der Pensionierung *Krafft-Ebings* keine Schritte unternommen hätte. Ich stellte an ihn nur die Bitte, er möge dem Professoren-kollegium Gelegenheit geben, sich zur Frage der Nachfolgerschaft *Krafft-Ebings* zu äußern. Minister *Hartl*, der selbst lange Jahre Universitätsprofessor gewesen war und für akademischen Anstand Sinn hatte, war zuerst etwas unangenehm berührt, da er sah, daß er falsch unterrichtet worden war. Er sagte mir aber zu, daß er das Kollegium befragen werde. Das geschah, das Kollegium schlug mich vor, und ich übernahm die Klinik. Die Klinik in der Landesirren-anstalt wurde nicht besetzt und *Pilcz* zu ihrem interimistischen Leiter bestellt.

An der Klinik im Allgemeinen Krankenhaus war die Arbeit eine ganz andere als an der alten Klinik in der Landesirrenanstalt. Dort hatte ich ungefähr 150 Kranke, aber das Material erneuerte sich kaum mehr als einmal im Jahr. Dafür konnte man aber jahrelang den Verlauf der einzelnen Geisteskrankheiten verfolgen. Die Klinik im Allgemeinen Krankenhaus hatte — einschließlich der Nerven-klinik — ungefähr die gleiche Bettenanzahl, aber ungleich mehr Aufnahmen, so wie die Grazer Klinik. Von einer Vertiefung in den einzelnen Fall war nur mehr wenig die Rede. Es war auch der Kon-takt mit den Assistenten ein viel weniger intimer als dort, wo der-selbe Raum Hörsaal, Laboratorium und Kanzlei gewesen war. Als Laboratorium hatte die Klinik einen Raum, der im pathologischen Institut im zweiten Stock war, also von der Klinik nur gleichsam über die Gasse, treppab-treppauf zu erreichen war. Ich sah ein, daß unter diesen Umständen ein gedeihliches histologisches Arbeiten unmöglich war; eine Laborantin wurde unbedingt notwendig. Ich beschloß, mit eigenen Mitteln eine Laborantin zu bestellen: *Emil Raimann* (1872—1949), den ich als Assistenten mit an die neue Klinik genommen hatte, schlug mir seine Schwägerin, Fräulein *Klara Strasky*, vor. *Raimann, Redlich, Otto Pötzl* (geboren 1877), *Giulio Bonvicini* (geboren 1872) und auch ich richteten sie ab; sie erwies sich als sehr geschickt und eifrig und führte wieder die jungen Herren ein, die später an die Klinik kamen. Das ging so fort von 1902 oder 1903 bis in den Krieg hinein, hatte mich also schon einiges Geld gekostet. Schließlich ging ich aber doch ins Ministerium und setzte den Herren auseinander, daß eine solche Laborantin für die Klinik unbedingt notwendig wäre, nicht zuletzt für die Aufgaben, die der Krieg der Klinik stellte, und daß ich die Laborantin seit 13 Jahren aus meiner Tasche bezahlt hätte, aber nicht mehr gesonnen wäre, das fortzusetzen. Das Ministerium hatte ein Einsehen und übernahm die Laborantin. Als nach dem Krieg die Sozialdemokraten zur Regierung kamen, machten sie aus der Laborantin, der man eventuell kündigen könnte, eine Beamtin mit Gehalt, Pension und Rangsklasse. Und so ist Fräulein *Strasky* als Oberoffizialin noch heute an der Klinik und richtet die jungen Ärzte in Laboratoriumsarbeiten ab; sie ist aber darüber hinaus eine Instanz, welche gewissermaßen die Tradition der Klinik aufrechterhält.

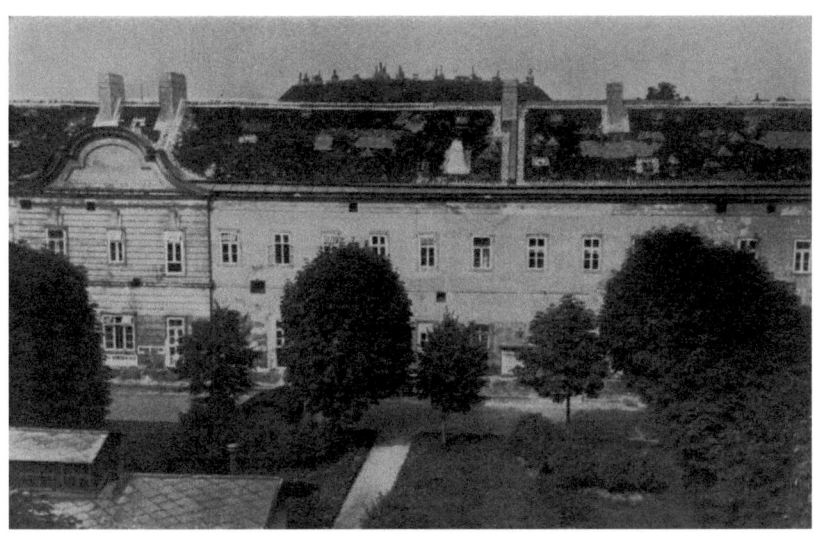

Abb. 16. Psychiatrische Klinik im Allgemeinen Krankenhaus

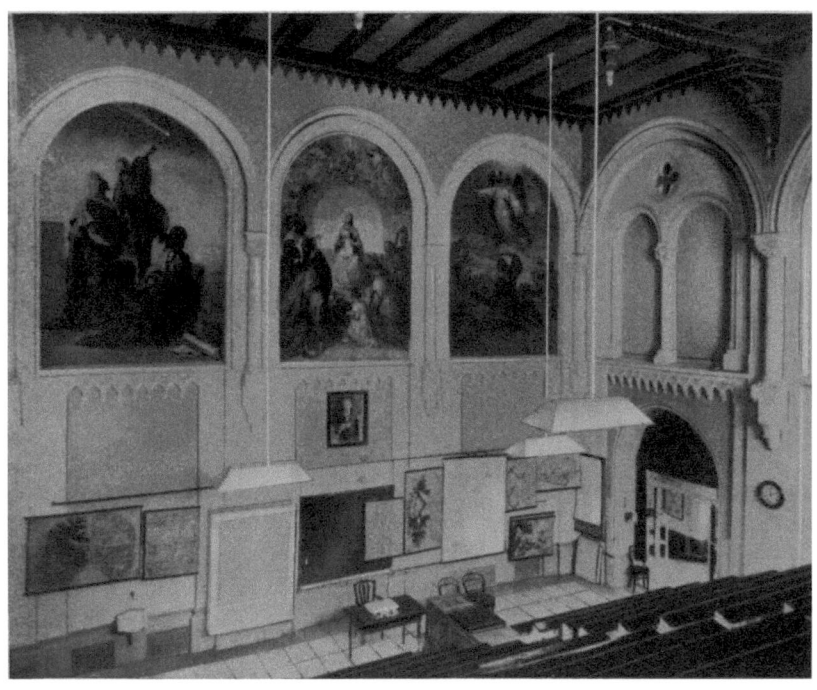

Abb. 17. Hörsaal der neurologisch-psychiatrischen Klinik in der
ehemaligen niederösterreichischen Landes-Irrenanstalt

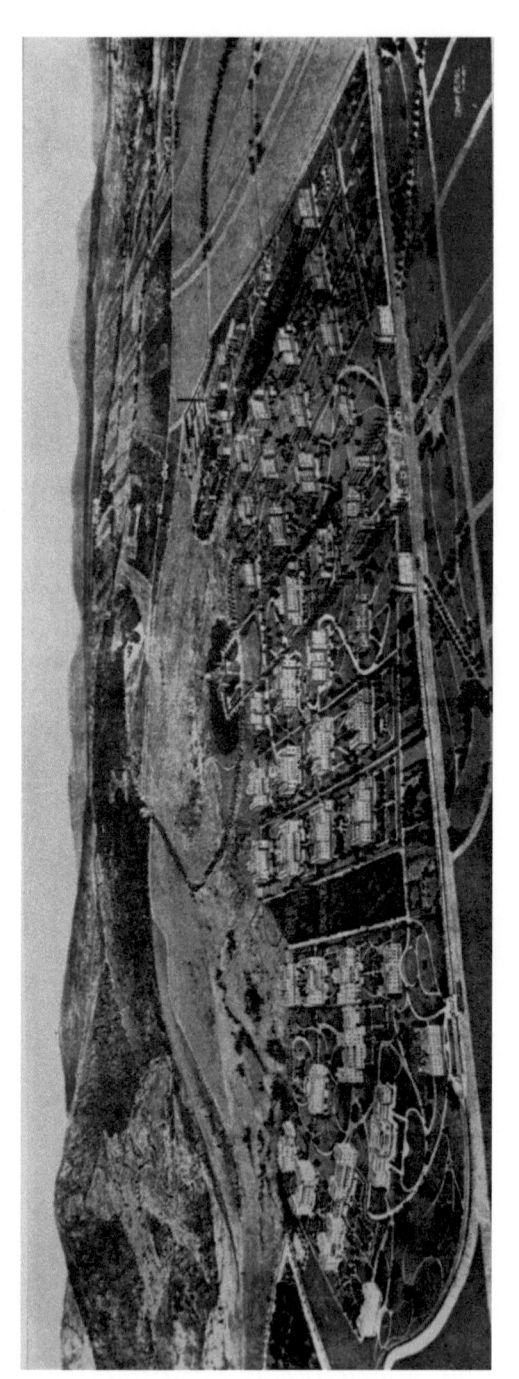

Abb. 18. Panorama der Landes-Heil- und Pflegeanstalt „Am Steinhof"

Die Klinik in der ehemaligen Landesirrenanstalt 1905—1928

Nachdem ich einige Zeit an der Klinik im Allgemeinen Krankenhaus war, fingen, wie vorauszusehen, die Verhandlungen wegen der Verlegung der niederösterreichischen Landesirrenanstalt an. Der Staat kaufte das ganze Areale der Irrenanstalt und von den Millionen und einigen Millionen, die noch dazu kamen, baute der niederösterreichische Landesausschuß das törichte Renommier-Prunkwerk am Steinhof, das gleich von allem Anfang an viel zu klein war.

Im Jahre 1905 war der Steinhof fertig, und der Landesausschuß übergab der Regierung die Irrenhausrealität samt allen Baulichkeiten; ebenso übergab auf Grund eines anderen Vertrages die Stadt Wien der Regierung das Versorgungshaus in der Spitalgasse. Es wurden nun Pläne ausgearbeitet, wonach sämtliche Kliniken auf diesen Arealen als Neubauten hergestellt werden sollten. Nur ein so weltfremder Mensch, wie das, von der Chirurgie abgesehen, *Julius von Hochenegg* (1859—1940) immer war, konnte glauben, daß die Regierung bei unserer Finanzlage sich entschließen würde, alle Kliniken sofort zu bauen. Er aber glaubte es und fühlte sich als berufener Verteidiger dieses Projekts. Ich und die meisten Beteiligten glaubten das aber nicht, und ich suchte aus der gegebenen Situation den möglichsten Vorteil zu gewinnen. Da standen die Häuser, in denen bis zur Übersiedlung auf den Steinhof psychiatrische Abteilungen und eine Klinik geführt worden waren. Die Klinik im Allgemeinen Krankenhaus war ein Skandal, und im Krankenhaus herrschte überhaupt ein Mangel an Räumen für allerlei Zwecke. Ich machte daher den Vorschlag, man möge meine Klinik in die alte Irrenanstalt übersetzen, wo sie sich dem Bedarf entsprechend ausdehnen könnte, wo Tagräume und Gärten zur Verfügung stünden, kurz und gut, wo man aus einem unerträglichen in einen erträglichen Zustand geraten wäre. Die ganze Übersiedlung hätte in einigen Tagen durchgeführt werden können. Im geheimen sah ich noch einen anderen Vorteil dieser Aktion: wenn man über die fünf Kliniken hinaus, die allmählich gebaut wurden — die beiden geburtshilflichen Kliniken, die interne, die laryngologische und die Kinderklinik —, weiterbauen wollte, mußte man die psychiatrische und Nervenklinik zuerst bauen, weil man erst dann das alte Gebäude niederreißen konnte, das allen anderen geplanten Baulichkeiten im Wege stand.

Meinem Plan widersetzte sich *Hochenegg*, der beim Direktor des Allgemeinen Krankenhauses wirksame Unterstützung fand. Dieser ließ einen Kostenvoranschlag für die Adaptierung der alten Baulichkeiten in der Landesirrenanstalt zur Aufnahme der psychiatrischen Klinik machen, der sich auf eine so hohe Summe belief, daß sich die vorgesetzte Behörde nicht entschließen konnte, dem zuzustimmen. Durch langes Zögern wurde die Aktion noch kostspieliger: der Landesausschuß war nach dem Kaufvertrag nur verpflichtet, die Mauern zu übergeben, nicht aber die Beleuchtungskörper mit den Röhren, Wasch- und Badeeinrichtungen, Heizvorrichtungen usw. Der Landesausschuß hatte erwartet, daß die Regierung, respektive der Krankenanstaltenfonds die Baulichkeiten wieder einer Verwendung zuweisen würde, und hätte dann die erwähnten Einrichtungen gegen eine billige Ablösung an Ort und Stelle gelassen. Da sich aber die Regierung hierzu nicht bereit fand, wurde alles abmontiert, so daß man es mit viel größeren Kosten wiederherstellen mußte, wollte man die Räume wieder benützen.

Die psychiatrische Klinik profitierte also zunächst von der Räumung der alten Irrenanstalt nichts. Die Mißstände der Klinik im Allgemeinen Krankenhaus wurden aber immer ärger und schließlich unerträglich. Zum Glück wurde um diese Zeit ein Mann Vorstand des Anstaltenwesens in Niederösterreich, der einen offenen Kopf hatte und mit dem ich außerdem befreundet war, Statthaltereirat *von Roretz*. Ich stellte ihm die klägliche Unterbringung der psychiatrischen Klinik im Allgemeinen Krankenhaus vor und den großen Gewinn, den sie bei einer Übersiedlung in die ehemalige Irrenanstalt haben könnte, und äußerte meine Zweifel, ob der Kostenvoranschlag wirklich entspräche. Statthaltereirat *Roretz* beauftragte daraufhin einen jüngeren Ingenieur des Baudepartements der Statthalterei, einen neuen Kostenvoranschlag für die Übersiedlung der psychiatrischen Klinik in die alte Irrenanstalt zu machen, und es stellte sich heraus, daß der alte Kostenvoranschlag das Vier- oder Fünffache des neuen betrug. *Roretz* beschloß also, daß die Übersiedlung durchgeführt werde.

So übersiedelte die psychiatrische Klinik in die geräumigere Landesirrenanstalt und gewann dadurch Krankenzimmer, die nicht

überbelegt werden mußten und Licht und Luft hatten, ferner Tagräume und Gärten. Schwierigkeiten machte die Schaffung eines Hörsaals. Da mittlerweile das Studium der Psychiatrie und Nervenkrankheiten obligatorisch geworden war, mußte der Hörsaal groß sein.
Es war aber in der alten Irrenanstalt anscheinend kein genügend
großer Raum. Da hatte der junge Ingenieur, der den Voranschlag
und auch seine Durchführung gemacht hatte, einen glänzenden Ein-
fall: er machte aus der damaligen Kapelle der Irrenanstalt einen
Hörsaal, der Platz für 300 Hörer bot. Die Kapelle war mit Fresken
eines *Führich*-Schülers [1] geschmückt, und es wäre schade gewesen,
diese Fresken übertünchen zu lassen. So schmücken sie ebenso wie
die getäfelte Decke des Saals mit vergoldeten Sternen noch heute
den Hörsaal. Durch die Übersiedlung wurde aus den Räumen, die
seinerzeit Hörsaal, Kanzlei und Laboratorium der Klinik gewesen
waren, das Laboratorium, das in eine innigere Beziehung zu den
übrigen Räumen der Klinik kam. Der Umzug erfolgte im Jahre 1911.

Die nächsten drei Jahre standen im Zeichen einer ruhigen Entwicklung, in die erst der Ausbruch des Weltkrieges eine empfind-
liche Störung brachte. Ich war gerade in Villach auf Urlaub und
mußte sofort nach Wien zurückfahren, denn ich war vom akademischen Sportwesen mit der Führung der akademischen Reitschule
betraut und war der Machthaber über 18, von der Militärbehörde
der akademischen Reitschule zugewiesene ärarische Pferde
(6 Urlauber und 12 Ausgemusterte), die ich der Militärbehörde ab-
liefern mußte. Zum Glück war am ersten Tag nach der serbischen
Kriegserklärung der Zugsverkehr noch aufrecht. Außerdem mußte
ich mich um die Klinik kümmern, denn da sich sofort die Kriegs-
erklärungen überstürzten und viele Ärzte einberufen wurden, stand
die Klinik fast ohne Ärzte da. Ich selbst war bei Kriegsausbruch
schon 57$^1/_2$ Jahre alt und hatte schon längst keine militärische Charge
mehr — ich war 1892 nach Absolvierung der vorgeschriebenen
Dienstzeit als Korvettenarzt in der Reserve aus dem Heeresverband
ausgetreten. Zudem sah ich voraus, daß ich in Wien reichlich Verwendung finden würde.

Um den Betrieb auf der Klinik aufrechthalten zu können,
durfte ich einen Assistenten als unentbehrlich bezeichnen, der dann
nicht einzurücken hatte. Um diese Zeit war der Vater meines ersten

[1] *Heinrich Schwemminger* (1855).

Assistenten, der populäre Wiener Schriftsteller *Eduard Pötzl*, ohne Aussicht auf Genesung schwer erkrankt, und es wäre für den Sohn hart gewesen, als einziges Kind seinen Vater zu verlassen; so bezeichnete ich *Pötzl* als unentbehrlich. *Pötzl* unterstützte mich in der Leitung der psychiatrischen Klinik für Männer. In der psychiatrischen Klinik für Frauen vertrat mich zum größten Teil während der ganzen Kriegszeit eine Ärztin. In der Leitung der Nervenklinik, die nur für Männer geführt wurde und die allmählich mehr und mehr durch Einrichtung bisher nicht zur Klinik gehöriger Räume erweitert wurde, so daß sie zum Schluß über 900 Betten zählte (zu einem großen Teil Kopfschüsse), unterstützte mich der Assistent, Dozent (zum Schluß auch Titularprofessor) *Alfred Fuchs* (1870—1927). Ich war aber auch, abgesehen von der Klinik, noch reichlich beschäftigt. Im Garnisonsspital Nr. II hatte man einem Dozenten der internen Medizin eine große Nervenabteilung übertragen, in der er auch Untersuchungen mit Abgabe von Gutachten über Musterungsfälle von Verletzten anzustellen hatte. Er bat mich, ihm in dem ihm fremden Gebiet mit Rat beizustehen, und so fuhr ich anfangs jeden Tag, später nur zwei- oder dreimal in der Woche, ins Garnisonsspital Nr. II. Ferner hatte ich sehr viele Gutachten über verletzte und erkrankte Soldaten abzugeben, auch in Kriminalfällen, die Soldaten betrafen. Weiter wurde ich auch durch die *Rothschild*-Stiftung in Anspruch genommen, deren beide Anstalten als Kriegsspitäler requiriert worden waren. Die ärztliche Leitung hatten zwar auf dem Rosenhügel *Friedrich von Sölder* (1867—1943), im Maria-Theresien-Schlössel Professor *Redlich*, aber ich war Vizepräsident des Kuratoriums, und da der Präsident *Alfons Rothschild* eingerückt war, oblag hauptsächlich mir das Administrative, was beide Anstalten betraf. Zudem nahm meine Privatordination viel Zeit in Anspruch, die allerdings während des Krieges von zahlenden Patienten wenig besucht wurde. Da ich aber als eine Art freiwilliger Kriegsdienstleistung das Prinzip aufgestellt hatte, allen Militärpersonen vom Infanteristen bis zum Feldmarschalleutnant, und zwar auch den Reichsdeutschen, Türken und Bulgaren, unentgeltlich zu ordinieren, konnte ich mich über Patientenmangel nicht beklagen.

Ebenso hatte die Nervenklinik bald viel Zuspruch. Unter den ersten Fällen fielen uns Patienten auf, die durch eine Granatexplosion die Sprache verloren hatten; Sprachverständnis hatten sie aber, und schriftlich konnten sie sich auch äußern. Manchmal traten auch

Gehörstörungen auf, und ihre Rückbildung erfolgte häufig über ein Stadium des Stotterns. Auffallend rasch kamen die Fälle von Mutismus an meiner Klinik zur Heilung, auch solche, die vorher bereits Wochen und Monate in anderen Spitälern zugebracht hatten. Unter den der Klinik zugegangenen Patienten war keiner, der nicht nach wenigen Tagen geheilt worden wäre, und zwar waren die angewendeten Mittel solche, die man als suggestive im weiteren Sinne des Wortes bezeichnen konnte; sie waren wohl auch in einigen Fällen bis zu einem gewissen Grade abschreckend, wie Isolierung, reizlose, aber ausreichende Diät, unangenehm schmeckende Medikamente oder Pinselfaradisation. Es ergab sich Gelegenheit zur Erörterung der Frage, ob es sich bei dieser Störung nur um eine auf psychischem Wege entstandene Störung der Nervenfunktion oder um eine physikalische Einwirkung des Granatexplosionstraumas handelte, eine Alternative, die ja damals vielfach erörtert und auch in verschiedenem Sinne beantwortet wurde, eine Diskussion, die sich um die Namen *Max Nonne* (geboren 1861), Hamburg, und *Hermann Oppenheim* (1858—1919), Berlin, konzentrierte. Die ersten Fälle, die zu solchen Erwägungen Anlaß gaben, waren solche von Sprachverlust. Ich habe mich in einer Publikation aus dem Jahre 1917 keineswegs auf den Standpunkt gestellt, daß ich den physischen Wirkungen einer Granatexplosion keinen Einfluß auf das Zustandekommen dieser Störung zuschrieb. Allerdings zeigte die ausnahmslos rasche Zurückbildung dieser Störung, daß therapeutische Maßnahmen, die man ja nur als suggestiv ansehen konnte, auch die somatische Komponente zur raschen Rückbildung brachten. Auch war in jenen Fällen, bei denen die Stummheit ohne nachweisbare Granatexplosion zustande gekommen war, etwa im Spital oder gar schon, bevor der Betreffende an die Front gekommen war, ein Zweifel an der rein ideagenen Begründung der Störung nicht möglich. Die Fälle von Sprachverlust durch Granatexplosion hörten übrigens im weiteren Verlauf so ziemlich auf; wenigstens kamen sie nicht mehr ins Hinterland, sondern wurden schon in frontnahen Stationen geheilt. Dagegen kamen bald andere ideagene Störungen in einer rapid zunehmenden Zahl zur Beobachtung, und zwar Bewegungsstörungen an den unteren Extremitäten, die meistens mit Zittern verbunden waren, in einer Minderzahl auch mit tonischen Spasmen und Kontrakturen. Ich ließ diese Kranken ebenso behandeln wie diejenigen, welche die Sprache verloren hatten. Diese Störung war aber hartnäckiger, so daß wir fast durchwegs mit starken faradischen Pinselströmen, an den Streckseiten der Zehen appliziert, arbeiteten. Wenn ich ein- oder das andere Mal selbst eine solche Behandlung vornahm, ließ ich zuerst einmal den elektrischen Strom durch meine eigene Hand gehen, mit der ich das Glied des zu Behandelnden ergriffen hatte, so daß ich einen Strom von derselben Stärke, in der die Behandlung durchgeführt wurde, verspürte; damit wollte ich dem Patienten zeigen, daß das ein Schmerz sei, den man ganz gut überwinden könne. Ich habe das auch den Ärzten der Klinik empfohlen, welche die Behandlung dieser „Zitterer" durchzuführen hatten, aber es hat keiner unter ihnen von meiner Empfehlung Gebrauch gemacht.

Mit dieser Methode haben wir in wenigen Tagen solche Zitterer geheilt, die zum Teil nie an der Front waren, die aber nicht nur Wochen und Monate, sondern Jahre (in einzelnen Fällen bis zu drei Jahren) in den verschiedensten militärischen Sanitätsanstalten herumgelegen waren und an der Klinik in drei bis vier Tagen geheilt wurden. Und das waren keine Heilungen nur zum Schein, sondern der Geheilte mußte vor mir und im Beisein der anderen Zitterer Marschschritte, Laufschritte und Kniebeugen machen, mit einem der beiden Füße voran auf einen Sessel steigen und von dort beidbeinig in Kniebeuge herabspringen; er mußte auf einer Stiege beim Hinauflaufen zwei Stufen auf einmal nehmen und rasch Stufe um Stufe herablaufen.

Daß es sich bei den meisten dieser Fälle um einen individuellen, vorzeitigen Friedensschluß handelte, kann man kaum bezweifeln. Die raschen Heilungen, die wir bei diesen „Zitterern" erzielten, hatten eine sehr unangenehme Folge für die Klinik: die militärischen Behörden schickten bald solche Zitterer in großer Menge zu uns; ich war aber gar nicht begierig nach diesem Ruhm, denn die Zitterer waren über ihre Heilung nicht erfreut und dankbar; sie hätten ihre Krankheit viel lieber bis zum Kriegsende behalten. Ich war mir natürlich über den Wert dieser Heilungen im klaren und habe darum die geheilten Zitterer nicht als frontdiensttauglich bezeichnet, denn es war beinahe sicher zu erwarten, daß sie angesichts der Gefahren und der Schrecknisse des Kampfes an der Front wieder rezidiv werden würden. Es war aber doch viel vernünftiger, daß der betreffende Mann in der Etappe oder im Hinterland in einem militärischen Betrieb Dienste als Schuster, Schneider, Bäcker usw. leistete, als daß er selbst jahrelang in Spitälern herumlungerte und zitterte, so daß man für ihn zwei andere Soldaten brauchte: einen für die Front und einen für den militärischen Betrieb. Es scheinen übrigens doch nicht viele rückfällig geworden zu sein, denn wir verlangten im Abgangsbefund immer, daß der Mann im Falle eines Rezidivs wieder an die Klinik gebracht werden sollte.

Nach dem Zusammenbruch im Jahre 1918 mußte man natürlich die angeblichen Missetäter zur Rechenschaft ziehen. Der Staatsrat hatte anfangs 1919 beschlossen, eine Kommission zur Feststellung und Verfolgung militärischer Pflichtverletzungen im Krieg zu berufen. Bald befaßte sich diese Kommission, der ich angehörte, auch mit meiner Person als Objekt. Wenn alle die Tachinierer, die ich an der Klinik während des Krieges, manchmal etwas unsanft, geheilt hatte, als meine Ankläger aufgetreten wären, hätte das allerdings eine imposante Verhandlung gegeben. Aber die allergrößte Menge derselben war in den Nachfolgestaaten und froh, von Wien nichts mehr zu hören, und die wenigen unter diesen Neurotikern mit Fragezeichen, die hier geblieben waren, schämten sich doch einigermaßen und wollten nicht, daß ihre Heldentaten wieder ans Licht gezogen würden. Aber einer erhob doch gegen mich Anklage. Ich erinnere mich nicht mehr, worüber er sich beschwerte; jedenfalls ist er nicht anders behandelt worden als Hunderte anderer Neurotiker. Ich wurde natürlich nicht verurteilt. Aber es knüpft sich an diese Angelegenheit eine recht peinliche Erinnerung. Der „Gerichtshof" hatte beschlossen, Sachverständige zu konsultieren. Als solche wurden *Sigmund Freud* und *Emil Raimann* bestellt.

Das gibt mir den Anlaß, zum Thema *Freud* etwas zu sagen. Ich hatte *Freud* schon als Mediziner kennengelernt; wir hatten dann gleichzeitig im Laboratorium *Strickers* gearbeitet, und zwar *Freud* über den Nierenkreislauf, doch hat er seine Arbeit nicht vollendet. Ich hatte mich mit ihm, der sonst wenig umgänglich war, gut vertragen; wir sind auch auf Dufuß zueinander gekommen und bis zum Schluß geblieben. *Freud* war dann bei *Meynert* Sekundararzt, fand jedoch mit ihm keinen Kontakt — bei *Meynert* war die Schuld gewöhnlich auf *Meynerts* Seite. Dann war *Freud* noch bei einem Primararzt auf einer internen Abteilung des Allgemeinen Krankenhauses, und als seine Dienstzeit zu Ende war, wurde er praktischer Arzt. Er hatte aber einige sehr gute neurologische Arbeiten geschrieben, auf Grund derer er ein Reisestipendium bekam, über das

die Gesellschaft der Ärzte dank einer Stiftung zu verfügen hatte.
Er ging nach Paris und begeisterte sich für *Charcot*, an dessen Klinik
in der Salpêtrière er während seines ganzen Aufenthaltes in Paris
hospitierte. Nach Wien zurückgekehrt, hielt er einen Vortrag in der
Gesellschaft der Ärzte, in dem er nur von *Charcot* sprach und ihn
in den höchsten Tönen pries. Das vertrugen aber die Wiener Größen
schlecht. *Bamberger* und *Meynert* wiesen *Freud* in der Diskussion
schroff zurück, und damit war er quasi bei der Fakultät in Ungnade
gefallen. Er war also ein neurologischer Praktiker ohne Krankenmaterial. Nun erbarmte sich seiner ein Mann, den ich mehr schätzte
als irgend einen anderen Kollegen, mit dem ich in Berührung kam:
Josef Breuer (1842—1925). *Breuer* war früher ein Assistent *Oppolzers* gewesen, habilitierte sich bei ihm, legte aber die Dozentur, nachdem er seiner Ansicht nach vom Kollegium unwürdig behandelt
worden war, zurück und widmete sich seiner ausgedehnten und ein-
träglichen Praxis. Er beschäftigte nun *Freud*, indem er ihm hyste-
rische Patientinnen zur Behandlung übergab. Aus dieser Tätigkeit
ist die Psychoanalyse hervorgegangen, deren Vater eigentlich der
Pariser Psychiater *Pierre Janet* (1859—1947) war, dessen Arbeiten
ich als junger Psychiater mit großem Interesse gelesen hatte und
den ich 1929 in Paris und einige Jahre später in Wien traf. *Freud*
hatte offenbar seine Bekanntschaft bei *Charcot* gemacht. Auf
*Janet*schen Gedankengängen war ja das von *Breuer* und *Freud* verfaßte Werk „Studien über Hysterie" aufgebaut. Der erste Fall, bei
dem die Analyse des Krankheitsbildes im Sinne der Psychoanalyse
durchgeführt wurde, war eine Patientin *Breuers*. *Freud* ging aber
bald eigene Wege, auf denen ihm *Breuer* nicht immer folgen wollte.
So kam es, daß anläßlich einer Neuauflage des bald vergriffenen
Werkes „Studien über Hysterie" es nicht möglich war, Erweiterungen
des Themas vorzunehmen, da *Breuer* und *Freud* sich nicht über alle
Vorschläge des letzteren einigen konnten; daher mußte das Buch,
dessen erste Auflage 1880 erschienen war, in allen folgenden Auf-
lagen bis 1925 mit unverändertem Text abgedruckt werden. *Breuer*
hat meines Wissens zu dem Thema publizistisch nicht mehr Stellung
genommen. *Freud* aber war ungemein produktiv und richtete das
Kolossalgebäude der Psychoanalyse mit dem bekannten Erfolg einer
begeisterten Anhängerschaft auf, allerdings auch unter den mehr
oder weniger heftigen Angriffen zahlreicher Gegner. Ich selbst habe
gegen *Freud* nie polemisiert, da ich nicht verkannte, daß viele Teile

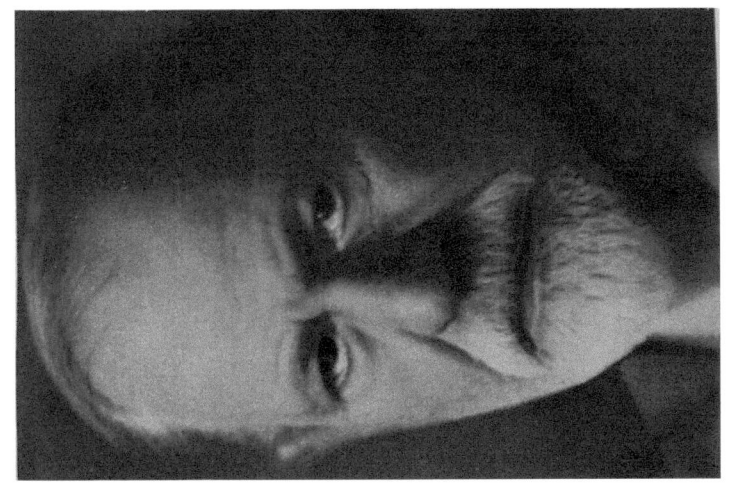

Abb. 20. Sigmund Freud

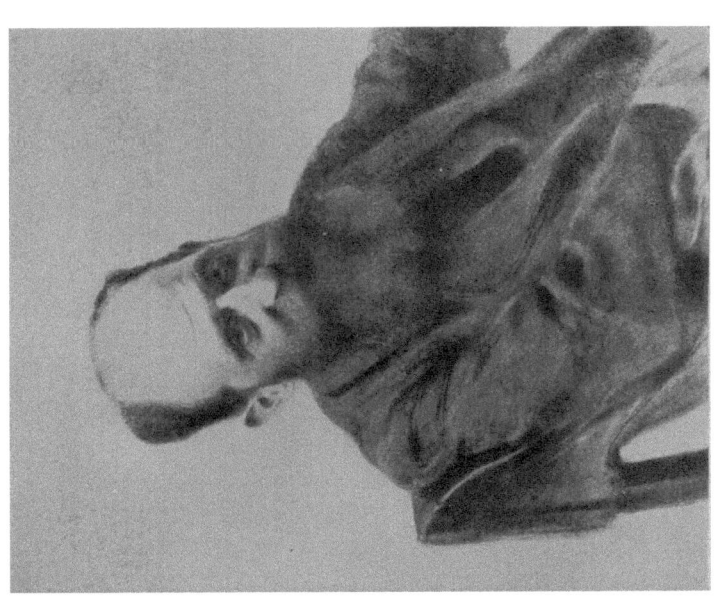

Abb. 19. Josef Breuer

seiner Lehre wirklich neue Erkenntnisse brachten, wenn ich auch sah, daß er zu Übertreibungen und unbegründeten Verallgemeinerungen in seiner Lehre neigte, so daß man bei so manchen seiner Ausführungen das Wort Mephistos zitieren konnte: „Vernunft wird Unsinn, Wohltat Plage." Ich habe höchstens hie und da in vertrautem Kreise, nie aber öffentlich, über irgendwelche seiner Sentenzen harmlose, scherzhafte Bemerkungen gemacht. Mein Assistent *Raimann* aber war scharf gegen *Freud* eingestellt, und er hatte, da er bei mehreren Zeitschriften Referent für psychiatrische und psychologische Publikationen war, reichlich Gelegenheit, über Veröffentlichungen *Freuds* die Schale seines Sarkasmus auszugießen. Selbst als einmal vorgeschlagen wurde, im Rahmen unserer internationalen Fortbildungskurse einen Vortrag über psychoanalytische Therapie aufs Programm zu setzen, und *Raimann* den Vortrag zu halten hatte, nachdem ich ihm nahegelegt hatte, mit Objektivität und ohne boshaften Sarkasmus über das, was die Psychoanalyse Wertvolles gebracht habe, zu berichten, wurde dieses Referat doch eine Sammlung aller Bosheiten und allen Hohnes über die psychoanalytischen Lehren. *Freud* aber, der einer der intolerantesten Menschen war und in seinem psychoanalytischen Verein jede abweichende Meinung mit einem Anathema, das heißt, mit der Ausschließung aus dem Verein bestrafte, hatte für meinen Standpunkt der weitgehendsten Toleranz meinen Schülern gegenüber absolut kein Verständnis und war offenbar der Meinung, daß *Raimanns* Auftreten mit meiner Zustimmung, ja auf meine Anregung hin erfolgt wäre.

Da gab ihm nun das Verfahren, das gegen mich vor diesem Gerichtshof geführt wurde, einen erwünschten Anlaß, seinen Ärger über mich zur Geltung zu bringen, und er gab ein Gutachten über mein Vorgehen gegenüber diesem Soldaten und allen anderen, die an meiner Klinik etwas energisch, aber in sehr kurzer Zeit von ihrem „neurotischen Symptomenkomplex" befreit worden waren, ab, das recht ungünstig für mich lautete.

Der zweite Sachverständige, *Raimann,* trat selbstverständlich sehr lebhaft für mich ein. Ich wurde natürlich freigesprochen. Nachdem ich den Bescheid in Händen hatte, legte ich meine Stelle als Ersatzmann in diesem merkwürdigen Tribunal nieder, was allerdings dem Vorsitzenden, Professor *Löffler,* nicht recht war. Ich ließ mich aber nicht bewegen, meine Resignation zurückzuziehen. Die Prozesse dieses Tribunals endeten übrigens, soweit ich mich erinnere, alle mit Freispruch, auch die, welche Militärpersonen betrafen.

Das Professorenkollegium

Einen größeren Abschnitt seiner Lebenserinnerungen widmet *Wagner-Jauregg* der Besprechung der Ereignisse im Professorenkollegium. Er zeigt hier mit Schärfe und Objektivität die herrschenden Mißstände auf und bemüht sich, in allen strittigen Fragen eine Lösung zu finden, die der Sache — dem medizinischen Unterricht und der Förderung des Ansehens der Fakultät —, nicht aber den Interessen eines einzelnen oder einer Gruppe dient. Nicht alle diese Berichte sind für eine Veröffentlichung geeignet, beleuchten sie doch oft sehr kritisch Menschen und Ereignisse, die noch nicht der Vergangenheit angehören. Aber manches ist doch so lehrreich, so bedeutsam und für *Wagner-Jauregg* so charakteristisch, daß es in seiner Biographie nicht fehlen soll.

In Graz war *Wagner-Jauregg* als Professor extraordinarius zunächst nicht Mitglied des Professorenkollegiums, denn es war und ist auch heute noch Gesetz, daß die Extraordinarii nur die halbe Zahl der Ordinarii ausmachen dürfen. Wohl leitete er eine Klinik, doch waren Extraordinarii da, die der Zeit ihrer Ernennung nach rangälter waren, wenn sie auch keine Klinik und kein Institut zu vertreten hatten. Vom zweiten Jahr seiner vierjährigen Grazer Tätigkeit an war *Wagner-Jauregg* Mitglied des Kollegiums, allerdings mit einer kurzen Unterbrechung, die dadurch bedingt war, daß eine Vakanz bei den Ordinarien auch die Zahl der Extraordinarien verringerte.

Vielfältig waren seine Reformversuche um die Studienordnung, wie etwa der Text einer Eingabe an das Professorenkollegium in Graz im Jahre 1892 oder 1893 zeigt, die von dem Pädiater *Theodor Escherich* (1857—1911) und dem Dermatologen *Eduard Lipp* (1831 bis 1891) unterstützt und von dem damaligen Grazer Dekan, dem Ophthalmologen *Isidor Schnabel* (1842—1908), an das Unterrichtsministerium weitergeleitet wurde, das diese Eingabe zum Anlaß nahm, eine neue Rigorosenordnung zu entwickeln, durch die Kinderheilkunde, Psychiatrie und Dermatologie Prüfungsgegenstände wurden.

In der Eingabe wurde unter anderem ausgeführt:

„Das medizinische Doctoren-Diplom verleiht in Österreich die Berechtigung, Kranke jeder Art zu behandeln, und es ist keine Art von Krankheiten hievon ausgeschlossen. Wer die ärztliche Praxis ausübt, dem erwächst aber gleichzeitig die Verpflichtung, jede Art von Krankheiten zu behandeln, und der Staat selbst kommt oft in die Lage, beim Arzt als Sachverständigen eine solche universelle Bildung vorauszusetzen. Es liegt aber eine eigentümliche Anomalie darin, daß der Staat eine solche Berechtigung erteilt und sogar eine solche Verpflichtung auferlegt, ohne sich zu überzeugen, ob denn der betreffende diplomierte Arzt auch solche, das ganze Gebiet der Heilkunde umfassende Kenntnisse und Fähigkeiten besitzt. Der Befähigungsnachweis, den man von jedem Gewerbetreibenden verlangt, wird gerade dort, wo er am dringendsten notwendig wäre, nur in sehr unvollständiger Weise verlangt und erbracht, denn die gegenwärtige medizinale Rigorosenordnung läßt umfangreiche Gebiete der praktischen Heilkunde abseits liegen, und der Mediziner kann gegenwärtig vielleicht in seiner Studienlaufbahn aufgehalten werden, wenn er den Namen einer für ihn belanglosen Pflanze nicht kennt; er kann aber die Praxisberechtigung erlangen, ohne daß er ein spezifisches Exanthem von einem nicht spezifischen zu unterscheiden gelernt hat; er kann einem kranken Kinde gegenüber ganz ratlos dastehen; er braucht nicht einmal von der Existenz einer so wichtigen Krankheit, wie es die progressive Paralyse ist, etwas zu wissen.

Die Prüfungsordnung hat eben nur unvollständig einer Tatsache Rechnung getragen, die sich im Laufe der Zeiten vollzogen hat, nämlich der allmählig eingetretenen Spezialisierung der beiden Hauptfächer Medizin und Chirurgie. Während die hervorragendsten Spezialgebiete der Chirurgie, die Geburtshilfe samt Gynäkologie und die Augenheilkunde gebührende Berücksichtigung in der Prüfungsordnung gefunden haben, ist dies bei den wichtigsten Nebenzweigen der internen Medizin nicht der Fall gewesen.

Als die wichtigsten Spezialitäten haben sich in der internen Medizin die Dermatologie, die Pädiatrie und die Psychiatrie abgezweigt. Die Hauptursache ihrer Absonderung von der internen Medizin ist wohl in dem Umstande zu suchen, daß die Objekte dieser Disziplinen vermöge ihrer äußeren Verhältnisse mit den übrigen internen Kranken nicht gut gemeinsam untergebracht werden können, und daß sie in Untersuchung und Behandlung ganz besonderer Methoden bedürfen. Der an Hautkrankheiten oder Syphilis Leidende, das kranke Kind, der Geisteskranke finden keinen Platz an der Klinik für interne Krankheiten. Dazu kommt jedenfalls noch, daß der Internist bei der Ausdehnung seines Faches unmöglich auch noch alle diese Spezialitäten vollständig beherrschen kann. Tat-

sächlich tradiert heutzutage kein Professor der internen Medizin
diese Zweige seines Faches und könnte dies auch, selbst wenn er
den Willen dazu hätte, wegen Mangels am Material nicht tun.

Die Unterrichtsverwaltung hat sich daher genötigt gesehen, für
diese Disziplinen eigene Lehrer zu bestellen und kostspielige
Kliniken zu errichten. Der Studierende der Medizin hat infolgedessen wohl Gelegenheit, sich in den genannten Fächern auszubilden,
ob er aber von dieser Gelegenheit Gebrauch machen will, bleibt ganz
seiner Gewissenhaftigkeit überlassen, und tatsächlich wirkt dieses
Motiv, wie die Erfahrung zeigt, keineswegs stark genug, um eine
Ausbildung aller Ärzte in diesen Disziplinen zu erreichen. Denn
wenn die genannten Fächer schon keineswegs von allen Medizinern
gehört werden, so bleibt es vollständig dahingestellt, mit welchem
Erfolg sie etwa gehört wurden, da niemand Rechenschaft darüber
verlangt.

Es wird daher die hohe Unterrichtsverwaltung, um diesem Übel-
stande einer unvollständigen praktischen Ausbildung der Ärzte ab-
zuhelfen, früher oder später genötigt sein, den Besuch der dermatologischen, pädiatrischen und psychiatrischen Klinik zum obligatorischen zu machen und diese Disziplinen in die Rigorosen aufzunehmen. Es dürfte sich dann allerdings auch die Notwendigkeit ergeben,
die Mediziner andererseits von weniger wichtigen Prüfungsgegen-
ständen, wie sie etwa die naturhistorischen darstellen, zu entlasten.

Es muß der hohen Unterrichtsverwaltung überlassen bleiben, zu
erwägen, wann und in welchem Ausmaß eine solche durchgreifende
Reform der medizinischen Rigorosen-Ordnung Platz zu greifen habe.

Im Interesse einer möglichst vollständigen praktischen Ausbildung der Ärzte ist es aber gelegen, das vorhin angedeutete Ziel schon
jetzt so weit als möglich zu erreichen. Es bietet hiezu schon die
bestehende Rigorosen-Ordnung eine Möglichkeit, die auch an verschiedenen Fakultäten von jeher in beträchtlichem Umfang aus-
genützt wurde: die gegenwärtige Rigorosen-Ordnung bestimmt, daß
beim 2. und 3. Rigorosum außer den Vertretern der obligaten Fächer
noch je ein sogenannter Coexaminator fungiere. Coexaminator kann
nach dem Gesagten irgend ein Mitglied des Lehrkörpers sein.

Die Institution des Coexaminators ist aus der historischen Entwicklung unseres medizinischen Prüfungswesens hervorgegangen und
ist eigentlich, insofern sich die Tätigkeit des Coexaminators auf die
obligaten Fächer bezieht, ohne Zweck. Denn der vom Staat be-

stellte Professor eines jeden Faches ist selbst vollständig in der Lage, sich von der Qualifikation der Kandidaten in seinem Fache zu überzeugen, und bedarf keiner Kontrolle durch einen anderen Examinator, um so weniger, als eine Kontrolle ohnehin schon durch den Regierungsvertreter ausgeübt wird.

Die Institution des Coexaminators erhält jedoch Sinn und Bedeutung, wenn mit dieser Funktion Mitglieder des Lehrkörpers betraut werden, die ein nicht obligates, aber für die praktische Ausbildung des Mediziners wichtiges Fach vertreten. Es werden dadurch die Mediziner veranlaßt, dieses Fach zu hören und sich auch Kenntnisse in demselben anzueignen. Die großen Auslagen, welche die Errichtung und Erhaltung der Kliniken für nicht obligate Fächer verursachen, werden so zu produktiven für Staat und Gesellschaft.

Tatsächlich wird eine derartige Praxis an den medizinischen Fakultäten in mehr oder weniger großem Umfang geübt. In Wien waren von jeher nur Mitglieder des Lehrkörpers Coexaminatoren, und zwar befanden und befinden sich darunter immer Vertreter der Dermatologie, Pädiatrie und Psychiatrie; dasselbe gilt von Prag, wo gegenwärtig der Professor der Dermatologie und der Psychiatrie sich unter den Coexaminatoren befinden. In Innsbruck ist der Professor der Dermatologie seit jeher Coexaminator. Lehrkanzeln für Pädiatrie und Psychiatrie existieren dort derzeit noch nicht; man beabsichtigt daselbst beim hohen Unterrichtsministerium zu beantragen, daß der Professor der Psychiatrie, sobald er ernannt sein wird, auch als Coexaminator bestellt werde. In Prag hat das Professoren-Kollegium selbst das Recht, die Coexaminatoren in Vorschlag zu bringen; auch in Wien bestand diese Einrichtung bis vor wenigen Jahren.

Nur in Graz liegen die Verhältnisse in dieser Richtung anders. Nur der Professor der Dermatologie ist hier Gastprüfer, während die Pädiatrie und Psychiatrie, für welche hier sicher wohleingerichtete Kliniken bestehen, bei den Rigorosen nicht vertreten sind. Die Coexaminatoren werden hier über Vorschlag der hohen Statthalterei und nicht des Professoren-Kollegiums ernannt.

Die Gefertigten ersuchen daher ein löbliches Professoren-Kollegium, es möge folgenden Beschluß fassen: Dem hohen Ministerium für Kultus und Unterricht wird die Bitte vorgelegt:

1. Die Notwendigkeit der Einführung eines obligatorischen Besuches der dermatologischen, der pädiatrischen und psychiatrischen

Klinik sowie der Abhaltung von Prüfungen aus diesen Fächern in Erwägung zu ziehen.

2. Die Vertreter der Dermatologie, Pädiatrie und Psychiatrie zu Coexaminatoren für das 2. und 3. Rigorosum zu ernennen;

3. dem Professoren-Kollegium das Vorschlagsrecht für die Besetzung der Coexaminatorenstellen einzuräumen."

Es ging also die Anregung zur neuen Rigorosenordnung von Graz aus. Bis zur Verwirklichung hat es allerdings noch viele Jahre gedauert, die von heftigen Kämpfen in den Professorenkollegien erfüllt waren.

Die meisten Mitglieder des Kollegiums waren mit wenigen Ausnahmen für die völlige Ausschaltung der Zoologie und Botanik aus dem Rigorosenprogramm. Es kam schließlich ein eigentümlicher Kompromiß zustande; man schuf ein eigenes Fach, die Biologie, die sowohl von einem Zoologen, als auch von einem Botaniker vorgetragen und geprüft werden konnte, und der Botaniker und der Zoologe wechselten in einem gewissen Turnus ab. Es stand auch den Rigorosanten frei, ob sie beim Botaniker oder beim Zoologen Prüfung machen wollten. Aber auch mit den klinischen Nebenfächern gab es Kämpfe. Die Laryngologen, die Otologen, die Zahnärzte, alle wollten sie im Rigorosenprogramm Platz finden; allerdings mit mehr Recht als die Naturhistoriker.

Noch einmal hatte ich mich mit der Studienordnung zu befassen, als nämlich die Zahl der Studierenden vor dem ersten Weltkrieg eine so beträchtliche Höhe erreichte — nicht nur in Wien, sondern an allen österreichischen Universitäten —, daß die Überfüllung des Ärztestandes bald nicht mehr Schlagwort, sondern beunruhigende Wirklichkeit werden mußte.

Im Jahre 1913 gab ich darum im Professorenkollegium eine Anregung, die der erste kleine Anfang der Regelung der Überfüllung des Medizinstudiums hätte werden können. Das Wiener Kollegium reagierte auf die Überfüllung nur in der Weise, daß bald dieser, bald jener Professor klagte, daß er nicht genug Räume, nicht genug Hilfskräfte, nicht genug Lehrmittel und Dotation und dergleichen habe, um diese vielen Medizinstudierenden entsprechend zu unterrichten. So waren im Wintersemester 1913/1914 an der Wiener medizinischen Fakultät 633 erstjährige Mediziner inskribiert, an allen sieben österreichischen Fakultäten zusammen 1848. Als nun wieder ein Kollege bewegliche Klage über ungenügende Lehrmittel führte, richtete ich an die Mitglieder des Kollegiums die Frage, ob sie denn glaubten, etwas Nützliches zu tun, wenn sie so viele Individuen zu Ärzten ausbildeten, und ich setzte ihnen auseinander, daß eine so weit über den Bedarf hinausgehende Zahl von Ärzten nicht bloß ein Unglück für diese, sondern auch für die Kranken und für die Allgemeinheit wäre, und daß mit dem materiellen Niveau auch das moralische Niveau der Ärzte sinken müsse.

Ich beantragte, man solle über Maßregeln beraten, um diesen übermäßigen Zulauf von Studierenden zu der medizinischen Fakultät zu stoppen. Das Kollegium ging auf meine Anregung ein, wählte ein Komitee und dieses bestimmte mich zum Referenten. Ich stellte mich in meinem Referat auf den Standpunkt, wir sollten den jährlichen Bedarf an Zuwachs von Ärzten feststellen, was durch die Erhebungen bei den Ärztekammern, beim Militär und bei der politischen Verwaltung zu erfahren war, denn ich ließ den jährlichen Abgang von Ärzten durch die Ärztekammern und die anderen in Betracht kommenden Behörden feststellen. Die Zahl war angesichts einer solchen Jahresproduktion von 1848 Ärzten geradezu lächerlich klein. Wir hatten aber natürlich keine Berechtigung, den anderen medizinischen Fakultäten etwas vorzuschreiben, doch konnten wir wenigstens der Überfüllung der Wiener medizinischen Fakultät entgegenarbeiten.

Wir beschlossen drei Maßregeln: erstens eine Höchstzahl von Aufnahmen Erstjähriger an der Wiener medizinischen Fakultät, die im Referat ursprünglich mit 300 festgestellt wurde, zweitens die Abweisung aller Bewerber um Aufnahme an die medizinische Fakultät in Wien, die aus einem Kronland stammten, in dem eine medizinische Fakultät bestand. Dadurch wurden die Studierenden aus Steiermark und Tirol ausgeschaltet, die ohnehin größtenteils nicht in Wien studierten, und weiter der starke Zustrom von Medizinern aus Böhmen, Galizien und der Bukowina. Schließlich verlangten wir eine Erhöhung der Kollegiengelder auf das Zweieinhalbfache nach deutschem Muster.

Als das Referat des Komitees ins Kollegium kam, waren manche Herren mit den Anträgen nicht ganz einverstanden, da für die Theoretiker die Kollegiengelder und Prüfungstaxen eine wichtige Einkommensquelle darstellten. Auf die zweieinhalbfache Erhöhung der Kollegiengelder gingen sie nicht ein, da sie ohnehin wußten, daß das Ministerium eine Erhöhung nicht bewilligen würde. So trachteten sie, die Vorschläge zu verwässern, und die Höchstziffer der Aufnahmen wurde auf 400 hinaufgesetzt. Die Fixierung auf 400 und die Ausschaltung der Tiroler, Steirer, Böhmen und Galizianer wurden vom Ministerium bewilligt, nicht aber die Erhöhung der Kollegiengelder. Zur Durchführung der Beschlüsse kam es aber nicht mehr, denn die Maßnahmen hätten im Oktober 1914 wirksam werden sollen; im August 1914 brach aber der Weltkrieg aus, und von einer Überfüllung der medizinischen Fakultäten war keine Rede mehr.

Problematisch war jedes Jahr die Vergebung des Dekanates. Einerseits hatte jeder Dekan, da er alle Verhandlungen des Kollegiums vorzuarbeiten und einzuleiten hatte und die Mittelsperson zwischen Ministerium und Kollegium war, einen gewissen Einfluß; andererseits war das Dekanat auch ein ganz einträglicher Posten vermöge der Sporteln, die ihm von Prüfungen und Promotionen zukamen.

In Wien hatte sich die Sitte eingebürgert, daß die Praktiker unter den Ordinarien, die ja von der Privatpraxis ein beträchtliches Einkommen hatten, das Dekanat den Theoretikern, die auf das Gehalt, die Kollegiengelder und Prüfungstaxen angewiesen waren, zu überlassen pflegten. In den ersten Jahren, als ich im Kollegium war, wurde nun die Frage aufgeworfen, ob man die Praktiker wirklich prinzipiell von dem mit dem Dekanat verbundenen Machtzuwachs ausschließen sollte, und so beschloß man, doch versuchsweise wieder einmal einen Praktiker zum Dekan zu machen. Man wählte mich zum Dekan für das Schuljahr 1895/96, wohl in der Meinung, daß ich, der ich noch nicht viel Praxis hatte, genug Zeit für die Dekanatsgeschäfte haben würde und überdies die Bezüge eines Dekans gut brauchen könnte. Ich wollte nun den Beweis liefern, daß es für einen Praktiker möglich sei, das Dekanat zu führen, ohne diesem Zweck allzuviel Zeit opfern zu müssen, und erreichte das auf folgendem Weg: es war damals noch Sitte, daß der Dekan bei allen Prüfungen, mit Ausnahme der Vorprüfungen aus Zoologie, Botanik und Mineralogie, vom Anfang bis zum Ende anwesend sein mußte. Nun waren oft mehrere Prüfungen zu gleicher Zeit, und zwar vormittags die praktischen Prüfungen, nachmittags die theoretischen Rigorosen. Da mußte also bei der einen oder anderen Prüfung der Prodekan, das

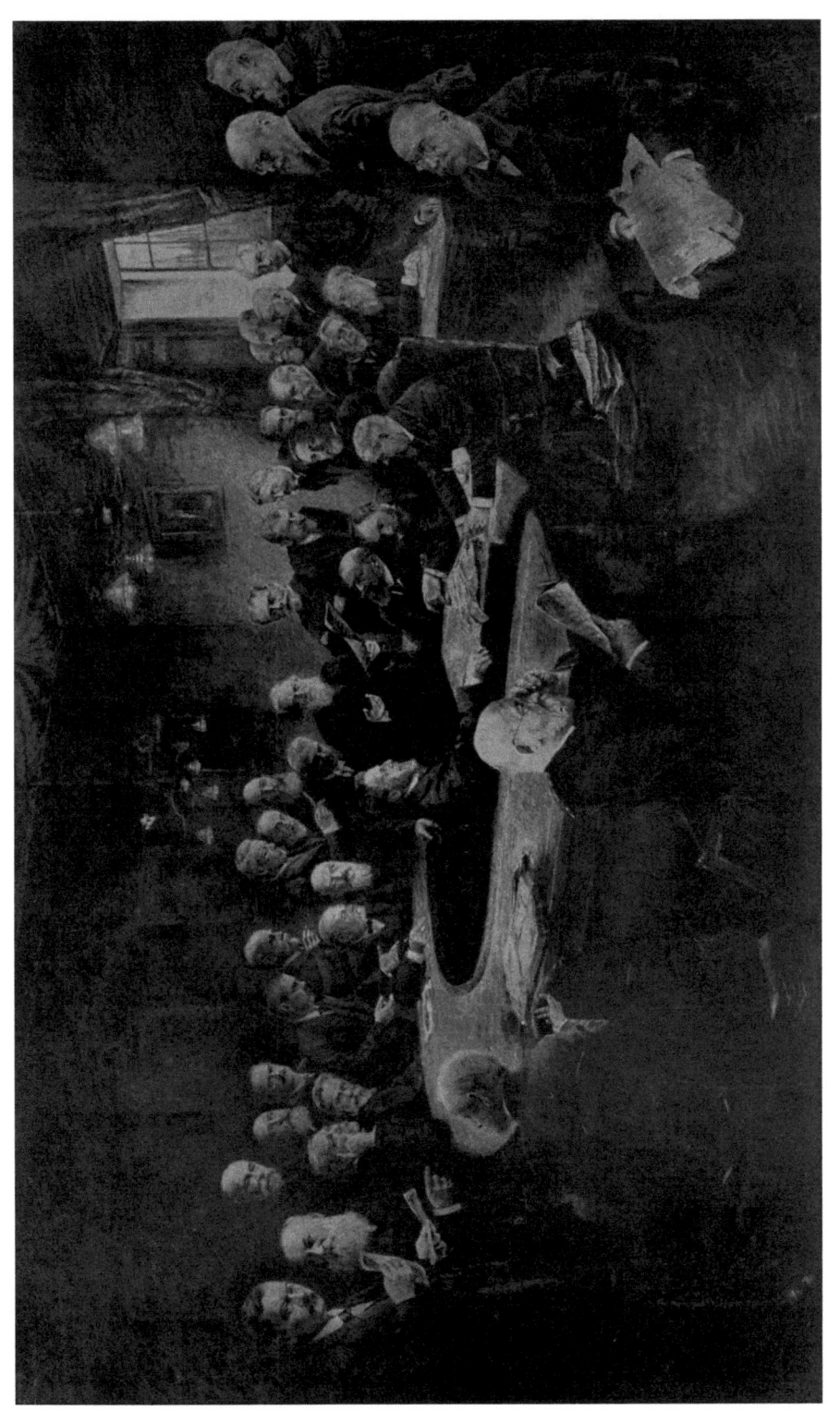

Abb. 21. Das Professorenkollegium der Wiener medizinischen Fakultät 1908—1910

war immer der frühere Dekan, den Dekan vertreten. Am Ende des
Semesters, wo sich die Prüfungen sehr häuften, reichten manchmal
auch diese zwei nicht aus. Man hatte darum zwei Ersatzmänner des
Prodekans gewählt, Theoretiker, die im Notfall einzuspringen hatten.
Ich richtete nun die Sache so ein, daß ich die Rigorosen unter
diesen dreien, dem Prodekan und den beiden Ersatzmännern, auf-
teilte, so daß der eine bei allen Prüfungen des ersten Rigorosums, der
zweite bei denen des zweiten, der dritte beim dritten den Vorsitz
hatte. Dadurch bekam ich die Nachmittage und auch die Vormittage
frei von Prüfungen und konnte mich den Dekanatgeschäften und
meiner Klinik und in gewissem Maße auch der Privatpraxis widmen.
Natürlich schmälerte ich dadurch auch mein Einkommen aus dem
Dekanate, das insgesamt damals ungefähr 24.000 Gulden ausmachte,
wovon etwa 4000 auf den Prodekan entfallen wären. Es bekamen
aber der Prodekan und die beiden Ersatzmänner jeder über
4000 Gulden, und der Rest, das waren die Promotionstaxen, die sehr
beträchtlichen Taxen für die zweimal jährlich stattfindenden
Hebammenprüfungen mit je 100 Handschlägen der Hebammen —
später wurde dieses einträgliche Amt der medizinischen Fakultät
genommen — und die Gebühren für die Vorprüfungen und, mir
scheint, auch noch gewisse Sporteln von den Apothekerprüfungen
blieben mir.

In der Dekanatskanzlei hatte ich eine sehr tüchtige Stütze, den
Dekanatssekretär Dr. G., einen geheilten Basedowiker, der schon an
dieser Stelle gewesen sein dürfte, als ich noch Mediziner war, und
der sich daher als sehr geschäftserfahren erwies. Nur war es ein
öffentliches Geheimnis, daß er für die Wünsche der Studierenden
bezüglich Ausschreibung zu Rigorosen und Terminverschiebungen,
auch bezüglich Zuteilung zu diesem oder jenem Prüfer jederzeit ein
offenes Ohr, aber auch eine offene Hand hatte. Ich nahm ihm daher
das ganze Rigorosenprogramm aus der Hand, und die Studenten
mußten sich in allen Prüfungsfragen direkt an mich wenden, was
mich allerdings sehr viel Zeit kostete. Da gab es keine Protektionen,
was aber von den besseren Studenten bald gewürdigt wurde.

Eine Hauptschwierigkeit machte die Ausschreibung zu Prüfungen,
in denen mehrere Professoren prüften, von denen der eine als strengerer Prüfer als der andere galt. Oder der Kandidat hatte des einen
Prüfers Vorlesungen gehört und nicht die des anderen. Ich mußte
das letztere Argument als nicht unbillig anerkennen, darum hatte

ich verkündet, daß ich den Kandidaten freistelle, bei der Anmeldung
zu einer Einzelprüfung (Praktikum) den Prüfer und bei den Rigorosen in den theoretischen Fächern die Prüfergruppe anzugeben, zu
der sie bei der Ausschreibung zugeteilt werden wollten. Die Schwierig-
keit war aber die, daß doch jeder Prüfer eines Gegenstandes die
gleiche Zahl von Rigorosanten wie der andere Prüfer desselben
Faches zugeteilt bekommen mußte. Am ärgsten war die Schwierig-
keit in der Augenheilkunde. Fast alle Kandidaten wollten bei dem
milderen *Schnabel* rigorosieren, fast keiner bei dem gestrengen *Ernst
Fuchs* (1851—1930). Ich half mir nun aus diesem Konflikt durch
zwei Mittel. Ich schrieb nicht früher eine *Schnabel*-Gruppe aus, bis
ich nicht auch eine vollzählige *Fuchs*-Gruppe beisammen hatte. Da
mußten also die zu *Schnabel* gemeldeten Kandidaten oft sehr lange
warten, bis sie an die Reihe kamen: und so wurde es diesem oder
jenem doch zu dumm, so lange warten zu müssen; alle wollten ja
doch möglichst bald mit ihren Prüfungen fertig werden. Es meldete
sich also mancher, der ursprünglich zu *Schnabel* kommen wollte, zu
Fuchs. Außerdem meldete sich manch einer zu *Fuchs,* erschien aber
ohne Entschuldigung nicht bei der Prüfung. Damit verfiel die ge-
zahlte Taxe zugunsten des Prüfers. Wenn also einer in dieser Weise
schon Buße gezahlt hatte, schrieb ich ihn zu *Schnabel* aus. So bekamen schließlich *Fuchs* und *Schnabel* dieselben Beträge an Prüfungstaxen. Ähnlich war es auch bei den anderen doppelt besetzten Lehrfächern.

Gleich im Beginn meines Dekanats hatte ich mit einer sehr
unangenehmen Angelegenheit zu tun. Es sollte die Inauguration des
diesjährigen Rektors, des berühmten Juristen *Anton Menger*, sein.
Unter den Burschenschaften, die ja damals den Ton in der Studenten-
schaft angaben, herschte Hund- und Katzestimmung. Auf der einen
Seite die deutschnationalen schlagenden Verbindungen, auf der
anderen Seite die nicht schlagenden katholischen Burschenschaften,
die also keine Mensur kannten und nicht Satisfaktion gaben. Merk-
würdigerweise steiften sich diese letzteren Verbindungen, wenn sie
in Paradeadjustierung — in voller Wichs — erschienen, darauf,
Schläger zu führen wie die anderen. Es wurden schon durch längere
Zeit sehr ernsthafte (!) Beratungen darüber abgehalten, ob die nicht
schlagenden Verbindungen bei der Rektorinauguration in Wichs,
also mit Schläger, erscheinen dürften oder nicht, oder ob die schlagenden Verbindungen im ersteren Fall etwa gar nicht zur Inaugu-

ration kommen würden usw. Endlich wurde also vereinbart, daß die nicht schlagenden Verbindungen in Wichs (ob mit oder ohne Schläger, weiß ich nicht) erscheinen können, und die Vertreter der schlagenden Burschenschaften gaben ihr Wort, daß sie nichts dagegen unternehmen würden.

Als es nun zur Inauguration kam und der Festsaal schon voll mit Publikum und Korporationen war, entstand, als die nicht schlagenden Verbindungen anrückten, ein großer Tumult. Studenten, die keine Burschenschaftszeichen trugen, stürzten sich auf die katholischen Verbindungen, verprügelten ihre Repräsentanten, rissen ihnen Bänder und Mützen herunter und hinderten sie am Betreten des Saals. Die herbeigeeilten Diener und Pedelle konnten von diesen Übeltätern einige agnoszieren und gaben ihre Namen zu Protokoll. Es stellte sich heraus, daß es sich durchwegs um Mitglieder schlagender Verbindungen handelte, die ohne Abzeichen zu diesem Angriff geschritten waren. Es wurde ein Disziplinarverfahren gegen die Schuldigen eingeleitet und die drei weltlichen Dekane zur Führung der Disziplinaruntersuchung bei den ihren Fakultäten zugehörigen Studenten bestimmt. Ich hatte nur einen Studenten, denn unter den Medizinern waren verhältnismäßig wenig Burschenschafter. Mein Opfer war sehr anständig, gestand den wahren Sachverhalt mannhaft ein, und ich mußte in diesem Sinne an den akademischen Senat berichten. Die Dekane der juridischen und der philosophischen Fakultät hatten mehrere Studenten zu untersuchen. Als nun die Angelegenheit vor den akademischen Senat kam, wurde mein Opfer natürlich schuldig befunden und erhielt das Consilium abeundi, das heißt, es wurde ihm angedroht, daß er relegiert werden würde, wenn er sich noch einmal etwas zuschulden kommen lassen würde. Der Jurist aber fand bei den Studenten, die er zu untersuchen hatte, keinen strafbaren Tatbestand, das heißt, sie hatten sich irgendwie herausgelogen; und der Philosoph fand gar, daß die eigentlichen Schuldigen die Verprügelten gewesen seien. Der akademische Senat stimmte dieser Komödie zu. So blieb also mein Mediziner das einzige Opfer der Affäre. Ich hatte einen eigentümlichen Eindruck von der Mannhaftigkeit der Burschenschafter und von der Objektivität des akademischen Senats als richterliche Behörde. Das Opfer hat mir aber die Sache gar nicht nachgetragen; der Kollege wurde praktischer Arzt in Wien, lebt heute noch und hat mich wiederholt zu Kranken gerufen oder ist mit solchen zu mir gekommen.

6*

Während meines Dekanats hatte das Professorenkollegium eine
wichtige und folgenschwere Frage zu beraten: das Frauenstudium.
Da gab es im Kollegium zwei Parteien, die eine war dafür, die andere
dagegen. Der Wortführer der letzteren Partei war *Hofmann,* der
berühmte Professor der gerichtlichen Medizin. Er stellte sich auf
den Standpunkt, wenn man schon die Frauen auf die gleiche Stufe
mit den Männern stellen wollte, so müßte man das konsequenter-
weise auf allen Gebieten tun. Wie kämen die männlichen Studenten
dazu, daß nur sie Militärdienste leisten sollten; und wenn man schon
die Frauen durchaus zum Studium an der Universität zulassen wollte,
warum nicht an allen Fakultäten, also auch an der theologischen?

Das Frauenstudium wurde aber doch mit Majorität von der medizinischen Fakultät befürwortet.

Im Studienjahr 1917/18 war ein Mediziner als Rector magnificus
vorgesehen und nach der Anciennität wäre ich an der Reihe gewesen.
Nun hatte ich mir aber wegen höchst unerfreulicher Kämpfe bei
den Rektorswahlen der vergangenen Jahre geschworen, niemals in
den akademischen Senat einzutreten, und ich hatte auch schon öfters
gesprächsweise geäußert, daß ich die Wahl zum Rektor nicht annehmen würde. Man fragte mich nun, ob ich tatsächlich ablehnen
würde, und als ich bejahte, stellten die Mediziner den Pharma-
kologen *Hans Horst Meyer* (1853—1939) als Kandidaten auf. Den
Philosophen, Juristen und Theologen aber wäre ich lieber gewesen,
und so waren drei Wahlgänge notwendig, bis *Meyer* mit 9 : 7 Stimmen
gewählt erschien. Ich aber hatte meinen Schwur gehalten, dem
akademischen Senat fernzubleiben.

Folgenschwere Kämpfe in Besetzungsfragen ergaben sich nach
dem Tode *Richard Paltaufs* (1858—1924) im Jahre 1924. Wir, vor
allem *Anton Eiselsberg* (1860—1939), *Arnold Durig* (geboren 1872)
und ich, hielten *Robert Doerr* (geboren 1871) für geeignet, der ver-
dienstvolle bakteriologische Arbeiten geleistet hatte und in der
Bakteriologie eine Autorität war, ein Mann, dessen Wirksamkeit im
Kriege als Vorstand des bakteriologischen Laboratoriums des
k. k. Militärkomitees die erfolgreiche Bekämpfung von Seuchen zum
großen Teil zu danken war. Wir hatten uns schon im Jahre 1923,
als es nach dem Tode *Arthur Schattenfrohs* (1869—1923) um die
Besetzung der Lehrkanzel für Hygiene ging, beim Unterrichtsminister
für *Doerr* eingesetzt, doch verhinderten damals Intrigen seine Ernennung. Die Lehrkanzel für allgemeine und experimentelle Patho-

logie, die *Paltauf* bis zu seinem Tode innegehabt hatte, wäre für *Doerr* noch geeigneter gewesen als die der Hygiene. Durch einen neuerlichen Besuch beim Unterrichtsminister schienen wir dieses Mal Erfolg zu haben. Wir einigten uns auf einen Vorschlag mit *Doerr* an erster Stelle.

Da setzte nun eine Aktion ein, die den Niedergang der Wiener medizinischen Fakultät einleitete und bedeutsame Folgen zeitigen sollte. Der Minister verhandelte mit keinem der Vorgeschlagenen, vor allem nicht mit *Doerr*, sondern schickte eine Note an das Professorenkollegium, offenbar von einem mißgünstigen Mitglied desselben inspiriert, in der darauf hingewiesen wurde, daß die vakante Lehrkanzel den Titel habe: allgemeine und experimentelle Pathologie. Es wäre dem Minister zweifelhaft, ob das Kollegium berücksichtigt habe, daß die Vorgeschlagenen auch für die experimentelle Seite des Faches genügend qualifiziert seien. Die Antwort lautete nach meinem Vorschlag, daß wir das bei der Auswahl der Kandidaten schon ausreichend bedacht hätten. Ein nochmaliger Besuch im Unterrichtsministerium blieb erfolglos. Der Minister brauchte allerlei Ausflüchte, und ich sah bald, daß ich da bösem Willen gegenüberstand und zog mich aus dem Besetzungskomitee zurück. Das neugebildete Komitee fand keinen geeigneten Kandidaten, und so wurde eine Notlösung gefunden, indem man den tauben Extraordinarius *Carl Julius Rothberger* (geboren 1871) zum provisorischen Leiter des Instituts und den Extraordinarius *Friedrich Silberstein* (geboren 1888) zum Prüfer machte. Man kürzte ihnen die Dotation und löste die Verbindung mit dem serotherapeutischen Institut, das *Paltauf* leider in private Hände hatte übergehen lassen. Man nahm dem Institut damit viel von seiner Leistungsfähigkeit, um es schließlich — Jahre danach, als ich schon nicht mehr im Kollegium war — endgültig zu vernichten.

Eine mit viel Aufregung und Kampf verbundene Tätigkeit des Professorenkollegiums war die Ernennung von Privatdozenten; auch bei den Vorschlägen zur Verleihung von außerordentlichen Professuren gab es immer wieder Unstimmigkeiten. Es waren da vor allem prinzipielle Gegensätze; manche Herren waren der Meinung, daß wir viel zu viele Privatdozenten kreierten und zu viele Extraordinarii und Titular-Extraordinarii hätten.

Ich war eigentlich gegenteiliger Meinung, daß es nämlich für die
Wiener medizinische Fakultät notwendig wäre, eine große Anzahl
von Lehrkräften in allen Lehrfächern heranzuziehen, denn die
Wiener medizinische Fakultät hat meiner Ansicht nach die Aufgabe,
nicht bloß Doktoren der Medizin heranzubilden, sondern sie muß
auch ein Zentrum der ärztlichen Fortbildung sein, und dazu fehlt
den Ordinarii meistens die Zeit. Sie sind kaum geneigt, außer ihrem
Obligat-Kollegium irgendwelche Kurse oder Kollegien für Ärzte zu
halten. Ich war mit diesem Bedürfnis der Fakultät um so mehr vertraut, als ich durch meine ganze Wiener Tätigkeit an der Spitze der
ärztlichen Fortbildung stand.

Ich hielt es für kein allzu großes Unglück, wenn hie und da ein
Dozent oder ein Extraordinarius nach Erreichung der Privatdozentur
oder des Extraordinarientitels die wissenschaftliche Produktion ein-
stellte. Da aber im Kollegium immer wieder Klagen über unsere zu
leichtherzige Ernennung von Dozenten und die Verleihung von Extra-
ordinarientiteln laut wurden, ohne daß man vernünftige Vorschläge
zur Abhilfe gemacht hätte, schlug ich vor, man solle sich an das Ministerium wenden und seine Zustimmung verlangen, daß zur Ernennung
von Privatdozenten und zum Antrag auf die Verleihung des Ranges
oder Titels eines Professor extraordinarius nicht die einfache Majorität genüge, sondern eine Zweidrittelmajorität erforderlich sei. Das
Kollegium stimmte diesem Antrag bei, doch billigte das Ministerium
diese Änderung nur für Anträge zur Verleihung des Ranges oder
Titels eines Professor extraordinarius, nicht aber für die Ernennung
zum Privatdozenten, was eigentlich wichtiger gewesen wäre.

Die Erledigung der Gesuche um die Ernennung zum Privatdozenten beschäftigte das Professorenkollegium das ganze Jahr
hindurch. Die Anträge zur Verleihung des Ranges oder Titels eines
Extraordinarius wurden aber in späterer Zeit nur am Ende des
Studienjahres, einige Jahre später am Beginn desselben behandelt.

Die einzelnen Professoren schlugen fast ausschließlich ihre Schüler
und Assistenten als Extraordinarii vor. Da blieben nun jene unbe-
rücksichtigt, deren Lehrer schon verstorben war oder aus einem
anderen Grund nicht mehr im Kollegium saß. Es ist ein Beweis für
die große Autorität, die ich allmählich im Kollegium erlangt hatte,
daß ich mir erlauben durfte, Herren zur Verleihung des Titels eines
Extraordinarius vorzuschlagen, die gar nicht dem von mir vertretenen
Fach angehörten. So trat ich eines Tages in der Sitzung, in der die

Auswahl der zukünftigen Extraordinarien getroffen werden sollte, für den Internisten *Julius Donath* (geboren 1870) ein, dessen ehemaliger Chef *Nothnagel* schon tot war, so daß er keine Aussicht auf Förderung gehabt hätte, obwohl er einige sehr gediegene und wertvolle Arbeiten gemacht hatte, so eine über die Hämoglobinurie, eine über die Aminosäuren im Blut und Liquor bei Malariatherapie und viele andere. Im vorbereitenden Komitee drang ich mit meinem Vorschlag durch, im Kollegium scheiterte ich an der Zweidrittelmajorität. Im nächsten Jahr hatte ich aber doch Erfolg, nachdem sich noch einige andere Professoren *Donaths* angenommen hatten.

Ebenso vermochte ich durch meinen Antrag dem ausgezeichneten Röntgenologen *Gottwald Schwarz* (geboren 1880) den Titel eines Extraordinarius zu sichern. *Holzknecht* hätte sich diese Einmischung von einem anderen gewiß nicht gefallen lassen. Aber infolge der Dankespflichten, welche die ganze Röntgenologie und ihre Vertreter mir gegenüber hatten, opponierte mir *Holzknecht* nicht, sondern erklärte sich gleich bereit, über *Schwarz* ein Referat zu erstatten. Meinem Ansehen wurde es sehr förderlich, daß weder *Donath* noch *Schwarz* mich um meine Intervention gebeten hatten und ich ihnen auch vorher nicht mitgeteilt hatte, daß ich für sie im Kollegium eintreten werde.

Meine Verdienste um die Röntgenologie in Wien und um die Röntgenologen sind in folgendem begründet. Als sich die Wichtigkeit der Röntgenstrahlen für die medizinischen Fächer herausstellte, widmeten sich einige junge Ärzte ausschließlich ihrem Studium und ihrer medizinischen Anwendung. Es waren das zunächst drei: *Guido Holzknecht* (1872—1931), *Robert Kienböck* (geboren 1871) und *Leopold Freund* (1868—1943), und jeder von ihnen hatte bald anerkennenswerte wissenschaftliche Leistungen aufzuweisen. Sie hatten aber keine Aussichten auf akademischem Gebiet, denn als sie sich habilitieren wollten, stellte sich das Kollegium auf den Standpunkt, daß Röntgenkunde kein Fach sei, für das man sich habilitieren könne. Man müsse sich zum Dozenten für ein klinisches Fach qualifizieren, also Chirurgie, Gynäkologie oder Dermatologie, dann könne man sich ja auf dem Gebiete dieses Faches mit Röntgenkunde befassen. Mir war aber klar, daß das zum Ausbau der medizinischen Röntgenkunde nicht genüge, sondern daß dazu Männer nötig seien, die sich mit ganzer Kraft der Röntgenkunde widmen, die ja so unendlich viel Physikalisches, allgemein Biologisches und auch Technisches in sich einschließt. Dafür mußte man diesen Männern auch eine Zukunft bieten, ihnen die Dozentur und den Professorentitel zugänglich machen. Ich führte also in dieser Richtung einen Kampf im Kollegium, bei dem es viel Widerstand zu überwinden galt. Bei der entscheidenden Abstimmung siegte ich auch — wenn ich mich recht erinnere — nur mit einer Stimme Majorität gegen die meisten Ordinarien, aber der größte Teil der Extraordinarien stimmte mit mir. Ich habe damit den Weg fortgesetzt, den in so ruhmreicher und erfolgreicher Weise die Herren der Glanzepoche der Wiener medizinischen Fakultät *(Skoda, Oppolzer* usw.) mit der Schaffung neuer Spezialfächer betreten haben.

Es handelte sich nun darum, ein Institut für das neue Fach zu schaffen. Ein Universitätsinstitut für Röntgenkunde wäre damals nicht zu erreichen gewesen und blieb auch später durch den Widerstand der alten Gegner unerreichbar. An den einzelnen Kliniken und Abteilungen schafften sich die Vorstände einen Röntgenapparat an und betrauten einen Arzt der Klinik, der sich eine entsprechende Vorbildung erwerben sollte, damit, die erforderlichen Untersuchungen zu machen. Mir und einigen anderen Kollegen schien jedoch sicher, daß aus einer solchen dilettantischen Behandlung nichts Bedeutendes herauskommen könne. Wir beantragten, daß seitens der Spitalsdirektion ein Zentralröntgeninstitut zu errichten wäre, dessen Dienste jede Klinik oder Abteilung des Allgemeinen Krankenhauses in Anspruch nehmen könnte. So entstand des Zentralröntgeninstitut, das unter seinem Leiter *Holzknecht* einen hohen Grad von internationaler Anerkennung gewann.

Vom Professorenkollegium aus führte ich eine Aktion durch, die in der ärztlichen Fortbildung zu großer Bedeutung kam. Ärztliche Fortbildung hatte von jeher bestanden, indem die einzelnen Assistenten und Dozenten Kurse für Doktoren, die zum großen Teil aus dem Ausland kamen, lasen. Zum Teil besuchten auch inländische Ärzte, die das Bedürfnis fühlten, sich in diesem oder jenem Fach zu vervollkommnen, oder Badeärzte in der ruhigen Saison diese Kurse.

Die Ankündigung der Kurse erfolgte aber ganz systemlos, indem der betreffende Kursleser an irgendeiner schwarzen Tafel einen Zettel befestigte, wo er, ohne auf andere Vortragende Rücksicht zu

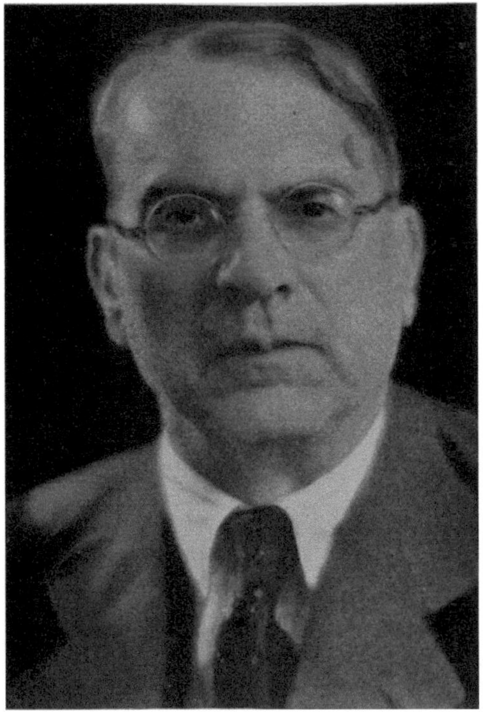

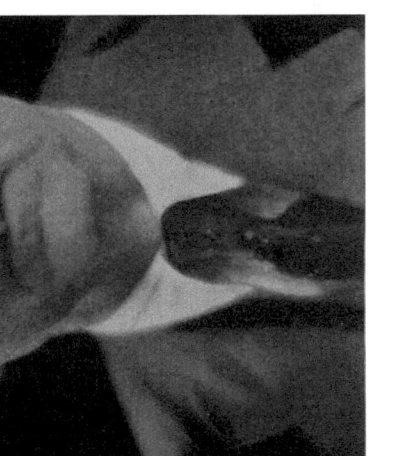

Abb. 22. Otto Pötzl

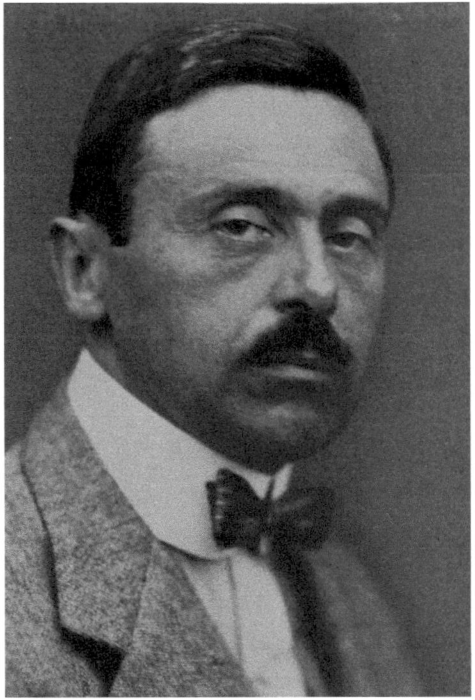

Abb. 23. Constantin Freiherr von Economo

nehmen, ankündigte, daß er innerhalb dieser oder jener Zeit diesen oder jenen Kurs lesen werde. Als Professor *Kundrat* Dekan war, veranstaltete er einen sogenannten Ferialkurs, das heißt, es sollten in den Ferialmonaten August und September zwei Zyklen von Kursen gehalten werden, die alle zur gleichen Zeit beginnen sollten und über die ein gedrucktes Programm ausgegeben wurde, das versandt und auch in medizinischen Zeitungen angekündigt werden konnte. Ich hatte mich selbst noch als Dozent an diesen Ferialkursen beteiligt. Die folgenden Dekane machten jedoch nichts Ähnliches.

Als ich aber 1895/1896 Dekan war, veranstaltete ich wieder einen solchen Ferialkurs nach *Kundrat*schem Muster, und da der Kurs Erfolg hatte, machte ich auch, als ich nicht mehr Dekan war, jedes Jahr einen solchen Kurs, der immer viel Zeit und Mühe kostete, da ich die ganze Korrespondenz und auch die Einbringung der Druck- und Versandkosten besorgen mußte. Schließlich machte ich die Einrichtung selbständig, indem ich die Vorbereitung der Kurse einem von den Assistenten und Dozenten gewählten Komitee übertrug und nur die Verbindung dieser Einrichtung mit dem Professorenkollegium aufrechthielt. Die Kursprogramme wurden später nicht nur für die Ferien, sondern für das ganze Jahr ausgegeben. Das dauerte bis zum Krieg an, wo natürlich diese Fortbildungskurse mangels an Vortragenden und Besuchern aufhörten.

In diesen Kursen spielten allmählich die Amerikaner eine immer größere Rolle. Anfangs nahmen sie an den allgemeinen Veranstaltungen teil; später gründeten sie aber einen Verein, die „American Medical Association", und verlangten Kurse in englischer Sprache. Daher kam es, daß seit dieser Zeit die Assistenten und Dozenten, die solche gut bezahlten Amerikanerkurse hielten, alle englisch lernten. Das hörte natürlich beim Ausbruch des Weltkrieges auf. Nach dem Krieg fingen allmählich die verschiedenen Kurse wieder an, auch die Amerikanerkurse. Ich wurde, wie immer in Fragen der ärztlichen Fortbildung, vom Kollegium mit der Vertretung betraut und hatte in dieser Eigenschaft mit den Amerikanern zahlreiche, teils recht schwierige Verhandlungen. In den späteren Jahren gab es eine Zeit, wo die „American Medical Association" sehr aufblühte und zwischen 300 und 400 Mitgliedern zählte. Mit den zunehmenden finanziellen Schwierigkeiten der Amerikaner — Dollarabwertung, Börsenkrachs usw. — wurde allerdings die Zahl der Mitglieder der

„American Medical Association" kleiner. Es hatte das aber auch noch einen anderen Grund. Die Amerikaner suchten nicht mehr in allen Fächern ihre Fortbildung im Auslande, sondern sie fanden sie schon im eigenen Lande. Der Grundstock der amerikanischen Kursteilnehmer waren in den letzten Jahren nur diejenigen, die Otologie, Laryngologie und Rhinologie lernen wollten, für welche Fächer sie in Amerika noch keine Ausbildungsstätten hatten.

Die ärztliche Fortbildung hatte aber nach dem Kriege einen besonderen Aufschwung genommen durch die Verwirklichung eines Projekts, das mir eines Tages die Herren *Hans Eppinger* (1879 bis 1946) und *Artur Schüller* (geboren 1874) vorgetragen hatten. Wir sollten einen internationalen Fortbildungskurs ankündigen, bestehend aus einzelnen 1- bis 1½stündigen Vorlesungen, deren jede ein Thema nach einem vorher zusammengestellten Programm behandeln sollte und deren jede von einem Mitglied des Lehrkörpers, das sich mit dem betreffenden Arbeitsgebiet intensiver beschäftigt hatte, gehalten werden sollte. Dem Programm solcher Kurse sollte die allergrößte Verbreitung durch ausführliche Ankündigung in medizinischen Zeitungen und durch seine Versendung an medizinische Korporationen gegeben werden.

Ich fand den Vorschlag beachtenswert und stellte ein Komitee zusammen, das ein Programm für einen solchen vierzehntägigen Kurs mit drei bis vier Vorträgen am Vormittag und zwei bis drei Vorträgen am Nachmittag zu entwerfen hatte. Die Aktion wurde sehr dadurch gefördert, daß sich auch der Redakteur der Wiener medizinischen Wochenschrift, *Adolf Kronfeld* (1861—1938), in ihren Dienst stellte, ein Mann, der journalistisch sehr tüchtig war und durch die schon dezennienlang dauernde Redaktion einer großen Wochenschrift einen umfassenden Überblick über das medizinische Schaffen und die medizinisch Schaffenden hatte; übrigens besaß er auch gute Auslandsverbindungen.

Wir ließen also diesen ersten internationalen ärztlichen Fortbildungskurs von Stapel. Der Erfolg war ein sehr großer. *Kronfeld* war bei jedem einzelnen Vortrag und griff geschickt ein, wo es notwendig war. Die Mitglieder des Kurses wurden für den Sonntag zwischen den beiden Kurswochen auf den Semmering geladen, mit offiziellen Begrüßungen und anderem Klimbim. Onkel *Kronfeld,* wie er bald hieß, war auch bei solchen Zwischenspielen der geschickte Arrangeur.

Da dieses Unternehmen so gut geglückt war, wiederholten wir diese internationalen Fortbildungskurse in rascher Folge. Durch Jahre hindurch fanden sie viermal jährlich statt; später nur drei- oder zweimal im Jahr. Der letzte Kurs war im Jahre 1937 zur 150-Jahrfeier der Gesellschaft der Ärzte. Nachdem ich im Jahre 1928 vom Lehramt zurückgetreten war, konnte ich auch nicht mehr Vorsitzender des betreffenden Komitees sein, und so führte *Rudolf Maresch* (1868—1936) die Sache mit einem von ihm zusammengestellten Komitee weiter, dem vor allem wieder *Kronfeld* angehörte.

Das ärztliche Fortbildungswesen hatte sich so entwickelt, daß es schließlich auch ein ständiges Büro benötigte. Das wurde zuerst dadurch ermöglicht, daß der Verlag der Wiener klinischen Wochenschrift, *Julius Springer*, uns Unterkunft in einem Raum des Verlages in der Schlösselgasse gewährte und auch den Leiter dieses Verlagsunternehmens, einen ehemaligen österreichischen Offizier, teilweise zur Verfügung stellte. Bald aber wurde dieses „Kursbüro" in den ersten Hof des Allgemeinen Krankenhauses verlegt, und sein Leiter wurde der außerordentliche Professor *Alfred Luger* (1886—1938).

Es nahte das letzte Semester meiner Tätigkeit im Professorenkollegium. Vor meinem Scheiden hatte ich noch eine schwere Aufgabe: ich mußte für einen Nachfolger sorgen. Mir war sehr darum zu tun, daß kein Interregnum eintreten sollte, und in dieser Richtung stimmte mir das Kollegium auch zu. Nun kam aber die Personenfrage. Im Wiener medizinischen Professorenkollegium war schon seit vielen Jahren der kaum zweckmäßige Beschluß in Geltung, daß der abtretende Professor nicht Mitglied des Komitees sein dürfe, das den Besetzungsvorschlag auszuarbeiten hatte. Er könne aber um seine Meinung befragt werden. Mein Wunsch war es natürlich, einen Nachfolger zu bekommen, der das, was der Klinik einen so großen internationalen Ruf verschafft und so viele ausländische Ärzte nach Wien gezogen hatte, nämlich die Malariatherapie, in meinem Geiste weiterführen würde. Da kamen vor allem *Constantin von Economo* (1876—1931) und *Pötzl* in Betracht. Im Komitee machte sich aber ein anderer Einfluß geltend. *Franz Chvostek* (1864 bis 1944) galt als Neurologe und, da er in jungen Jahren einige Monate Sekundararzt bei *Meynert* gewesen war, auch als Psychiater. *Chvostek* wollte *Friedrich Hartmann* (geboren 1871) aus Graz nach

Wien bringen, der sich der Malariatherapie gegenüber ablehnend verhielt und die heute schon verlassene *Swift-Ellis*-Methode der intralumbalen Injektion von salvarsanisiertem Serum bevorzugte. Ich war entschlossen, gegen einen Vorschlag, daß *Hartmann* mein Nachfolger werden solle, sowohl im Kollegium als auch im Ministerium mit der größten Entschiedenheit aufzutreten, und teilte das *Chvostek* und auch den anderen Mitgliedern des Besetzungskomitees mit. Das machte auch Eindruck, und es kam ein Besetzungsvorschlag: *Pötzl* primo loco, *Economo* secundo loco, ohne Nennung *Hartmanns* zustande.

Nun hatte ich noch mit diesen beiden Kandidaten Schwierigkeiten. *Economo* war gekränkt, daß er an zweiter Stelle genannt war, was aber den üblichen Reihungen von Kandidaten ganz entsprach, denn *Pötzl* war schon durch einige Jahre Ordinarius in Prag, während *Economo* nur Professor extraordinarius war. Mit Mühe konnte ich *Economo* bewegen, nicht von Anfang an eine ablehnende Zuschrift an das Ministerium zu richten. Eines Tages kam er aus dem Unterrichtsministerium zu mir, wo man ihm mitgeteilt hatte, daß man ihn zum Ordinarius als meinen Nachfolger ernennen wolle; er habe aber die Absicht, auf die Ernennung zu verzichten. Ich redete ihm zu, er solle eine Bedenkzeit verlangen, womit er auch einverstanden schien. In Wirklichkeit schickte er aber in derselben Stunde eine endgültige Absage an das Ministerium, wie wenn er geahnt hätte, daß ihm nur mehr die kurze Lebensdauer von drei Jahren beschieden war.

Es erfolgte also die Ernennung *Pötzls* und zwar so rasch, daß er bei meiner Abschiedsvorlesung im September 1928 schon als mein Nachfolger auftreten konnte. Damit endete meine 39jährige Tätigkeit als Professor der Psychiatrie und Neuropathologie und Vorstand der entsprechenden Klinik.

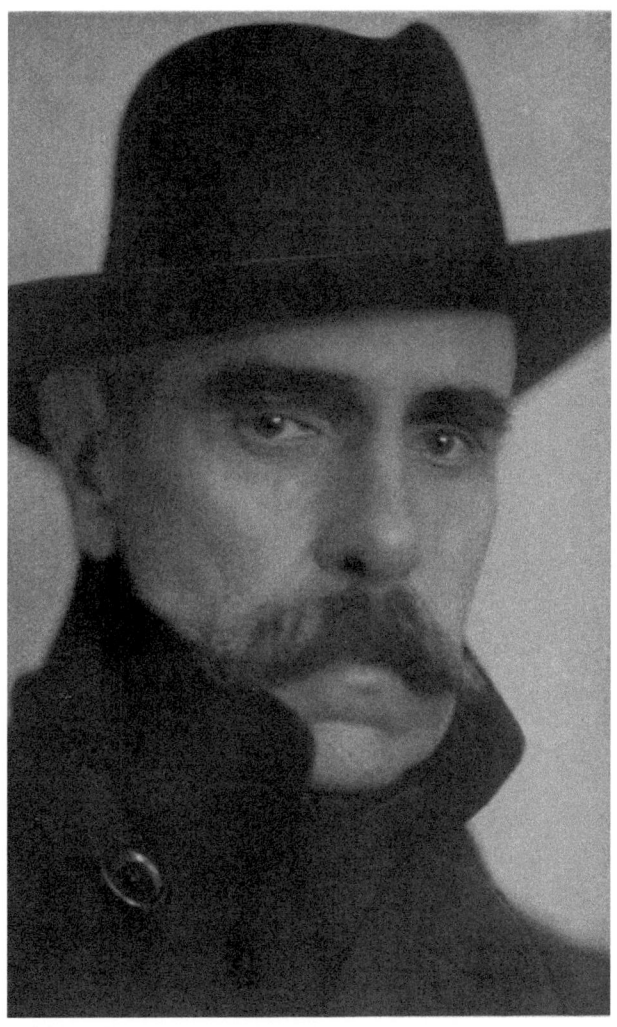

Abb. 24. Julius Wagner-Jauregg

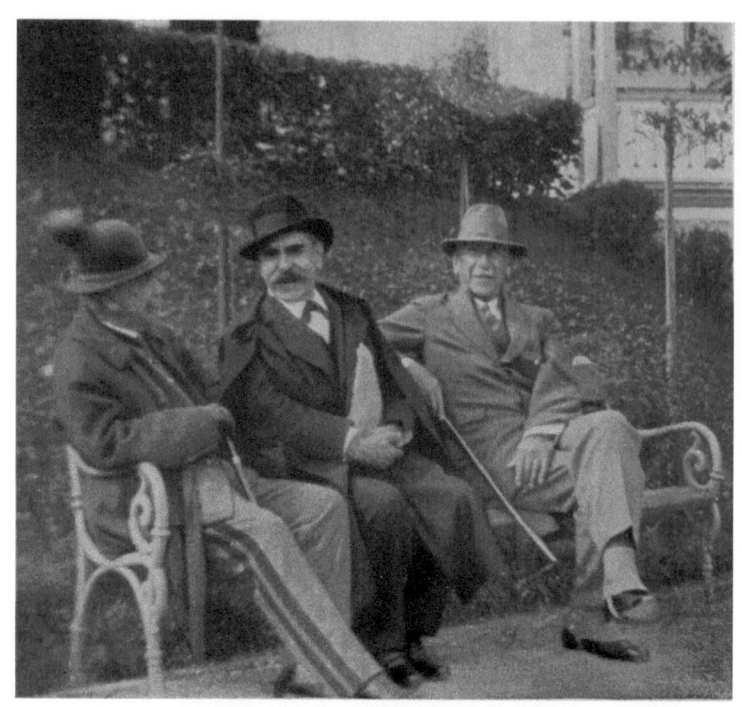

*Abb. 25. Bad Ischl 1930. Links von Wagner-Jauregg
Karel Frederik Wenckebach*

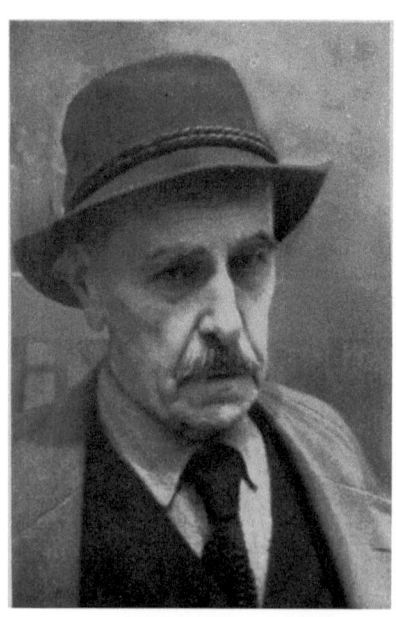

*Abb. 26. Julius Wagner-Jauregg
(Juni 1940)*

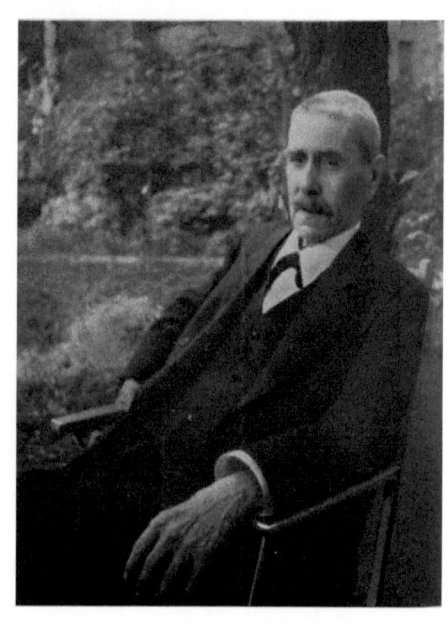

*Abb. 27. Julius Wagner-Jauregg
(Juni 1940)*

Zur Geschichte der Irrenpflege und der Irrengesetzgebung

Der folgende Abschnitt ist der Bedeutung *Wagner-Jaureggs* für die forensische Psychiatrie und seiner Anteilnahme an der Irrengesetzgebung gewidmet. Um diesen Teil seines Lebenswerkes verständlich zu machen, bedarf es einiger historischer Erläuterungen. Es soll zunächst in Erinnerung gebracht werden, welche Stellung die Geisteskranken im Laufe der geschichtlichen Entwicklung eingenommen haben und welche Behandlung man ihnen angedeihen ließ.

Damit überhaupt eine forensische Psychiatrie entstehen konnte, bedurfte es der Erfüllung zweier Voraussetzungen: die Geisteskrankheiten mußten in den Rahmen der Heilkunde aufgenommen und die einzelnen Krankheitsbilder abgegrenzt werden, um über Diagnose, Behandlung und Prognose diskutieren zu können. Andererseits mußte die Gesetzgebung der einzelnen Kulturstaaten eine solche Höhe erreichen, daß sie den Fragenkomplex nicht nur vom Standpunkt des Schutzes der Allgemeinheit vor den Geisteskranken zu erfassen bemüht war, sondern sie mußte auch bestrebt sein, den Geisteskranken selbst einen möglichst großen Anteil an den allgemeinen Menschenrechten einzuräumen. Wir werden sehen, daß diese Voraussetzungen erst um die Mitte des 19. Jahrhunderts erfüllt wurden, und zwar zunächst in Frankreich.

Das Altertum bleibt uns eine umfassendere Darstellung der Behandlung und Unterbringung der Geisteskranken schuldig. Zwar hatten *Hippokrates* (460 oder 459—377 v. Chr.), *Aretaeus* (1. Jhdt. n. Chr.) und *Galen* (131 bis Anfang des 3. Jhdt.) einzelne Krankheitsbilder treffend gezeichnet, im allgemeinen aber betrachtete man die Verwirrten als von einer Gottheit begnadet und bemühte sich nicht weiter um ihre Heilung. *Platon* (427—347 v. Chr.) hatte diese Anschauungen von den ägyptischen Priestern übernommen. Auch die Römer versuchten lediglich, Geistesstörungen durch Anrufung der Götter zu beeinflussen.

Mit dem Beginn des Christentums erfolgte eine Wandlung der Anschauung: man hielt die Irren nicht mehr für Günstlinge der Götter, sondern für Opfer böser Geister. Wieder war es Aufgabe von Priestern, die Besessenen zu heilen. Einige Kirchen und Klöster wurden im 13. Jahrhundert zu Sammelstellen für Geisteskranke, wo man durch religiöse Zeremonien den Teufel zu vertreiben suchte.

Das Mittelalter vermochte keine Fortschritte zu zeitigen. Hexenwahn und Fanatismus reihten die Geisteskranken zum großen Teil unter die Verfolgten ein; immer grausamere Teufelsaustreibungen wurden als Therapeutikum empfohlen.

Vereinzelt hatte man sich aber doch schon im frühen Mittelalter um die Unterbringung geistig Gestörter in Irrenanstalten bemüht; besonders die Mohammedaner erwarben hier große Verdienste. In Fez in Nordafrika soll im 7. Jahrhundert nach dem Bericht von *Leo dem Afrikaner* ein besonderes Gebäude bestanden haben, in welchem die Geisteskranken mit Ketten angeschlossen lagen. Einige Jahrhunderte später finden wir bei den Arabern edlere Bestrebungen, denn die Mohammedaner sahen in den Äußerungen mancher Geisteskranken Prophetisches und brachten ihnen darum eine gewisse Achtung entgegen. Über diese Anfänge des Anstaltenwesens ist uns nichts Verbürgtes überliefert; erst von Spanien wissen wir von der Errichtung von Irrenanstalten — wieder unter dem Einfluß der Araber — in Valencia (1409), Saragossa (1425), Sevilla (1436) und Toledo (1483).

Aus den nächsten Jahrhunderten ist uns nichts über die Betreuung der Geisteskranken bekannt, doch ist wahrscheinlich, daß ein Großteil von ihnen umkam. Verbrannte man sie nicht als Teufel und Hexen, so wurden die Unruhigen eingesperrt; die ungefährlich Scheinenden ließ man frei herumlaufen, Spott und Beleidigungen schutzlos ausgesetzt. *Jean-Etienne-Dominique Esquirol* (1772—1840) nannte die eifrigen Predigten des *Vinzenz von Paul* (1576—1660) über das Mitleid als einen sehr wesentlichen Anstoß zur Besserung der Verhältnisse. Hospitäler für Bettler wurden errichtet, und da man Geisteskranke noch immer zumindest als Vagabunden ansah, wurden diese gleichfalls dort festgehalten; auch in Gefängnissen brachte man Geisteskranke menschenunwürdig unter.

Um die Mitte des 18. Jahrhunderts wurde die bis dahin als Sonderfall registrierte Errichtung von zweckmäßigeren Asylen für Geistesgestörte häufiger. Man begann, nicht die Unschädlichmachung der Kranken und den Schutz der Umgebung als das Wesentlichste anzusehen, sondern versuchte, diesen Unglücklichen durch eine Behandlung vielleicht doch noch zu helfen; so berichtet *A. Krüger*, daß in Braunschweig schon im 18. Jahrhundert wirkliche Irrenpflege betrieben wurde.

In Wien war es *Josef II.* (1741—1790), der für eine bessere Versorgung der Geisteskranken eintrat. Bis dahin waren diese in Österreich sehr unzulänglich in Siechenhäusern untergebracht worden — von ärztlicher Fürsorge war kaum die Rede. Als Musteranstalt für die Einrichtung des Allgemeinen Krankenhauses in Wien hatte *Josef II.* das Hôtel Dieu in Paris gedient, für eine Irrenanstalt gab es kein Vorbild; der Wiener „Narrenturm" war die erste Anstalt in Europa, die von Grund auf ausschließlich zur Aufnahme von Geistesgestörten erbaut wurde. Und so kam jener eigenartige, fünfstöckige Bau zustande, der noch immer in erster Linie der Unterbringung

möglichst vieler Geisteskranker auf möglichst engem Raum und der
Sicherung der Gesunden zu dienen hatte. Immerhin wurde das Haus
unter die Aufsicht von zwei Primarärzten der internen Abteilungen
gestellt, von denen der eine die irrsinnigen Männer, der andere die
irrsinnigen Frauen zu betreuen hatte. Allerdings wurden die Primarärzte gewöhnlich sehr bald wieder auf andere Abteilungen versetzt.
Erst 1817 erhielt der Narrenturm einen ausschließlich für ihn bestimmten Primarius; dadurch wurde es endlich möglich, der Behandlung der Kranken mehr Aufmerksamkeit zu widmen, den Krank-
heitsverlauf genau zu beobachten, und man lernte, heilbare von
unheilbaren Krankheitsformen zu trennen.

Schon vorher hatte *Franz Nord* — eine erfreuliche Ausnahme —,
als er 1794 mit der Leitung der Irrenanstalt betraut wurde, sich mit
rastlosem Eifer um die Heilung und Pflege der Geisteskranken be-
müht und immer wieder auf die herrschenden Mängel hingewiesen.
Doch scheint ihm während seiner zehnjährigen Tätigkeit für die
Geisteskranken keine Zeit zur wissenschaftlichen Auswertung seiner
Beobachtungen geblieben zu sein, denn es liegen von ihm keinerlei
Veröffentlichungen auf diesem Gebiete vor.

Wir entnehmen die Schilderung des Betriebes im „Guglhupf",
wie die Wiener den Narrenturm wegen seiner eigenartigen Form bald
nannten, der „Darstellung der Humanitäts- und Heilanstalten im
Erzherzogthume Österreich unter der Enns" von *Josef Johann Knolz*
(1791—1862) aus dem Jahre 1840:

„Nur durch die Wohnungen der Wärter kann man zu den
Kammern der Irrsinnigen gelangen, so, daß jeder Fremde, der
einen Kranken besucht, jeder Kranke, der seine Kammer verläßt,
von den Wärtern gesehen wird. Unmittelbar aus den Wärterwoh-
nungen gelangt man in die Abtheilungen der Irren. Jedes von den
5 Stockwerken des Irrenthurmes bildet eine Abtheilung, deren
innere Einrichtung — wenige Modifikationen abgerechnet — in
allem gleich ist. Eine jede Abtheilung besteht aus einem kreisrunden und mit Ausnahme des 5. Stockwerkes, gewölbten, und
mit Ziegelsteinen gepflasterten Gang, der sein Licht durch, in
beide Hofräume gehende und vergitterte Fenster empfängt. An
der äußeren Seite des Ganges sind die Kammern der Irren, und
zwar in jeder Abtheilung 28, nur in der 1. Abtheilung sind
27 Kammern; im Ganzen also 139, in denen 200 bis 250 Geisteskranke, als Mittelstand berechnet, untergebracht werden müssen.
Die Höhe jeder Kammer beträgt neun, die Länge eilf, die Breite
zehn Schuh. Der, entweder gedielte, oder mit Mergelsteinen ge-
pflasterte, Boden ist gegen die Thüre zu abschüssig, so daß Urin
und Wasser nicht in der Kammer stehen bleiben. Das 3 Schuh
hohe, $1^1/_2$ Schuh breite Fenster ist $5^1/_2$ Schuh vom Boden entfernt, mit starkem eisernen Gitter und Glasfenstern versehen,
welche letztere im Winter verdoppelt sind. Die Thüre ist aus

dicken Bretern verfertigt, und hat in der obern Hälfte ein kleines
Fenster mit einem leichten Gitter, welches noch durch Thürchen
von starkem Eisenblech und eine darüber gelegte eiserne Klam-
mer verschlossen wird. Eine zweite eiserne Gitterthür öffnet sich
in die Kammer hinein. In einem Winkel der Kammer ist eine
Latrine, deren Schlauch mit eisernem Gitter versehen, und deren
Deckel mittelst einer eisernen Kette festgemacht wird. In den
gepflasterten Kammern sind am Fußboden starke eiserne Ringe,
welche zwar die Bestimmung haben, die Tobsüchtigen festzu-
halten, die aber fast nie in Gebrauch kommen. In einigen Kammern sind ähnliche Ringe auch in der Mauer befindlich. In jeder
Kammer sind die Betten aus festen Bretern der Art zusammen-
gesetzt, daß sie nicht leicht von den Tobsüchtigen zerbrochen
werden können, jedoch niederer als die gewöhnlichen Bettstellen,
um den epileptischen und konvulsivischen Kranken ein sicheres
Lager darzubieten. Ganz unreinliche Irrsinnige haben gar keine
Bettstellen, und liegen bloß auf dem Strohsacke. Ferner sind noch
in jeder Kammer, wenn es der Zustand der Kranken erlaubt, ein
hölzener Tisch und Sessel. Die Heitzung geschieht nach der, be-
kanntlich vom Prof. *Meissner* erfundenen, Methode durch er-
wärmte Luft. Da in dem Thurme selbst kein Brunnen ist, so muß
die, für die Anstalt erforderliche, bedeutende Menge Wassers aus
dem nahen allgemeinen Krankenhause zugebracht werden, ein
Geschäft, zu welchem die ruhigeren Wahnsinnigen unter Aufsicht
der Wärter gebraucht werden. Durch eine, von *Peter Frank* eingeführte, Einrichtung, wurde den Irrsinnigen Gelegenheit verschafft, bei günstigem Wetter sich im Freien bewegen und er-
frischen zu können. Unter der Direktion des eben Genannten
wurden zwei $11^1/_2$ Schuh hohe, den Thurm wie Tangenten einen
Zirkel an der Eingangs- und Rückseite berührende, Mauern, und
zwar von dem Krankenhausgebäude bis zur gedeckten Stiege der
Waschanstalt des k. k. Militärspitals gezogen, hiedurch entstand
ein bedeutender freier Raum zwischen dem Krankenhause und
dem Thurm, und zwischen diesem und obengenannter Stiege.
Beide Plätze ließ Direktor *Frank* mit Akazien- und wilden Kasta-
nienbäumen bepflanzen, und widmete den einen für die männlichen, den andern für die weiblichen Irren zum Erholungsplatze.
Zugleich wurde hiedurch einem ehemals bestandenen Unfuge
gesteuert; Anfangs nämlich konnte man ungehindert von außen
sich dem Thurm nähern, und es gehörte fast zu den Belustigungen
der niedern Volksklassen, besonders an Sonn- und Feiertagen,
sich an dem Anblick der unglücklichen Geisteskranken zu er-
götzen, und mit roher Neugierde die Geberden anzusehen, womit
dieselben, in der Fensternische ihrer Zellen lauernd in die freie
Gegend starrten, und unter kläglichem Geschrei ein Almosen
mittelst Säckchen zu erhaschen suchten, die an langen Zwirns-
fäden befestigt waren."

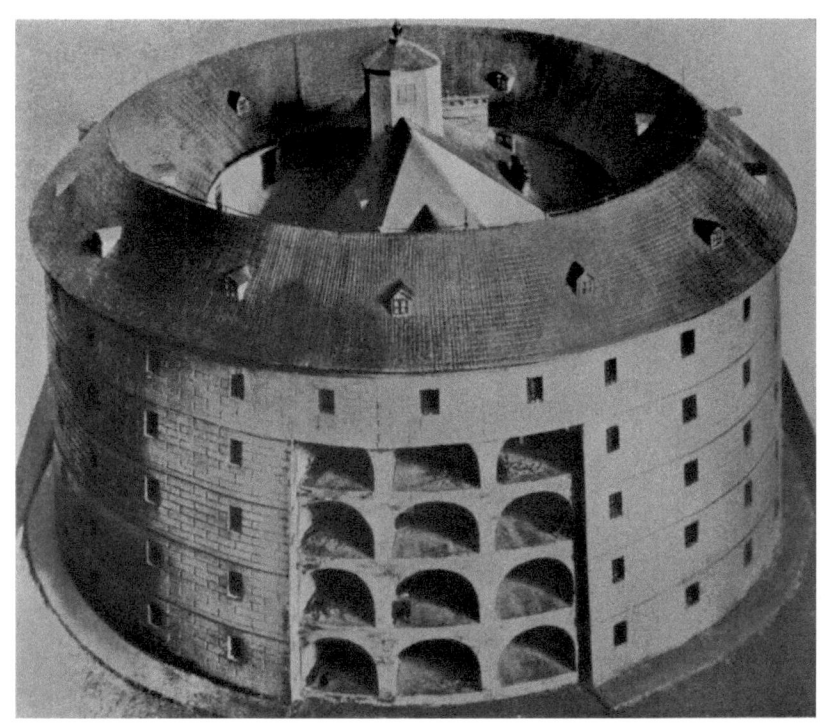

Abb. 28. Der Narrenturm

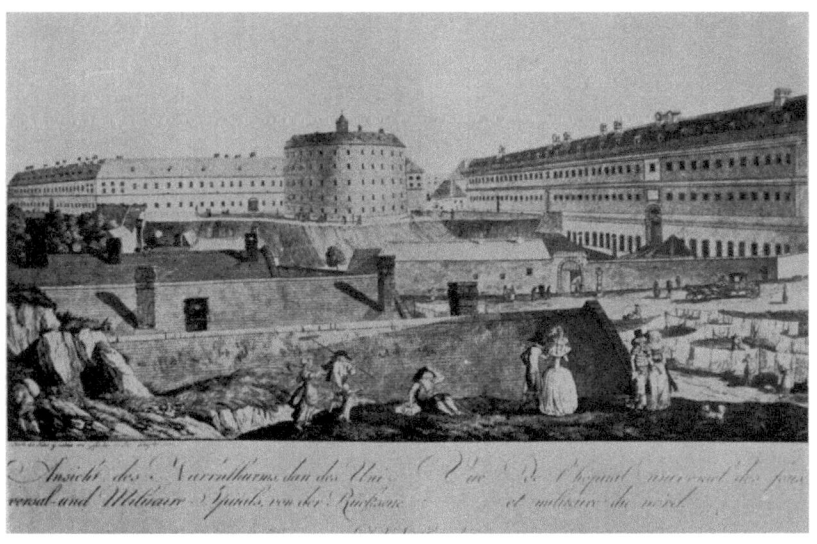

*Abb. 29. Ansicht des Narrenturms und des Universal-
und Militärspitals*

Auch in einer Schilderung des Narrenturmes von *Michael Viszanik* (1792—1873) aus dem Jahre 1845 wurden noch immer die starken eisernen Ringe in der Wand und im Boden erwähnt, die für die Tobsüchtigen bestimmt seien, allerdings aber „fast nie mehr in Gebrauch kommen".

Dem Primararzt standen zwei Sekundarärzte, zwei Sekundarchirurgen und zwei interne Präparanden zur Seite. *Viszanik* berichtet in seinem Buch „Leistungen und Statistik der k. k. Irrenanstalt" über die Pflichten des Personals:

„Er hat bei der Wahl der Subalternen mit der größten Strenge und Behutsamkeit zu Werke zu gehen, jede Art von Lieblosigkeit gegen die Irren mit doppelter Strenge zu ahnden, und schon bei einem Verdachte die strengste Untersuchung vorzunehmen. Es ist ihm die größte Vorsicht in der gehörigen Vertheilung der Irren nach den verschiedenen Abtheilungen des Irrenhauses zur Pflicht gemacht, jedoch kann derselbe ohne Zustimmung des Directors die Irren, nach dem wechselnden Verlaufe ihrer Krankheit, aus dem Thurme ins Lazareth [1] und vice versa nicht bringen lassen.

Vor Aufnahme eines Geisteskranken hat er die schriftliche Erklärung eines Arztes, daß der Aufzunehmende wirklich irre sei, so wie eine Krankengeschichte abzufordern. Letztere wird bei Irren, die auf öffentlichen Plätzen von der Polizeibehörde aufgegriffen und eingebracht werden, nicht gefordert. Kranke, deren Armuth durch legale Zeugnisse erwiesen ist, werden, mit Ausnahme der nach Ungarn Zuständigen, unentgeldlich aufgenommen und auf Staatskosten verpflegt. Kranke, welche von den Sälen des Krankenhauses ins Irrenhaus transferiert werden, haben ihren vom Director unterfertigten Aufnahmszettel, und eine vom Primararzte mitgetheilte Geschichte der dem Wahnsinne vorausgegangenen Krankheitsform mitzubringen. Der Primararzt hat sich ferner zu überzeugen, ob der Kranke unter Curatel steht und im Falle er ohne Curator ist die Anzeige an die Direction zu machen.

Der Primararzt hat die Frühordination selbst zu machen und dabei die Krankheitsformen zu erforschen, die nöthigen Heilmittel anzuordnen, die Speiseportionen eines jeden einzelnen Irrsinnigen vorzuschreiben. Er bestimmt die Entlassung und Transferirung der Kranken, unterschreibt den Medicamentenextract, die Bettzettel der Entlassenen, Transferirten und Verstorbenen, die

---

[1] Das Lazareth war ein uraltes, baufälliges Gebäude, das man, als der Narrenturm nicht mehr genügend Platz für die wachsende Zahl der Kranken bot, zu deren Unterbringung mit heranzog. Es lag im Norden des Turmes und war durch den botanischen Garten der Josephsakademie, das Militärmonturdepot und einige Privatgebäude von ihm getrennt. Sein Eingang war auf der Währingerstraße. Das Lazareth war schon 1840 in einem solchen Zustand, daß die „Dippelböden mittelst Unterpölzungen vor Einsturz verwahrt werden" mußten.

schriftlichen Anweisungen zu Bädern und zur Abholung des nöthigen verzehrbaren Materials, z. B. des Holzes, Öles u. s. w., und endlich alle von ihm abverlangten Auskünfte über die Kranken der Irrenanstalt. Er unterfertigt auch die Tages-, Monats- und Quartalrapporte, und hat in Bezug auf die monatlichen Rapporte noch speciell einen Rapport zu verfassen, worin an- gegeben wird, wie viele von Außen in den Thurm oder in das Lazareth, wie viele vom Lazarethe in den Thurm und vice versa, ferner wie viele von den Krankensälen in den Thurm oder in das Lazareth gebracht wurden, und endlich zum wievieltenmale der aufgenommene Irre in dem Thurme ist. Er hat bei den monat- lichen medicinischen und ökonomischen Commissionen zu er- scheinen, wobei er alle Punkte, die das Wohl der Irrsinnigen betreffen, mit seinem Gutachten begleitet, über etwaige Gebrechen der Irrenanstalt, über Personen, die etwa in eine Versorgung gehören u. s. w. referirt. Auch hat derselbe über das ihm zuge- wiesene subalterne ärztliche Personale, so wie über die Kranken- wärtersleute der Irrenanstalt die nöthige Aufsicht zu führen, an die Direction monatlich eine Conduitenliste einzureichen, und besitzt freie Hand, untaugliche Wärter unter Anzeige an die Direction nebst Angabe der Ursachen, zu entfernen, sowie taug- liche Individuen zu Krankenwärtersdiensten der Direction vor- zuschlagen.

Alle neu angekommenen Irren läßt er durchsuchen, ob sie keine verletzenden Werkzeuge bei sich haben, und trägt den Haus- chirurgen und dem Oberkrankenpfleger strenge auf, wenigstens einmal in der Woche eine genaue diessfällige Untersuchung zu machen, um jede Gelegenheit zum Selbstmorde ferne zu halten. Auch erlaubt er das Tabakrauchen nur in besonderen Fällen und unter Aufsicht. Ohne Vorwissen des Directors darf kein Geistes- kranker auf die Krankensäle des Krankenhauses transferirt werden. Nebst der dem Primararzt obliegenden Vorsicht bei Be- stimmung der Strafe, der Arbeit, der etwaigen Erlaubniss zum Wandeln im Freien u. s. w. wird ihm besonders die größte Um- sicht in Bezug auf Entlassung der Wahnsinnigen zur Pflicht ge- macht. Wenn bei Kranken längere Zeit in ihrer Reconvalescenz kein Rückfall beobachtet wurde, und sie zur Entlassung geeignet erscheinen, so müssen sie als geheilt bei ihrer Entlassung dem Director vorgestellt werden. Ungeheilt dürfen Kranke nur dann entlassen werden, wenn sie ruhig, still und gefahrlos sind, und überdiess ein Revers für sie eingelegt wird, worin ein hinlängliche Bürgschaft gewährender Mann sich schriftlich verbindet, die Auf- sicht über den Kranken zu übernehmen, und für alle hieraus ent- springenden nachtheiligen Folgen zu haften. Entweichungen, Unglücks- oder Todesfälle sind der Direction anzuzeigen."
Für alle Verletzungen, die die Wahnsinnigen sich selbst oder anderen zufügten, war der Primarius verantwortlich.

So war es also um die Irrenpflege in Wien trotz erfreulichen An-
sätzen und gutem Willen nicht sonderlich bestellt. Auch anderswo
war es nicht besser.

Immerhin, man hatte mit Versuchen begonnen, das schreckliche
Los der Geisteskranken zu erleichtern, die verschiedenen Krankheitsbilder zu ordnen und daraus therapeutische Rückschlüsse zu
ziehen. Einer der ersten war — zehn Jahre nach Erbauung des
Narrenturmen — *Vincenzo Chiarugi* (1759—1820) in Florenz. Als
Frucht seiner Tätigkeit als Leiter des Bonifacius-Hospitals gab er
1793/94 ein wegweisendes Buch heraus, das versuchte, die Geisteskrankheiten systematisch zu ordnen. Besondere Bedeutung gewann
Chiarugi durch seine im Vergleich zu früher wesentlich mensch-
licheren therapeutischen Maßnahmen. Mit „Binden von baum-
wollenen Tüchern" und mit Lederbändern für Hände und Füße,
die mit einer eisernen Schraube geschlossen wurden und zur Be-
festigung am Bett einen eisernen Ring hatten, damit der Kranke im
Bett gehalten werden konnte, das im übrigen mit allem zu versehen
wäre, was zu dem Bett eines jeden Kranken gehörte, suchte man
bei den Tobenden auszukommen. Einer Notiz *Giovanni Battista
Morgagnis* (1682—1771) folgend, mahnte *Chiarugi*:

> „Allein man muß bedenken, daß ein solcher Mensch unser
> größtes Mitleid verdient; und wer die Aufsicht über ihn hat, der
> muß sich wie ein Vater, der sein Kind züchtigt, nicht wie ein
> Henker gegen ihn betragen, der gegen den Verurteilten wütet."

Chiarugi sagte weiter:

> „Der Wahrheit gemäß muß ich bekennen, daß in dem Floren-
> tiner Spital die Schläge hart verboten sind; und man sieht jetzt
> mehr Tobsüchtige genesen, als in den früheren Zeiten, als die-
> selben noch in den alten Gemächern für Wahnsinnige in Gebrauch
> waren."

Mit diesem Satz nahm *Chiarugi* das Lebenswerk *Philippe Pinels*
(1745—1826), der für eine menschenwürdige Behandlung und die
größtmögliche Freiheit der Geisteskranken kämpfte, vorweg; *Pinel*
forderte, daß

> „in allen wohleingerichteten Anstalten ein unverletzliches Gesetz
> sein sollte, dem Irrsinnigen alle Freiheit und in so großer Aus-
> dehnung zu gestatten, als es nur die Klugheit erlaubt, den Grad
> des Zwanges seinen mehr oder minder heftigen Ausbrüchen anzu-
> passen, jede Mißhandlung, jede Gewalttätigkeit von seiten der
> Dienstleute streng zu verbieten."

Wie die Verhältnisse vor dem Eintritt *Pinels* in der Anstalt Bicêtre
in Paris (1789) lagen, schildert *Mirabeau* in einer Broschüre aus
dem Jahre 1788:

> „Die neu Eingetroffenen werden wahllos in diese wilde Schar
> von Irrsinnigen geworfen, und von Zeit zu Zeit zeigt man sie wie
> wilde Tiere dem ersten besten Lümmel, der dafür 6 Heller bezahlt."

7*

Die Tat *Pinels* war nur ein Anfang. In einer Abhandlung, die sein Schüler *Esquirol* 1818 dem Minister des Inneren überreichte, lesen wir noch immer von der Not der Ärmsten unter den Menschen („Von den Anstalten, die den Geisteskranken in Frankreich gewidmet sind, und von den Mitteln, sie zu verbessern"):

> „Die, für die ich hier bitte, sind die interessantesten Glieder der Gesellschaft; sie fielen fast stets als Opfer der Vorurtheile, der Ungerechtigkeit und des Undanks. Es sind Familienväter, treue Gatten, umsichtige Kaufleute, geschickte Künstler, ausgezeichnete Krieger, angesehene Gelehrte; es sind treue und empfindsame Seelen, und diese Individuen, die ein ganz besonderes Interesse erwecken sollten, diese Unglücklichen, die das tiefste menschliche Elend erleiden, werden noch schlechter behandelt, als Verbrecher, und fast noch unter die Stufe der Thiere gestellt.
>
> Ich sah sie nackt, mit Lumpen bedeckt, nur noch Stroh habend, um sich gegen die Kälte und Feuchtigkeit der Witterung zu schützen; ich sah, wie sie auf eine gemeine Weise ernährt wurden; der Luft beraubt, um zu athmen, des Wassers, um ihren Durst zu stillen, und der nöthigsten Dinge zum Leben. Ich sah sie wahrhaften Kerkermeistern überlassen, und ihrer brutalen Wachsamkeit übergeben. Ich sah sie in engen, schmutzigen, feuchten Buchten, die ohne Licht und ohne Luft waren, angekettet, wo man sich schämen würde, die wilden Thiere, die die Regierung in großen Städten mit großen Kosten unterhält, einzusperren. So sah ich es fast überall in Frankreich, und so werden die Geisteskranken fast überall in Europa behandelt."

Joseph Frank (1771—1842) sagte:

> „Die, welche Irrenanstalten in Deutschland besucht haben, werden sich mit Schrecken erinnern, was sie gesehen. Man wird von Abscheu ergriffen, wenn man in die Zufluchtsorte dieser Unglücklichen tritt, und da nur das Geschrei der Verzweiflung hört, wo ein Mensch, der durch seine Tugenden und Talente ausgezeichnet ist, wohnt. Es ist schrecklich, sich von Unglücklichen, die mit Lumpen bedeckt, und durch Unreinlichkeit widerlich sind, angelaufen zu sehen; während man nur Ketten und die Brutalität der Wärter bemerkt."

In Amerika kämpfte *Benjamin Rush* (1745—1813) durch Verbreitung von Schriften für eine bessere Versorgung der Geisteskranken.

In England bewies *William Tuke* (1732—1822) in seiner 1796 errichteten Heilanstalt bei York, daß menschenwürdige Behandlung der Kranken die Aussichten auf Heilung besserte.

In Deutschland sind *Johann Ernst Greding* (1718—1775), der sich als Leiter des Waldheimer Armenhauses um die Geisteskranken bemühte, und *Ernst Gottlieb Glawnig* (1749—1808), der eine Irrenanstalt nach eigenen Plänen im Jahre 1784 in Brieg errichtete, noch vor *Johann Christian Reil* (1759—1813) zu nennen. *Glawnig* vermochte es übrigens durchzusetzen, daß niemand ohne ärztliches Zeugnis in eine Anstalt für Geisteskranke aufgenommen werden dürfe.

Von der Verkündung dieser Reformbestrebungen bis zur tatsächlichen Besserung des Loses der Geisteskranken war es noch ein weiter Weg, und selbst die Irrenärzte, die die unmenschlichen Methoden anprangerten, vermochten nicht völlig ohne sie auszukommen. Sogar bei *Reil* lesen wir noch, daß „Zwangsweste, Hunger und einige Streiche mit dem Ochsenziemer" hinreichend seien, um die Kranken bald zahm zu machen. Als weitere Zwangsmittel wurden noch Drehstuhl, Drehbett, Stehbalken, Zwangssessel, Zwangsbetten, Fußblock, Knebel, kurz alles, was menschliche Phantasie zur Einschränkung der körperlichen Bewegungsfreiheit ersonnen hatte, trotz den Forderungen *Pinels* und Gleichgesinnter fleißig angewendet.

Im Jahre 1839 stellte *John Conolly* (1794—1866) in Hamwell (Middlessex) sein neues Behandlungssystem ohne mechanischen Zwang auf: no restraint. Nach mehr als zwanzigjähriger Tätigkeit konnte dieser bedeutende Irrenarzt 1856 berichten, daß in mehr als 24 englischen Irrenanstalten mit über 10.000 Kranken der mechanische Zwang so gut wie abgeschafft sei.

In Deutschland führten vor allem die berühmten Kliniker *Wilhelm Griesinger* (1817—1868) und *Karl Friedrich Otto Westphal* (1833 bis 1890) die Forderungen *Conollys* durch. An die Stelle des Zwanges trat die Beschäftigungstherapie, die in großzügig angelegten Irrenanstalten, den Kranken ein menschenwürdiges Dasein sichernd, bald selbstverständlich durchgeführt wurde.

Im Volke blieb jedoch noch weiter die Furcht vor den Irrenanstalten bestehen. Man trachtete, einen geistesgestörten Angehörigen so spät wie möglich internieren zu lassen, und verschlechterte so oft die Aussicht auf Heilung. Man fürchtete die üblen Eindrücke, die ihn in den verwahrlosten Anstalten erwarteten, und brachte ihn, wenn er sich im übrigen ruhig gebärdete, erst dann, wenn sein Intellekt fast oder gänzlich erloschen war, dorthin. Hinzu kam die Sorge, daß die als geisteskrank Deklarierten ohne hinreichend gewährten Rechtsschutz dastünden, daß Menschen widerrechtlich in Irrenanstalten festgehalten werden könnten.

Das Vertrauen des Volkes zu den Irrenanstalten konnte nur auf dem Boden einer umfassenden Irrengesetzgebung erwachsen.

Frankreich hatte eine solche schon im Jahre 1838, nicht zuletzt dank den Bestrebungen *Esquirols*, eingeführt und blieb lange Zeit unerreichtes Vorbild.

In Österreich erfolgte die Lösung dieser Probleme langsam und schrittweise. Es sei daran erinnert, daß die ersten Bestrebungen, für die österreichischen Erblande ein einheitliches und populäres Recht zu schaffen, unter *Maria Theresia* (1717—1780) in Gang kamen, und daß im Jahre 1812 „das allgemeine bürgerliche Gesetzbuch für das Kaisertum Österreich" in Kraft gesetzt wurde.

Schon *Franz von Zeiller* (1751—1828), der einen großen Teil des Gesetzwerkes bearbeitet hatte, weist in seinem Kommentar (1811) auf die besonderen Schwierigkeiten hin, die die Berücksichtigung der Geisteskrankheiten dem Gesetzgeber bereiteten. In dem grundlegenden Paragraph 21, in dem diejenigen Personen, die unter dem besonderen Schutze der Gesetze stehen, aufgezählt werden, wird allgemein von „Gebrechen des Geistes" gesprochen und dann näher in Wahnsinn, Raserei und Blödsinn unterschieden. Dazu sagt *Zeiller*, daß weder die Ärzte noch die Psychologen sich über diese Begriffe einig seien und daß man es daher der Gesetzgebung nicht verargen könne, wenn diese sich vorderhand in keine genaueren Bestimmungen einlasse.

In dem Paragraph 237, der von der Entmündigung handelt, wird daher auch die Feststellung des Wahnsinns oder Blödsinns nicht allein dem Arzt überlassen, denn es heißt:

„Für wahn- oder blödsinnig kann nur derjenige gehalten werden, welcher nach genauer Erforschung seines Betragens und nach Einvernehmung der vom Gerichte ebenfalls dazu verordneten Ärzte gerichtlich dafür erklärt wird."

Es ist überliefert, daß der Passus „nach genauer Erforschung seines Betragens..." auf das böhmische Appellationsgericht zurückgeht, das damit ausdrücken wollte, daß die Personen, mit denen der zu Entmündigende Umgang pflegt, genau einvernommen werden müssen und daß sich der Richter selbst von dem Betragen überzeugen soll.

Auf *Joseph Freiherrn von Sonnenfels* (1732—1817) geht die Anregung zurück, daß das Gericht die ärztlichen Sachverständigen selbst bestimmen soll, um unkundige oder bestochene Ärzte auszuschließen.

Bot auf diese Weise das Bürgerliche Gesetzbuch einen weitgehenden Schutz vor ungerechtfertigter Entmündigung, so blieb die Unterbringung in eine Irrenanstalt ein Verwaltungsakt, bei dem noch manche Unzulänglichkeit bestand. Ein Bild über diese Verhältnisse läßt sich aus dem Bericht über „Leistungen und Statistik der k. k. Irrenheilanstalt zu Wien" gewinnen, den *Michael Viszanik* als Primarius der Anstalt 1845 gegeben hat. Die Aufnahme in die Anstalt wurde zunächst an die Beibringung einiger administrativer Unterlagen geknüpft, die hier nicht näher interessieren. Diese Beibringung konnte notfalls auch noch später erfolgen. *Viszanik* berichtet nun weiter:

„Außer jenem Zeugnisse ist aber auch noch eine von zwei oder wenigstens Einem graduirten Arzte gefertigte Krankengeschichte jederzeit beizulegen (Hofkanzleidecret vom 4. Mai 1814. Dieses wird jedoch leider nur sehr selten beobachtet.) Überdieß haben

die betreffenden Polizei-Bezirksärzte bei der Überlieferung wahn-
sinniger Personen in das Irrenhaus wenigstens von denjenigen
Individuen, welche den Irren unmittelbar umgeben, alle auf den
zerrütteten Geisteszustand desselben Bezug habenden Umstände
genau zu erörtern, und das Erhobene der k. k. Krankenhaus-
Direction jedesmal sogleich bekannt zu machen, indem ihr solches,
theils zur künftigen Rechtfertigung der Aufnahme von Wahnsinnigen in die Irrenanstalt, theils aber zu einem Anhaltspunkte
der Beurtheilung der Art des Wahnsinns, und bei der Bestimmung
des hiernach von Seite des Irrenarztes einzuleitenden Heilver-
fahrens dienlich und wichtig ist (Polizei-Ober-Direction Circular
vom 31. Jänner 1825).

Kranke, die aus dem Krankenhause in das Irrenhaus über-
setzt werden, haben nebst dem Aufnahmezettel auch eine vom
Primararzte des Krankenhauses mitgetheilte kurze Geschichte
der dem Wahnsinne vorausgegangenen Krankheitsform mitzubringen.

Vor Ablieferung eines Individuums in eine auctorisirte Irrenanstalt ist stets der Landesstelle die Anzeige zu machen, und deren
Zustimmung zu erwarten. In dringenden Fällen mag zwar die
Polizei-Ober-Direction auf ihre Verantwortung die Abgabe eines
Wahnsinnigerklärten in eine auctorisirte Irrenanstalt einleiten,
sie hat aber darüber ungesäumt und umständlich der Regierung
die Dringlichkeit standhältig nachzuweisen (Regierungs-Decret
vom 8. December 1822). Die Dominien wurden angewiesen, die
Übergabe von Irrsinnigen in die Wiener-Irrenanstalt stets durch
das Kreisamt zu veranlassen. Es ist daher in einem solchen Falle
die Anzeige immer an das k. k. Kreisamt unter Beilegung eines
Zeugnisses des Bezirks- oder eines andern öffentlichen Heilarztes
über den Zustand des Kranken und seine Eignung zur Aufnahme
in die Irrenanstalt zu machen und die kreisamtliche Weisung
abzuwarten. Nur in äußerst dringenden Fällen kann gleichzeitig
mit dieser Anzeige an das Kreisamt auch die Absendung des Irren
in die oberwähnte Anstalt geschehen. Zugleich wurde angeordnet,
jedesmal dem Kreisamte die erforderlichen Erhebungen über die
Zahlungsunfähigkeit des Irrsinnigen selbst oder seiner zahlungs-
pflichtigen Verwandten vorzulegen, oder aber den Umstand, daß
sich der Irrsinnige zur unentgeldlichen Verpflegung eigne, nachzuweisen, mit dem Irren aber jedesmal seine Krankheitsgeschichte
der k. k. Krankenhaus-Direction zu übersenden (Kreisamt-Cir-
culare V. U. W. W. vom 3. August 1824 und 13. Juli 1827).

Zur Verbesserung der Irrenanstalt ist die Einteilung getroffen,
heilbare, ruhige, nicht zu unreine, noch flüchtige Wahnsinnige ins
Lazareth aufzunehmen, und sie daselbst von den Rasenden entfernt, der Aufsicht eines Secundararztes zu unterziehen (Regierungs-Decret vom 23. April 1803). Die in das allgemeine Krankenhaus für die Irrenanstalt überbrachten Personen sollen deshalb

bei nicht gleich bemerktem Wahnsinne nicht gleich in das Irrenhaus, sondern in das Lazareth zur vorläufigen Untersuchung über-
bracht werden (Regierungs-Decret vom 28. August 1807)."
Wie es *Viszanik* hier schildert, so blieb es auch in den folgenden Jahren. Einige Änderungen und Erläuterungen brachte
das Gesetz über die Organisation des öffentlichen Sanitätswesens
vom 30. April 1870.

Es ist nun noch kurz das Problem der Unzurechnungsfähigkeit
zu streifen, zu dem *Wagner-Jauregg* im Jahre 1911 in seiner Arbeit:
„Der   Zurechnungsfähigkeitsparagraph   im   Strafgesetzentwurfe"
Stellung genommen hat.
    Die Ansicht, daß nicht alle an sich gesetzwidrigen Handlungen
allen Menschen unterschiedslos zuzurechnen sind, ist allmählich erwachsen, und nicht die Heilkunde, sondern die Philosophie und die
Religion haben hier die Rechtsprechung beeinflußt.
    Im griechischen Altertum war, wie auch bei den meisten primi-
tiven Völkern, die Rechtspflege vom Vergeltungsgedanken bestimmt,
und diese Auffassung spiegelt sich auch zum Beispiel in den Dichtun-
gen des *Pindar* (522 oder 518 bis nach 446 v. Chr.) und des *Euripides*
(um 480—406 v. Chr.) wider. Bei *Platon* (427—347) und *Aristoteles*
(384—323 v. Chr.) finden sich aber schon Ansätze dazu, verbreche-
rische Handlungen als Folgen einer fehlerhaften Zusammensetzung
der Seele zu deuten.
    Im römischen Recht wurde angenommen, daß ein verbrecherischer
Wille jeder strafbaren Handlung vorausgehe, doch sah man sich
bereits genötigt, zwischen homines sanae mentis und homines non
sanae mentis zu unterscheiden. Zu letzteren zählte man die furiosi,
die dementes und die mente capti. Nur bei den furiosi wurde unter
Umständen von einer Bestrafung abgesehen; unter ihnen verstand
man solche Personen, die ihrer Vernunft zur Gänze beraubt waren.
    Das Strafrecht der Germanen hat Wahnsinn als entlastend bei
einem Totschlage nur dann anerkannt, wenn durch Zeugen belegt
werden konnte, daß der Täter schon früher versucht habe, im Wahne
Hand an sich selbst zu legen; aber selbst dann wurde auf eine Bestrafung nicht verzichtet.
    Das kanonische Recht war im allgemeinen nicht geneigt, huma-
nitären Gedanken Raum zu geben. Vielmehr setzte es auch bei
unmündigen Kindern Bosheit voraus und erkannte auf volle Strafe.
Wir erinnern in diesem Zusammenhang noch einmal an den Hexenwahn und seine unmenschlichen Auswirkungen.
    Erst das 18. Jahrhundert rang sich unter der Führung von *Charles
Montesquieu* (1689—1755), *François Marie Voltaire* (1694—1778),
Gaetano Filangieri (1752—1788), *Cesare Beccaria* (1735—1794),
Jeremy Bentham (1748—1832) und *Sonnenfels* zu der Auffassung
durch, daß die Richter nicht nur den Tatbestand, sondern auch den

bösen Willen und damit die „Freiheit des Wollens" nachzuweisen hätten.

Johann Zacharias Platner (1694—1747), Professor der Anatomie und Chirurgie in Leipzig, dürfte der erste Arzt gewesen sein, der forderte, daß die Ärzte als Sachverständige vor Gericht Einfluß auf diese Frage zu nehmen hätten: „Programma, quo ostenditur, medicos de insanis et furiosis audiendos esse" (1740).

Der Code pénal *Napoleons* (1769—1821) war das erste große Gesetzeswerk, das der Frage der Zurechnungsfähigkeit volle Aufmerksamkeit widmete. Die Medizin sah sich in der folgenden Zeit vor die schwere Aufgabe gestellt, nicht nur Einsicht in die fraglichen Krankheitsbilder zu gewinnen, sondern auch die Ergebnisse ihrer Untersuchungen den Richtern verständlich zu machen. Der Widerspruch *Immanuel Kants* (1724—1804), der nicht die medizinische, sondern die philosophische Fakultät für zuständig erklärte, hat dazu beigetragen, das Problem tiefer zu erforschen. Es kann hier nicht unsere Aufgabe sein, auf die große Literatur, die sich entwickelte, einzugehen, doch muß festgehalten werden, daß wiederum *Pinel* und *Esquirol* bahnbrechend wirkten.

Die enge Verknüpfung mit dem Problem der Willensfreiheit, von dessen Beantwortung die Beurteilung jeglichen menschlichen Tuns irgendwie abhängt, hat dazu geführt, daß sich, angeregt von *Kant* und *Arthur Schopenhauer* (1788—1860), die Vertreter der Ethik und Moralwissenschaft immer wieder mit der Frage der Zurechnungsfähigkeit befaßten.

Wie weit die Lösungen, die auf dem Boden der verschiedenen Strafrechtstheorien erwuchsen, befriedigen, darüber steht uns kein Urteil zu. Wohl mit Recht wird vom Arzt gefordert, vor Gericht lediglich zu beantworten, ob der Täter im Zeitpunkt der Tat geisteskrank gewesen ist oder nicht, und die Feststellung der Zurechnungsfähigkeit dem Richter zu überlassen.

Die Reform der Irrengesetzgebung in Österreich unter dem Einflusse Wagner-Jaureggs

Wagner-Jauregg berichtet dazu in seinen Erinnerungen:

„Am Ende des vorigen Jahrhunderts kam eine Bewegung in Fluß, die eine gesetzliche Regelung des Irrenwesens anstrebte. Als ich 1893 die Leitung der I. psychiatrischen Klinik in Wien übernahm, war das Interesse für dieses Fach und seine Vertreter sehr lebhaft, wenn auch keineswegs wohlwollend. Ein Abgeordneter, Dr. *Roser*, stellte in jeder Parlamentsperiode den Antrag auf Schaffung eines Irrengesetzes, und auch die Tageszeitungen beschäftigten sich viel mit dieser Frage. In Österreich war die Sache bis dahin durch eine Ministerialverordnung aus dem Jahre 1874 geregelt, die unter anderem verfügte, daß die erfolgte Aufnahme eines Kranken binnen 24 Stunden dem Gerichtshof erster Instanz angezeigt werden müsse. Damit war auch ein weitgehender Schutz vor ungerechtfertigten Internierungen in eine Irrenanstalt gegeben, denn es hätte nur einer Anzeige an die zuständige Gerichts- und politische Behörde bedurft, um die eingehendste Untersuchung des Falles von Amts wegen auszulösen.

Das Bemühen um die Schaffung eines Irrengesetzes war durch ein gewisses Mißtrauen gegen die Psychiater gegeben, denen man mit oder ohne Berufung auf einzelne Fälle ohne weiteres zutraute, daß sie bereit wären, geistesgesunde Personen in Irrenanstalten zu bringen, entweder, um sie aus sträflichen Gründen zu entrechten oder dem Strafrichter zu entziehen.

Der Kampf um eine Irrengesetzgebung zog weitere Kreise, als im Jahre 1901 ein Aufruf in allen Wiener Tagesblättern erschien, in dem für einige reformatorische Maßregeln im Irrenwesen Propaganda gemacht und schließlich verlangt wurde, daß Irrsinnserklärungen und Unterbringung von Geisteskranken in Irrenanstalten künftighin nicht von einem ärztlichen Gutachten abhängen sollten, sondern von dem Beschluß einer ‚Kommission von unabhängigen Männern, die das Vertrauen ihrer Mitbürger genießen‘.

Eine gewisse Bedeutung hatte in diesem Zusammenhang die Angelegenheit *Girardi-Odilon* gewonnen, in die ich selbst verwickelt war, und die von sensationslüsternen Journalisten und reklamesüchtigen Schauspielern in einer beispiellosen Weise ausgebeutet und immer wieder als Beweis herangezogen wurde, daß es bei unseren gesetzlichen Bestimmungen sehr leicht möglich sei, einen geistesgesunden Menschen in eine Irrenanstalt zu bringen, obwohl *Girardi* nie einen Augenblick in einer Irrenanstalt Aufnahme gefunden hatte und man in diesem Fall genau nach dem Gesetz vorgegangen war. Weil ich noch nirgends ausführlich diese Angelegenheit mitgeteilt habe, will ich das hier nachholen.

Als Vorbemerkung ist zu sagen, daß der berühmte Komiker und Operettensänger *Alexander Girardi* (1850—1918) die ausgezeichnete Schauspielerin *Helene Odilon* (1865—1939) geheiratet hatte, obwohl ihr, was ihr Privatleben anlangt, kein sonderlich guter Ruf voranging. So flüsterte man, daß die *Odilon* in Baron *A. Rothschild* mehr als einen Verehrer ihrer dramatischen Kunst gewonnen habe.

Am 7. Dezember 1896 nun teilte mir der mir befreundete Professor der Anatomie *Emil Zuckerkandl* mit, daß ich zu *Girardi* als Konsiliarius gerufen werden würde. *Zuckerkandl* erzählte mir Tatsachen, die den Verdacht begründeten, daß *Girardi* geisteskrank wäre, und vor allem, daß er seit längerer Zeit große Mengen Kokain zu sich nehme. *Zuckerkandl,* der mit *Girardi* und der *Odilon* in freundschaftlichem persönlichen Verkehr stand, berichtete mir weiter von einer wachsenden Reizbarkeit *Girardis,* die sich vor allem seiner Frau gegenüber äußere, die er in seiner Gegenwart sogar einmal gewürgt hätte. Als *Zuckerkandl Girardi* darüber zur Rede stellte, behauptete dieser, er wäre erregt, weil seine Frau lieblos sei.

Am Abend des 7. Dezember kam Dr. *H.,* Theaterarzt im Theater an der Wien, behandelnder Arzt und angeblich intimer Freund *Girardis,* zu mir und teilte mir mit, daß sich bei *Girardi* seit längerer Zeit eine steigende Erregung eingestellt hätte, die in den letzten Wochen so stark geworden wäre, daß man ihn für geisteskrank halten müßte. *Girardi* wäre vor allem gegen seine Frau brutal und mache ihr aus den nichtigsten Anlässen vor Zeugen skandalöse Szenen. Einmal hätte er in Gegenwart von *H.* vor seiner Frau den Revolver gezogen und ihr zugerufen: ,Lebend kommen wir zwei nicht auseinander.' Er suchte Beweise für die Untreue der *Odilon* und fand dieselben in folgendem: auf ihrem Schreibtisch lagen Stücke von

Fließpapier, die er Dr. *H.* vorwies. Es waren nur Tintenkleckse darauf zu sehen. *Girardi* fragte nun *H.*, ob er denn nicht wisse, daß es eine Geheimschrift mittels Klecksen gebe. Er las ihm aus dem Fließpapier allerlei heraus, das den sträflichen Umgang seiner Frau mit einer Anzahl von Männern beweisen sollte. Als *H.* fragte, wie *Girardi* zur Kenntnis von alledem gekommen wäre, sagte er, er habe einen Schlüssel dazu gefunden, den er auch vorwies: einen Blechlöffel, den er im Zimmer seiner Frau gefunden habe.

Dr. *H.* schlug mir nun vor, mich am nächsten Tage zu *Girardi* zu führen, da er zu dessen Wohnung als behandelnder Arzt freien Zutritt habe; er werde mich aber nicht als Arzt vorstellen, da *Girardi* von Ärzten nichts wissen wolle, sondern als einen Mann einführen, der von Geheimschriften etwas verstünde, und er rechne damit, daß *Girardi* auf dieses Thema sofort eingehen und seine krankhaften Ideen preisgeben werde. *H.* hatte offenbar keinen Zweifel, daß ich, falls ich *Girardi* sehen und sprechen würde, seinem Urteil, daß dieser geisteskrank sei, zustimmen werde. Er erzählte mir auch, daß er in der *Svetlin*schen Heilanstalt ein Zimmer aufgenommen hätte; außerdem habe er mit dem Chefarzt der Rettungsgesellschaft Dr. *Charas* vereinbart, daß derselbe den ganzen nächsten Tag in Bereitschaft bleiben werde, um den Transport *Girardis* in die Heilanstalt zu überwachen.

Ich erklärte Dr. *H.* am Schlusse dieser Unterredung, daß ich bereit sei, *Girardi* am nächsten Vormittag zu untersuchen und meine Meinung über seinen Zustand und die zu treffenden Maßnahmen abzugeben; daß ich aber für den Fall, als seine Unterbringung in einer Anstalt für Geisteskranke in Betracht zu ziehen sei, allein ein Parere nicht ausstellen würde, sondern verlangen müßte, daß dann die Mitwirkung der Behörde in Anspruch genommen und daher ein Polizeiarzt der Untersuchung beigezogen werden müßte.

Auch Frau *Odilon-Girardi* ließ mich zu sich ins Hotel Sacher bitten, wo sie schon seit einigen Tagen wohnte, da sie mich, bevor ich ihren Gatten sähe, noch dringend zu sprechen wünschte. Sie machte mir nun verschiedene Mitteilungen über *Girardi*, vor allem über seinen Kokainmißbrauch, und bat mich, mit ihr zu *Wilhelm Svetlin* (1849—1914) zu fahren, um das Zimmer zu sehen, in dem er untergebracht werden sollte. Sie erklärte sich auch bereit, mit ihm in der Anstalt zu bleiben, wenn die Ärzte es gestatteten.

So gingen also Dr. *H.* und ich am 8. Dezember gegen 10 Uhr vormittags in das Haus, in dem *Girardi* wohnte. In der sich öffnenden Wohnungstür stand, den Eingang sperrend, ein Mann und apostrophierte Dr. *H.*: ‚Herr Doktor, Herr *Girardi* verbittet sich Ihren Besuch!‘ *H.*, der sein Konzept dadurch verdorben sah, wollte sich mit Gewalt Eingang verschaffen. Ich hielt ihn aber zurück und machte ihm begreiflich, daß wir gar kein Recht hätten, gewaltsam in eine fremde Wohnung einzudringen.

Ich mußte nun erwägen, was ich tun sollte. Man muß, um mein Vorgehen richtig beurteilen zu können, berücksichtigen, wie die Sachlage damals war und nicht, wie sie sich später herausgestellt hat. Ich war von einer hierzu legitimierten Person, nämlich von der Gattin, gebeten worden, deren Gemahl zu untersuchen und sie zu beraten, was im Interesse möglicherweise gefährdeter Personen zu geschehen habe. Mir waren von der Gattin, einem mit dem zu Untersuchenden in freundschaftlichem Verkehr stehenden Kollegen und von dem behandelnden Arzt Mitteilungen gemacht worden, aus denen hervorging, daß *Girardi* wahrscheinlich geistig gestört sei und außerdem wegen seiner Ehekonflikte in hochgradiger Aufregung war; daß er eine Waffe bei sich trug und erklärt hatte, daß er eventuell von derselben Gebrauch machen werde. Dazu kamen die Nachrichten über den Kokainmißbrauch, der sehr häufig zu Verfolgungswahn und Halluzinationen führt und die Kranken oft sehr gefährlich werden läßt. Ich hatte wenige Jahre vorher erlebt, daß sich ein Kokainist, während ich mich im Nebenzimmer mit seinem Vater beriet, im Delirium erschoß. Wenn ich, nachdem meine Hilfe verlangt worden war, einfach nach Hause gegangen wäre und mir gesagt hätte: ‚Dich geht die Sache nichts mehr an‘, hätte man mir mit Recht Vorwürfe machen können, wenn dann doch ein Unglück passiert wäre. Ich beschloß daher, die Sache der Behörde zu übergeben, die eine ärztliche Untersuchung und eventuell weitere Maßnahmen auch gegen den Willen des zu Untersuchenden durchzuführen berechtigt war. Ich ging also auf die Polizeidirektion. Gegen meinen Wunsch kam Dr. *H.* mit, der durchaus seine mit der Rettungsgesellschaft verabredete Aktion zur Durchführung bringen wollte. Ich setzte dem Polizeipräsidenten *von Stejskal* den Fall ungefähr wie oben geschildert auseinander und legte ihm dar, daß ich die Verantwortung nicht auf mich nehmen wolle, falls ein Unglück geschähe, und daher mangels eines zum Einschreiten legiti-

mierten Verwandten die Behörde von der Sachlage zu unterrichten
für meine Pflicht halte. Der Polizeipräsident schien anfangs un-
schlüssig; er rief zunächst seinen Stellvertreter Hofrat *Habrda,* der
einen untergeordneten Funktionär herbeiorderte und ihm einen
Bericht über das, was *Girardi* am Tage vorher vom Morgen bis zum
Abend getan hatte, verlesen ließ. Ich entnahm daraus, daß die Polizei
Girardi schon gewissermaßen unter Aufsicht gestellt hatte. Der
Präsident entschloß sich dann, in der Angelegenheit etwas zu unternehmen, und erklärte uns, er werde sich mit unseren Angaben nicht
begnügen, sondern *Girardi* durch einen Polizeiarzt untersuchen
lassen, was mich nochmals zu der Bemerkung veranlaßte, daß ich
ja gar kein Gutachten abgeben könne, da ich *Girardi* weder gesehen
noch gesprochen habe, und daß es daher notwendig sei, daß derselbe erst untersucht werde.

Wir wurden dann vom Polizeipräsidenten verabschiedet und
beauftragt, unsere Anzeige zu Protokoll zu geben. Zunächst forderte
uns Hofrat *Habrda* auf, in sein Büro zu kommen, um die Moda-
litäten zu beraten, unter denen die Untersuchung stattfinden sollte.
Ich gab den Rat, man solle *Girardi* polizeilich mit der Weisung vor-
laden, sogleich bei der Polizeidirektion zu erscheinen; wenn er nicht
Folge leiste, könne man ja seine polizeiliche Vorführung veranlassen.
Dr. *H.* aber, der schon für den Morgen des 8. Dezember Dr. *Charas*
mit einem Krankentransportwagen der Rettungsgesellschaft in der
Nähe von *Girardis* Wohnung bereit gehalten hatte, wollte durchaus
diesen seinen Apparat in Szene setzen und schlug vor, man solle
Girardi durch die Rettungsgesellschaft, also zwangsweise aus seiner
Wohnung in die Polizeidirektion bringen lassen. Ich wendete mich
ausdrücklich gegen diesen Vorschlag mit der Begründung, daß ja
Girardi noch nicht als erwiesen geisteskrank betrachtet werden
könne, so lange nicht ein auf Grund einer Untersuchung abgegebenes
Gutachten vorliege. Bedauerlicherweise schloß sich Hofrat *Habrda*
der Meinung *H.*s an, und es wurde die Rettungsgesellschaft ver-
ständigt, daß sie Herrn *Girardi* in die Polizeidirektion bringen möge.

Wir wurden dann in eine andere Kanzlei geführt und aufgefordert, unsere Anzeige zu Protokoll zu geben. Ich schrieb folgendes:

,Ich habe gestern und heute von Herrn Hofrat *Zuckerkandl,*
von Herrn Dr. *Josef H.* und von Frau *Odilon-Girardi* Mitteilungen
erhalten, auf Grund deren ich annehmen muß, daß Herr *Girardi*
geistesgestört sei. Ich wurde aufgefordert, Herrn *Girardi* zu unter-

suchen und über ihn ein Gutachten abzugeben behufs seiner Unterbringung in einer Heilanstalt.

Ich kam aber nicht in die Lage, Herrn *Girardi* zu sehen und kann daher kein Gutachten über ihn abgeben.

Da aber Herr *Girardi* infolge seiner anzunehmenden Geistesstörung gemeingefährlich werden könnte, empfiehlt sich dringend eine behördliche Untersuchung des Geisteszustandes des Herrn *Girardi* vorzunehmen behufs eventueller Unterbringung in eine Privatheilanstalt. Frau *Girardi* spricht den Wunsch aus, daß ihr Gatte in der Anstalt des Dr. *Svetlin* untergebracht werde.

Dr. *Wagner.*'

Diese Anzeige habe ich eigenhändig geschrieben und allein unterfertigt. Es ist absolut unwahr, daß ich mit Herrn Dr. *H.* gemeinsam irgendein Schriftstück, das man als Gutachten bezeichnen könnte, unterfertigt habe.

Dr. *H.* schrieb dann, zwar auf demselben Bogen, aber auf einer anderen Seite, seine Anzeige, die er allein unterfertigte.

Während wir noch schrieben, erschien der mittlerweile herbeigerufene Polizeiarzt Dr. *Deimel*, dem wir von dem Sachverhalt Mitteilung machten. Dieser gab hierauf der Meinung Ausdruck, daß er sich in der Sache nicht besonders zu bemühen brauche, sondern daß er einfach unser Parere unterfertigen werde. Daraufhin machte ich ihn ausdrücklich aufmerksam, daß ja ein Parere noch nicht vorliege, sondern nur eine Anzeige, und daß er in dem Falle besonders vorsichtig vorgehen und sich jedes Wort notieren solle; denn da zwischen Herrn und Frau *Girardi* eheliche Zwistigkeiten beständen, könne es leicht geschehen, daß später Rekriminationen wegen ungerechtfertigter Internierung kämen. Hierauf verließ ich das Gebäude der Polizeidirektion. Nachmittags kam aber Dr. *Deimel* zu mir und teilte mir mit, daß die Rettungsgesellschaft *Girardi* in der Wohnung nicht angetroffen habe, da er geflohen sei und man nicht wisse, wohin. In den Morgenblättern des nächsten Tages stand auch die Notiz, daß *Girardi* abgängig sei. Mein erster Eindruck von dieser Nachricht war die Befürchtung, daß *Girardi* sich ein Leid angetan haben dürfte. Am folgenden Tag erfuhr man aber aus der Zeitung, daß er in Begleitung des Mannes, der uns den Eintritt in die Wohnung verwehrt hatte, seines Radfahrlehrers, sofort, nachdem Dr. *H.* und ich uns entfernt hatten, zu *Katharina Schratt* (1854 bis 1940), der berühmten Schauspielerin des Burgtheaters und Freundin des Kaisers *Franz Josef* (1830—1916), gefahren war, um sich unter ihren Schutz zu begeben. Was Frau *Schratt* unternommen hat, weiß ich nicht, doch dürfte sie sich sogar an den Kaiser gewendet haben. Der Erfolg dieser Schritte war, daß eine polizeiärztliche Untersuchung des Geisteszustandes *Girardis* angeordnet wurde, zu der außer dem bereits erwähnten Polizeiarzt Dr. *Deimel* noch der Landesgerichtspsychiater Dr. *Hinterstoisser* beigezogen wurde. Die Herren konnten eine Geistesstörung nicht konstatieren und *Girardi* konnte sich wieder frei bewegen.

Nun ging ein Hexensabbat in der Presse los. Es wurde erbittert gegen die Psychiater losgezogen und die Situation so dargestellt, als ob die Insassen der Irrenanstalten, besonders der Privatanstalten, überhaupt nur Personen wären, die von Feinden mit Hilfe der willfährigen Psychiater in der Anstalt zurückgehalten würden. Man schrieb, daß ich mit Dr. *H.*, ohne *Girardi* gesehen zu haben, ein Gutachten abgegeben hätte, um ihn Frau *Odilon* zu Gefallen in die Irrenanstalt zu bringen. Ich berichtigte in der Zeitung, indem ich den wirklichen Tatbestand darstellte. Die Zeitung mußte meine Berichtigung bringen, aber ich konnte mich überzeugen, daß das gar nichts nützte, denn in der nächsten Nummer druckten sie ruhig wieder die unwahre Darstellung ab. In der Neuen Freien Presse beantragte der bekannte Schriftsteller *Felix Salten* in einem großen Artikel meine Absetzung. Der berüchtigte Radaupolitiker Graf *St.* ließ in einer anderen Zeitung einen Schmähartikel gegen mich los.

Girardi hat gegen Dr. *H.* eine Prozeßklage wegen versuchter widerrechtlicher Freiheitsberaubung erhoben, die im Straflandesgericht in Wien geführt wurde. Ich wurde im Untersuchungsverfahren als Zeuge vernommen und gab alles, was ich über die Angelegenheit wußte, zu Protokoll. Aus Bemerkungen, die der betreffende Untersuchungsrichter, ein Landesgerichtsrat, machte, konnte ich entnehmen, daß man im Laufe der Untersuchung die Überzeugung gewonnen hatte, das Benehmen *Girardis* habe reichlich den Verdacht einer Geistesstörung gerechtfertigt. Tatsächlich kam es zu keiner Verhandlung, denn die Untersuchung wurde mangels eines Tatbestandes eingestellt.

Der bekannte Professor für Nervenkrankheiten *Moriz Benedikt* (1835—1920) kam im Jahre 1901 in einem Artikel in einer juridischen Zeitschrift auf den Fall *Girardi* zu sprechen, ohne den Namen zu nennen, und meinte, derselbe habe in einer peinlichen Lage als geschickter Komödiant den Tobsüchtigen und Halluzinanten gespielt, und als der Arzt das Spiel für Ernst nahm und die Komödie zur Tragödie der Internierung zu werden drohte, habe er das Spiel aufgegeben und sich als das Opfer einer Intrige aufgespielt. Es mag schon sein, daß *Benedikt* zum Teil Recht hatte; allerdings wußte er nichts davon, welche Rolle das Kokain gespielt hatte.

Ich habe die Affäre *Girardi* etwas ausführlicher dargestellt, obwohl alle Beteiligten schon tot sind. Aber diese Geschichte ging noch lange als Gespenst herum. Im Jahre 1933 erschien in der Münchner Illustrierten Presse ein Ausschnitt aus einem Roman, in dem es hieß:

,Kaiser *Franz Josef* und *Katharina Schratt*.
Nach den Aufzeichnungen des Grafen *L.*, k. u. k. Kämmerers S. M. *Franz Josef I.*'

,... seit dieser Begegnung genießt *Girardi* das Wohlwollen *Franz Josefs*, der ihn in einer bösen Stunde aus den Mauern des Steinhofs, der Wiener Irrenanstalt' — die damals noch gar nicht bestand — ,befreit. *Girardi* hatte sich in erster Ehe mit der Salondame des Wiener Volkstheaters, Madame *Odilon*, einer ebenso großen Künstlerin wie Lebedame, vermählt. Ohne daß er es wußte, hielt Frau *Odilon* die Beziehungen zu Baron *A. Rothschild*, dem Chef des Wiener Hauses der Familie, aufrecht. Als der eifersüchtige *Girardi* unbequem wurde, gelang es Frau *Odilon*, vermöge ihrer Verbindungen, einen berühmten Arzt dafür zu gewinnen, *Girardi* als geisteskrank und gemeingefährlich zu erklären. Eines Tages erschienen Wärter in der Wohnung *Girardis*, fesselten ihn und schleppten ihn nach dem Wagen der Irrenanstalt, der mit einem Arzt vor dem Hause wartete. *Girardi* verschwand hinter den Mauern von Steinhof. Seine Hilferufe drangen nicht heraus. Besorgten Freunden wurde der Besuch des Gefangenen verwehrt. Wer konnte helfen, wer war stark genug, den Kampf gegen die Macht des größten Vermögens und der Beziehungen aufzunehmen? *Katharina Schratt* hat *Girardi* befreit.'

Vom Herausgeber der psychiatrisch-neurologischen Wochenschrift auf diese Lügenschrift aufmerksam gemacht, schrieb ich für diese Wochenschrift einen Artikel: ,Meine Teilnahme an der Affaire *Girardi*', in dem ich das, was in den vorangehenden Seiten ausführlich geschildert ist, gekürzt wiedergab.

Immerhin hatte diese Affäre insofern eine günstige Wirkung, als sich die gesetzgebende Macht entschloß, an die Schaffung eines

Irrengesetzes zu gehen. Ich war darüber befriedigt, da ich es für richtig hielt, daß der Schutz der Geisteskranken einerseits, der Schutz der Allgemeinheit andererseits nicht durch die Verordnung irgendeines Ministeriums, sondern durch ein Gesetz gewährleistet wird.

Auch das Verhältnis der Regierungsgewalt und der Landesregierungen, die verfassungsgemäß die Aufgabe hatten, Irrenanstalten zu errichten und zu erhalten, verlangte eine gesetzliche Regelung. Der Berater der Regierung in diesen zum größten Teil ärztlichen Fragen sollte der Obersanitätsrat sein. Im Obersanitätsrat saß aber kein Psychiater. Es wäre naheliegend gewesen, *Krafft-Ebing* dorthin zu berufen. Dieser hatte aber in Regierungskreisen und zum Teil auch im Professorenkollegium Feinde. Man wollte ihn dort nicht, obwohl er ein Lehrbuch der forensischen Psychiatrie geschrieben und zahllose gerichtliche Gutachten verfaßt hatte, und so kam es, daß ich als der viel Jüngere am 26. Jänner 1899 zum ständigen Mitglied des Obersten Sanitätsrates ernannt wurde, in welcher Stellung ich bis zum Jahre 1937 verblieb. Ich hatte mich um diese Berufung in keiner Weise bemüht und wurde von ihr überrascht. Offenbar verdankte ich sie meinen Freunden und Gönnern im Obersanitätsrat, Sektionschef *Kusy* und den Professoren *Albert* und *Hofmann*.

Ich wurde durch diese Ernennung immer mehr auf die Bahn der forensischen Psychiatrie, der Irrengesetzgebung, der Bewegung zur Schaffung eines neuen Strafgesetzentwurfes, des Rechtsschutzes der Geisteskranken und dergleichen gedrängt. Im Jahre 1901 schrieb ich fünf Artikel in der Wiener klinischen Wochenschrift, in denen ich mich in polemisierender Form mit einzelnen dieser Fragen befaßte. Angeregt wurde ich ursprünglich dazu durch einen schon erwähnten Aufruf, der, in allen Wiener Tagesblättern erschienen, für reformatorische Maßregeln im Irrenwesen Propaganda machte. Dieser Aufruf mußte um so mehr Beachtung finden, als unter den neun Unterschriften sich einige Namen befanden, deren Träger teils vermöge der hervorragenden öffentlichen Stellung, die sie bekleideten, teils wegen ihrer literarischen und wissenschaftlichen Bedeutung diesem Schritte einen besonderen Nachdruck zu verleihen imstande waren. Ich erinnere mich nicht mehr an alle neun Namen, nur noch an die des berühmten Geologen *Eduard Suess*, des damaligen Direktors des Burgtheaters *Max Burckhard* (1854—1912) und des Professors *Emil Schrutka von Rechtenstamm* (1852—1918).

Der Inhalt war so, daß ich dem Aufsatz, der sich speziell mit dem Aufruf beschäftigte, den Titcl gab: ‚Die Psychiater-Hetze‘, ein Ausdruck, der weiterhin in den Erörterungen über den Aufruf allgemein gebraucht wurde.

In diesem Aufruf wurde verlangt, daß für Irrsinnserklärungen und für die Unterbringung eines Geisteskranken in die Irrenanstalt nicht mehr ein ärztliches Gutachten maßgebend sein sollte, sondern ein Laiengutachten einer Kommission unabhängiger Männer, die das Vertrauen ihrer Mitbürger genießen (also gewählter Geschworener). Diese Schrift war aber von einem gewissen E. A. *Schroeder* verfaßt, der die darin dargelegten Ansichten schon seit mehr als zehn Jahren in Deutschland in Broschüren und Zeitungsartikeln vertreten hatte. In diesen Veröffentlichungen bezeichnete er die Psychiatrie als eine Pseudowissenschaft, die Psychiater als Männer, die eifrig bemüht wären, eine unbeschränkte Machtstellung zu erlangen, und die die Leute erst durch ihre Behandlung irrsinnig machten. Sie hätten die wahnwitzige Theorie erfunden, daß ein Geisteskranker sich gesund stellen, also dissimulieren könne. Sähen sie sich endlich gezwungen, einen irrtümlich als geisteskrank Bezeichneten zu entlassen, so würden alle möglichen Pressionen ausgeübt, damit derselbe wenigstens zugestehe, geisteskrank gewesen zu sein. Die Psychiater wollten recht viele Leute zu Geisteskranken stempeln, damit die Privatanstalten sich bereichern könnten und damit neue Anstalten gebaut und mehr Irrenärzte angestellt werden müßten. Sie täten dies auch aus persönlicher Freundschaft mit dem Besitzer einer Privatanstalt oder dem früheren akademischen Lehrer zuliebe, denn je mehr Psychosen die psychiatrische Klinik beherberge, um so interessanter sei sie und um so mehr Hörer und Kollegiengeld habe der Lehrer. In diesem Stile ging es weiter.

Ich habe mich mit der von mir schon öfter bewiesenen polemischen Schärfe und Gründlichkeit mit dem Aufruf und der Person seines Verfassers in diesem Artikel ‚Die Psychiaterhetze‘ auseinandergesetzt und so nebenbei die ‚Hochachtbaren Herren‘, die den Artikel unterschrieben hatten, mit einem kleinen polemischen Spritzer bedacht. Die Polemik gegen den Aufruf und gegen *Schroeder* setzte sich auch in dem zweiten Artikel: ‚Über die widerrechtlichen Internierungen und das psychiatrische Geschworenengericht‘ fort.

In dem dritten Artikel: ‚Der Rechtsschutz der Geisteskranken‘ hatte ich weniger Anlaß zur Polemik, sondern zu Vorschlägen für die Irrengesetzgebung, Vorschläge, die zum Teil mit denen anderer erfahrener Psychiater übereinstimmten und die ja auch bald durch gesetzliche Regelungen verwirklicht wurden.

Im vierten Aufsatz: ‚Irrenwesen und Strafrechtspflege' habe ich zum ersten Male meine Anschauung über Zurechnungsfähigkeit dargestellt, die ich in späteren Arbeiten festgehalten und weiter ausgebaut habe. Ich knüpfte dabei an die Ideen an, die ich in meiner Antrittsvorlesung im Jahre 1893 über die Lehren *Lombrosos* vorgebracht hatte. Dadurch kam ich in eine gegensätzliche Einstellung zu den Wiener Gerichtspsychiatern, die unter der Ägide *Krafft-Ebings* dem Begriffe der Unzurechnungsfähigkeit eine gar zu weitherzige Auslegung gegeben hatten. Ich hatte genügend Gelegenheit gehabt, von der anderen Seite, nämlich von der Irrenanstalt her, zu erfahren, welche Übelstände es gab, wenn eine größere Zahl von Individuen mit kriminellen Anlagen, die aber geistig klar waren und sich bei allen Ausschreitungen auf ihre Unverantwortlichkeit beriefen, in die Irrenanstalt kam. Ich habe damals zum ersten Male in Österreich die Forderung aufgestellt, daß man für diese psychopathischen Verbrechernaturen eigene Retentionsanstalten errichten möge, in denen für die Dauer der Retention nicht die Geistesstörung, sondern die Dauer der Gemeingefährlichkeit maßgebend sein soll.

In dem fünften Vortrag: ‚Alkohol und Irrenwesen' wurde ich wieder recht polemisch, und zwar mußte ich meinen Angriff besonders gegen *August Forel* (1848—1931), den bekannten Abstinenzapostel, richten. Es hing das mit unerfreulichen Vorgängen zusammen, die auf dem kurz vorher in Wien stattgefundenen internationalen Kongreß gegen den Alkoholismus erfolgt waren. Man hatte dort heftige Angriffe gegen den Direktor der Wiener Irrenanstalt *Tilkovsky* gerichtet, weil er die vielen Gewalttäter und Verbrechernaturen, die auf Grund von Gutachten der Gerichte sub titulo schwerer Alkoholismus in die Irrenanstalt geschickt worden waren, nach kurzer Zeit mangels einer Geistesstörung wieder entlassen hatte. Allerlei Verteidiger in Strafsachen und Sachverständige benutzten diese sehr unpassende Gelegenheit eines internationalen Kongresses, um ihren Ärger über *Tilkovsky* zum Ausdruck zu bringen. Unter den Angreifern war auch *Forel.* Mit ihm habe ich mich nun in meinem Aufsatz beschäftigt. Ich konnte ihm unter anderem nachweisen, daß er es als Direktor der Züricher Irrenanstalt auch nicht anders gemacht habe als *Tilkovsky.*

In diesen fünf Aufsätzen hatte ich mich als ein Fachmann erwiesen, der in den Fragen der Irrengesetzgebung etwas zu reden
hat. Die Gelegenheit dazu bot sich bald. Bevor ich aber darüber
schreibe, will ich noch einige andere Angelegenheiten erörtern.

Zunächst zum 8. internationalen Antialkoholkongreß in Wien
im April 1901.

Ich sollte einen Vortrag halten und dachte, es könnte bei dem
vielen Schlagwortfabrizieren und den halben und ganzen Propa-
gandaunwahrheiten nicht schaden, die Alkoholwirkung etwas vom
klinisch-wissenschaftlichen Standpunkte aus zu betrachten. Ich behandelte Fragen der Toxikologie des Alkohols und kam auf die
Abstinenzerscheinungen, die nach chronischem Alkoholmißbrauch
auftreten und durch Alkohol bekämpft werden, wie das Zittern und
Erbrechen am Morgen, und endlich auf das Delirium alcoholicum
zu sprechen. Damals hatte ich immer gleichzeitig auf der Klinik
mindestens sechs Alkoholdeliranten und konnte mich durch genaue
Erhebungen über den an den Tagen vor dem Delirium genossenen
Alkohol, respektive über die Zeit der Abstinenz immer wieder überzeugen, daß die alten Autoren, aber auch moderne Psychiater, die
über ein genügendes Delirantenmaterial verfügten, Recht hatten,
wenn sie die Abstinenz als die Grundlage des Alkoholdeliriums an-
sahen. Ich konnte bei dieser Gelegenheit auf zwei schöne Arbeiten
hinweisen, die meine Assistenten *Elzholz* und *Raimann* auf meine
Anregung über das Blutbild im Alkoholdelirium und über die
Zuckertoleranz der Alkoholiker gemacht hatten. Schließlich sprach
ich auch von den alkoholischen Lähmungen und der alkoholischen
Demenz (*Korsakoff*sche Psychose). Da erhob sich ein Sturm seitens
der Abstinenzfanatiker und der Besitzer von Abstinenz-Sanatorien,
denen es als eine Blasphemie erschien, daß die plötzliche Alkohol-
abstinenz irgendwelche Schäden verursachen sollte. *Forel*, der ja
doch ein Wissenschaftler war und nicht unaufrichtig sein wollte,
nahm eine eigentümliche Stellung ein. Er sagte nicht, daß er keine
Alkoholdelirien durch Abstinenz beobachtet hatte, sondern er berief
sich auf die Inhaber von Abstinenz-Sanatorien, die solche Abstinenz-
delirien hätten sehen müssen, wenn es das gäbe. Und so hatte ich
also die ganze Meute gegen mich. Ich führte nun gleich nach dem
Kongreß eine kleine Bosheit gegen *Forel* durch und publizierte ein
von mir verfaßtes Fakultätsgutachten: ‚Alcoholismus chronicus.
Todschlag, verübt an der eigenen Frau. In der Haft Abstinenzdeli-

rium.' Am Schluß zitierte ich zwei gerichtliche Gutachten *Forels*, in denen er davon sprach, daß bei plötzlicher Abstinenz nicht selten Alkoholdelirien auftreten.

Mittlerweile hatten die Administrations- und die Justizbehörden einen einleitenden Schritt zur Ausarbeitung eines Irrengesetzentwurfs getan. Sie veranstalteten eine Irrengesetzenquete im Ministerium des Innern und beriefen in diese Enquete folgende psychiatrische Fachmänner: *Krafft-Ebing, Pick* aus Prag, *Gabriel Anton* (geboren 1858) aus Graz, den Direktor der Wiener Landesirrenanstalt *Tilkovsky*, den Direktor der böhmischen Landesirrenanstalt in Dobrzan, namens *Hrase*, den Wiener Neurologen *Benedikt* und mich.

Der Gedanke, ein das ganze Irrenwesen umfassendes Irrengesetz zu schaffen, wie ein solches in verschiedenen Staaten in Wirksamkeit war oder in Beratung stand, wurde bald aufgegeben. Ein solches Gesetz hätte vielfach in die Verwaltung eingreifen müssen, und die Verwaltung der Irrenanstalten lag in der Hand der Länder. Die Länder waren aber im alten Österreich meistens stärker als der Staat.

Das Justizministerium war aber bereit, einen Gesetzentwurf vorzulegen, der einerseits den Rechtsschutz der Geisteskranken gewährleisten, andererseits aber die Möglichkeit bieten sollte, gewisse Verbesserungen des allgemeinen bürgerlichen Gesetzbuches, die Entmündigung betreffend, durchzuführen.

Die Verhandlungen gestalteten sich recht schwierig. Der Leiter des Justizministeriums war ein hervorragender Rechtsgelehrter, der auf einem anderen Gebiet der Rechtspflege ein allgemein bewundertes Gesetzeswerk geschaffen hatte. Auf dem Gebiete des Irrenrechtes war er aber gar nicht weit von dem Standpunkt des eingangs besprochenen Aufrufes des Herrn *E. A. Schroeder* entfernt, und die Einstellung wurde nach seinem Rücktritt von seinem Nachfolger übernommen.

Ich wurde wegen meiner Überzeugung, daß das Publikum ein Recht auf eine vernünftige Kontrolle der Aufnahmen von Geisteskranken in Irrenanstalten habe, wiederholt angegriffen, so daß ich anläßlich der Verleihung des Ehrendoktorats der Wiener juridischen Fakultät am 22. Mai 1937 folgende Worte sagte:

,Mein oberster Grundsatz bei meiner theoretischen und praktischen Beschäftigung mit psychiatrisch-forensischen Fragen war: gebet dem Arzt, was des Arztes ist, aber dem Richter, was des Richters ist; und ich habe in der Durchführung dieses Grund-

satzes manchmal mehr Beifall bei den Juristen als bei den
Ärzten gefunden.'

Erst am 28. Juni 1916 brachte die Entmündigungsordnung —
vielleicht das letzte von Kaiser *Franz Josef* unterschriebene Gesetz
— eine Regelung der Entmündigung Geisteskranker und Süchtiger.
Sie diente gleichzeitig dem Rechtsschutz Geisteskranker, respektive
der Verhütung ungerechtfertigter Internierungen in Irrenanstalten.
Diese Verordnung blieb seither in Geltung und hat sich bewährt."

Die Kropfprophylaxe

Von größter Bedeutung für die Volksgesundheit wurden die Bemühungen *Wagner-Jaureggs* um die Lösung des Kropfproblems. Bevor wir auf sie eingehen, sei uns wieder ein kurzer historischer Überblick erlaubt.

Die medikamentösen und operativen Behandlungsmethoden des Kropfes entwickelten sich bis zum Ende des 19. Jahrhunderts nahezu unabhängig von den theoretischen Forschungsergebnissen. Gestützt auf die Erfahrung eilten sie den letzteren weit voraus.

Galen beschrieb die Schilddrüse nicht, und es ist unsicher, ob er sie überhaupt kannte. Doch findet sich in seinen Arbeiten eine Stelle über eine Strumaoperation — unter Struma verstand man damals jede Anschwellung irgendeines Organs —, wo bemerkt wird, daß „der Unkluge in seiner Ignoranz die Nervi recurrentes" bei einer in der Tiefe des Halses gelegenen Struma verletzen könne.

Realdo Colombo (1516—1559) unterschied als erster die Schilddrüse von anderen Halsorganen, und von dieser Zeit an wurde sie wiederholt Gegenstand des Interesses von Ärzten und Forschern. Fehlmeinungen über Anatomie und Physiologie der Schilddrüse wurden immer wieder geäußert und zu beweisen gesucht, und nur langsam kam man der Wahrheit näher. Einer der ersten, der sich darum im Experiment bemühte, war *Astley P. Cooper* (1764—1841), der feststellen konnte, daß zehn Monate alte Hunde nach der Entfernung der Schilddrüse blödsinnig wurden. Bei Nachahmungen dieses Experiments konnte nicht immer das gleiche Resultat erzielt werden — heute wissen wir, daß die Nachprüfer wahrscheinlich zu wenig Schilddrüsengewebe entfernten, oder daß eine bei Hunden häufige akzessorische Schilddrüse den Funktionsausfall ausglich. Noch schwieriger wurden die Deutungsversuche, als *Heinrich Adolf von Bardeleben* (1819—1895) 1841 durch eine solche Operation am Hunde Krämpfe auslösen konnte. *Thomas Curling* (1811—1888) beschrieb 1850 eine Kachexie mit Schwellung des Nackengewebes bei Kretins, bei denen sich keine Schilddrüse nachweisen ließ.

Frühzeitig erkannte man die Bedeutung geographischer Momente für die Entstehung des Kropfes. So fragte *Juvenal* (um 60—140) „Quis tumidum guttur miratur in Alpibus? aut quis in Meroe Crasso majorem infante mamillam?" *Plinius* (23—79) machte die Beschaffenheit des Trinkwassers mancher Gegenden für die Entstehung des Kropfes verantwortlich. Diese Anschauungen erhielten sich durch das ganze Mittelalter; *Paracelsus* (1493—1541) erneuerte sie und wies darauf hin, daß das Wasser auf seinem Wege verschiedene Metalle und Mineralien vom Boden aufnähme, die dann schädlich wirkten. Erst dem 19. Jahrhundert gelang es, den tatsächlichen Zusammenhängen zwischen dem Trinkwasser und der Kropfbildung näher zu kommen.

So erkannte *Jean François Coindet* (1774—1834) das Jod als das wirksame Prinzip des gebrannten Meerschwammes, den schon *Shen Nung*, der Vater der chinesischen Medizin, vor 4500 Jahren gegen Kröpfe angewendet hatte. Darüber hinaus vermutete *Coindet*, daß auch die normale Schilddrüse Jod enthalte, eine Vermutung, die *Eugen Baumann* (1846—1896) 1895 beweisen konnte. Auf *Wilhelm Ostwald* (1853—1932) geht die Isolierung des Thyreoglobulins, auf *Eugen Baumann* die des Jodothyrins zurück. 1914 konnte *Edward Calvin Kendall* (geboren 1886) durch hydrolytische Spaltung das Thyroxin darstellen, das in seiner Struktur von *Charl. Rob. Harington* (geboren 1897) und *George Barger* (geboren 1878) gezeichnet wurde. Das Dijodtyrosin, das in seinen Wirkungen in einem gewissen Gegensatz zum Thyroxin zu stehen scheint, wurde durch Forschungen von *Harington* und *Kendall* sichergestellt.

Langsam änderte sich auch die Therapie. Aus der Haarseilmethode, dem Brennen mit dem Glüheisen, dem Ätzen entwickelten sich Vorschläge, den Kropf durch Ligatur der zuführenden Gefäße, zystische Kröpfe durch Inzisionen zu verkleinern. Schließlich lernte man die Exstirpation so auszuführen, daß sie — unter dem Schutze der Asepsis und Antisepsis — keine wesentliche Gefährdung für den Patienten mehr bedeutete. Man ließ etwas Schilddrüsengewebe zurück, um die Ausbildung eines Myxödems zu vermeiden, und wußte die Epithelkörperchen zu schonen, die *Ivar Sandström* (1852—1889) im Jahre 1880 entdeckt hatte und die ungefähr 15 Jahre später als Träger einer selbständigen Funktion erkannt werden konnten (*Alfred Kohn*, geboren 1867).

Neben der Entwicklung der Kropfchirurgie gingen die Bemühungen einer konservativen Kropftherapie weiter. *Gaspard-Adolphe Chatin* (1813—1901) und *Jean Marchand* (1816—1895) sahen 1852 im Fehlen von Jod im Trinkwasser bestimmter Gegenden die Ursache der Kropfbildung und rieten eine Jodprophylaxe an. Schon 1860 begann *Chatin* die ersten erfolgreichen Großversuche in den drei Departements Bas-Rhin, Seine-Inférieure und Haute-Savoie, allerdings mit einer zu hohen Dosierung des Jodes. *Fritz de Quervain* (1868—1940), *Theodor Kocher* (1841—1917) und *César Roux* (1857—1934) stellten ähnliche Untersuchungen in der Schweiz an, *David Marine* (geboren 1880) und *Arthur Herbert Kimball* (1875 bis 1938) 1917 in Amerika. In Österreich war es vor allem *Wagner-Jauregg*, der sich mit diesem Arbeitsgebiet beschäftigte. Seine ersten Untersuchungen begannen 1884. Doch lassen wir ihn selbst berichten:

„Um diese Zeit war eine Frage dringlich geworden: *Billroth* in Wien und *Kocher* in Bern hatten begonnen, Kröpfe zu exstirpieren, eine Operation, die man bis dahin für sehr gefährlich gehalten hatte. Durch die Fortschritte der chirurgischen Technik (Narkose und Antisepsis) war man aber soweit gekommen, daß die Operation chirurgisch ohne weiteres durchführbar war. Darüber hatte man ganz vergessen, daß man damit den Organismus einer Drüse beraube, der Schilddrüse, die ihm vielleicht abgehen werde. Von der Physiologie bekam man allerdings keine Aufklärung. *Johannes Müller* sagte in seinem Handbuch der Physiologie: ‚Funktion der Schilddrüse ist unbekannt.' Und in dem Lehrbuch von *Brücke,* nach dem ich studiert hatte und geprüft worden war, stand zu lesen:

‚Über die Funktion der Schilddrüse fehlt sogar jede Hypothese. Sie ist bei Tieren und Menschen ausgeschnitten worden, sie ist in ihrer ganzen Masse degeneriert, sie ist nach dieser Degeneration nach und nach auf chirurgischem Wege zerstört worden, ohne daß man daraus irgendwelche Belehrung über die Funktion der Schilddrüse geschöpft hätte.'

So geschrieben 1875. Da kamen auf einmal alarmierende Nachrichten. *Jacques-Louis Reverdin* (1842—1929) und nach ihm *Kocher* berichteten aus der Schweiz, daß bei Menschen, denen sie wegen eines Kropfes die ganze Schilddrüse exstirpiert hatten, eigentümliche Zustände auftraten, geistiger Rückgang und entstellende Weichteilschwellungen, und daß bei jugendlichen, noch im Wachstum befindlichen Menschen sich auch Wachstumsstillstand und mangelhafte Genitalentwicklung, auch blödsinnartige Zustände einstellten, kurz, das ganze Bild des Kretinismus. In Wien machte man dagegen an von *Billroth* operierten Fällen die Beobachtung, daß bei manchen Kranken, bei denen die ganze Schilddrüse exstirpiert worden war, eigentümliche Anfälle von tonischen Krämpfen auftraten, die nicht selten auch tödlich endeten, und die von Dr. *Nathan Weiss* (1848 bis 1883), einem ausgezeichneten Neurologen, als Tetanie erkannt wurden (1881), eine Krankheit, von der man schon lange wußte, ohne daß man sie bisher in Beziehung zur Schilddrüse gesetzt hatte.

Leidesdorf, der von diesen Erfahrungen Kenntnis bekommen hatte, sagte mir einmal Anfang 1884, ich sollte doch versuchen, Tieren die Schilddrüse zu exstirpieren. Ich ließ mir das nicht zweimal sagen, verschaffte mir eine Anzahl Katzen und exstirpierte ihnen die Schilddrüse. Meine Kollegen, nämlich Sekundarärzte der Irrenanstalt, assistierten mir bei diesen, wie auch bei anderen Tierversuchen, bereitwilligst. Zu meiner großen Überraschung wurden die Tiere sofort schwer krank; sie bekamen Zuckungen, Krampfanfälle, in denen sie am ganzen Körper ganz steif wurden, und andere nervöse Störungen und waren fast ausnahmslos nach wenigen Tagen tot. Ich operierte auch einige Hunde mit dem gleichen Resultat. Diese Versuche waren der Anlaß, daß ich zum ersten Male in der Gesellschaft der Ärzte auftrat. Ich packte einige so operierte Katzen in eine Handtasche und ging in die Sitzung der Gesellschaft der Ärzte und legte meine drei Katzen auf den Tisch des Hauses nieder. Sie taten mir den Gefallen und spielten sofort alle Stückeln, die ich von ihnen erwartete. *Billroth*, der gerade präsidierte, war sichtlich etwas unangenehm berührt. Da er sich mit meiner Ansicht, damals wenigstens, noch nicht befreunden konnte, versuchte er den Erscheinungen irgendeine andere Erklärung zu geben. Immerhin hatte meine Demonstration auf die Versammlung einen starken Eindruck gemacht.

Ich habe meine Versuche in der 25. und 30. Nummer der Wiener medizinischen Blätter des Jahres 1884 publiziert. Ich hatte mit meiner Veröffentlichung insofern Pech, als gleichzeitig mit mir (1884) der alte Physiologe *Moritz Schiff* (1823—1896) in Turin dieselben Versuche mit demselben Ergebnis gemacht hatte, ohne daß wir voneinander Kenntnis gehabt hätten. Nur kann ich für mich in Anspruch nehmen, daß ich gleich der richtigen Deutung des Versuches näher war, indem ich auf die Analogie mit der beiderseitigen Nierenexstirpation hinwies und auch zeigte, daß die einseitige Exstirpation der Schilddrüse ebenso wie die einseitige Nierenexstirpation unschädlich sei, aber zur Hypertrophie der zurückbleibenden Hälfte führe. In der Veröffentlichung aus dem Jahre 1884 heißt es, daß die Entfernung beider Nieren zur Urämie führe, die man heutzutage allgemein als Vergiftung auffaßt durch Stoffe, welche sich infolge der mangelnden Nierentätigkeit im Blute ansammeln. Ebenso wäre es möglich, daß die Schilddrüse beim Umsatz der Stoffe im Tierkörper eine Rolle spiele, und daß sich nach dem Ausfall ihrer Tätigkeit gewisse Substanzen im Organismus anhäufen, die auf das Nervensystem eine deletäre Wirkung ausüben. Es ließe sich nach einer solchen Annahme ganz gut erklären, daß sich die Tiere in der ersten Zeit nach der Operation ganz wohl fühlen und daß erst nach und nach die Krankheitserscheinungen auftreten und sich steigern, ferner daß die Tiere die Exstirpation eines Schilddrüsenlappens ganz ohne Störung vertragen. *Schiff* hatte eine andere, unrichtige Erklärung für die Folgen der Schilddrüsenexstirpation gegeben. Die Resultate der Schilddrüsen-Totalexstirpation wurden von verschiedenen, auch deutschen Autoren bestätigt.

Ich habe die Schilddrüsen-Totalexstirpationsversuche noch längere Zeit in mehrfachen Variationen fortgesetzt, mit Änderungen der Ernährung, mit Unterbindung von Schilddrüsengefäßen usw. Allmählich ist die Sache eingeschlafen, und das war kein Unglück, denn es hat sich später herausgestellt, daß sowohl *Schiff* und ich als auch mehrere unserer Nachfolger einen Fehler in den Versuchsbedingungen hatten. Wir wußten nicht, daß wir bei Hund und Katze nicht bloß die Schilddrüse exstirpiert hatten, sondern auch die Epithelkörperchen, die Glandulae parathyreoideae, die bei den Fleischfressern, und zwar auf jeder Seite, in die Schilddrüse eingebettet sind. Diese Drüse hatte wohl *Ivar Sandström* schon 1880 entdeckt, aber da das in den Upsala Läkareförenings Forhandl. schwedisch publiziert war, kam es uns und auch anderen nicht zur Kenntnis, bis *Eugène Gley* (1857—1930), *Giulio Vassale* (1862 bis 1912) und *Generale* nachwiesen, daß die tödliche Folgeerscheinung, die Tetanie, nur eintritt, wenn man die Epithelkörperchen, auch bei völliger Schonung der Schilddrüse, exstirpiert."

Für einige Jahre ruhten dann *Wagner-Jaureggs* Bemühungen, zur Klärung der Schilddrüsenfunktion beizutragen; dann suchte er der Sache über den Fragenkomplex: Kropf und Kretinismus beizukommen.

„Im Jahre 1892 begann ich mit Untersuchungen über ein Thema, das mich seither ununterbrochen verfolgt hat und von dem ich auch heute noch nicht losgekommen bin: Kropf und Kretinismus. Den Anstoß dazu gab *Moritz Holl*, der als Professor der Anatomie von Innsbruck nach Graz gekommen war, ungefähr zur gleichen Zeit wie ich von Wien berufen wurde. Ich war mit ihm seit meiner Assistentenzeit recht befreundet, doch kannte ich ihn schon länger, denn er war Demonstrator bei *Langer*, als ich Anatomie studierte. Wir machten von Graz aus öfter größere oder kleinere Bergpartien. Dabei beeindruckten ihn die Kretins, die oft zu sehen waren, tief. Er hatte übrigens schon in Tirol genug Gelegenheit gehabt, Kretins anzutreffen. Er stellte mir vor, daß ich als Psychiater mich mit der Frage des Kretinismus wissenschaftlich beschäftigen müßte, und damit hatte er zweifellos Recht. Ich wußte jedoch schon aus meinen Erfahrungen an der Grazer Klinik, daß man mir die Kretins nicht auf die Klinik bringen werde. Man lieferte sie gelegentlich auf andere Kliniken ein, wenn eine interne oder chirurgische Erkrankung das erforderlich machte; aber wegen ihres geistigen Defektes brachte man sie nicht auf die psychiatrische Klinik, denn sie waren ja nicht störend oder gefährlich; und überdies wußte man ja, daß sie nicht zu heilen waren.

Ich sagte mir also, wenn die Kretins nicht zu mir kommen, so werde ich zu den Kretins gehen. Ich beschloß, den von Graz aus leicht erreichbaren Gerichtsbezirk Frohnleiten zu meinem Arbeitsgebiet zu machen, und verschaffte mir ein Verzeichnis der in häuslicher Pflege befindlichen Geisteskranken und Schwachsinnigen, Kretins und Taubstummen in den Gemeinden des Gerichtsbezirkes Frohnleiten, was leicht zu erreichen war, da nach den damals geltenden Sanitätsgesetzen die Ortsvorsteher verpflichtet waren, ein nominatives Verzeichnis dieser Bresthaften zu führen. Ich ersuchte ferner die Grazer Statthalterei um die Erlaubnis für solche Untersuchungen, die mir erteilt wurde. Man gab mir zu diesem Zweck eine Art offene Ordre, mit der ich mich legitimieren sollte. Ich hatte gedacht, daß man mir, wenigstens anfangs, einen Gendarmen zur Begleitung mitgeben würde, doch sagte man mir, daß davon keine Rede sein könnte und daß es auch ganz überflüssig wäre. Ich sollte nur meinen Ukas vorzeigen. In der Tat erwies sich das auch als richtig, denn ich bin bei meinem Eindringen in viele Hunderte von Haushaltungen nur zweimal von einer gekränkten Mutter, die es nicht zugeben wollte, daß einer ihrer Sprößlinge im Kopf nicht ganz richtig war, unfreundlich abgewiesen worden. Sonst machte mein Dokument überall den erwünschten Eindruck, um so mehr, als die meisten Bauern Geschriebenes nicht gut lesen konnten.

Im Sommer 1892 ging ich also auf die Suche nach Kretins. Ich verwendete dazu während der Sommermonate jeden Donnerstagnachmittag und den ganzen Sonntag. Diese Tätigkeit war einerseits sehr anstrengend, denn ich war fast die ganze Zeit auf den Beinen, bin hoch hinauf in die Berge gestiegen, habe Täler durchwandert, bin Talhänge entlang gegangen und hatte am Sonntag oft nicht einmal ein richtiges Mittagessen. Andererseits habe ich von diesen Wanderungen in den Bergen im Sommer eine sehr schöne Erinnerung.

Ich ging meistens zuerst in die Gemeindeämter, um dort die Listen der Bresthaften durchzusehen, und suchte dann die dort Verzeichneten in ihren Wohnungen auf. Bei den einzelnen Parteien erkundigte ich mich, ob sie nicht von einem oder dem anderen dieser Bresthaften wüßten, der sich in der näheren Umgebung befände. Auf diese Weise machte ich eine große Menge derselben ausfindig, die in den Gemeindeverzeichnissen nicht aufschienen, und konnte mich überzeugen, daß die Unterscheidung von Kretins, Geisteskranken und Taubstummen in diesen Gemeindeausweisen vollständig unzuverlässig war. Im Laufe dieser Untersuchungen war ich einmal in den Ferien mit meiner Frau und meiner Stieftochter vier Tage auf dem Schöckel; jeden Tag stieg ich vom Schöckel zirka 500 Meter nach Semriach ab, das auf einem ausgedehnten Plateau zwischen Schöckel und Murtal lag, und wanderte das ganze Plateau auf und ab. Abends stieg ich dann wieder zum Schöckel hinauf.

Ich ging auch für einige Tage in den Bezirk Murau, der nach den amtlichen Statistiken der an Kretinismus reichste Bezirk Österreichs war. Dort besuchte ich aber nicht die einzelnen Häuser, sondern ließ mir durch den Bezirksarzt die Fälle in die Gemeindekanzleien bestellen. Da erlebte ich große Überraschungen: in den Verzeichnissen der Gemeindevorsteher waren zum Beispiel nur fünf bis sechs Fälle angegeben, beim Appell erschien aber die fünf- bis sechsfache Zahl.

Im Herbst habe ich noch einmal eine Expedition zu demselben Zweck in den Bezirk Radkersburg gemacht, indem ich über Einladung seitens des Bezirksarztes denselben auf seinen Inspektionsreisen begleitete. Mich interessierte es, zu sehen, wie es mit dem Kretinismus stehe, sobald die Mur die Berge verlassen hat und das ebene Land durchfließt. Wie ich erwartet hatte, hörte der Kretinismus auf; nur bei den unmittelbaren Muranwohnern, in den Murauen, fand ich einzelne Fälle von Kretinismus. Mir wurde dann von Kollegen bestätigt, daß dasselbe auch für die angrenzenden Teile Ungarns gelte, wo die Mur dann durch flaches Land, die sogenannte Murinsel, fließt.

Ich hatte über meine Erfahrungen in einem größeren Vortrag im Verein der Ärzte Steiermarks in Graz am 7. März 1893 berichtet und damals den Standpunkt vertreten, daß die Erscheinungen des Kretinismus sich alle aus der Annahme des Fehlens, respektive der

Herabsetzung der Schilddrüsenfunktion erklären lassen, eine Auffassung, die in den Erfahrungen über den sogenannten sporadischen
Kretinismus, jetzt Athyreose genannt, und in den Erfahrungen über
die Kachexia strumipriva als Folge der Totalexstirpation des Kropfes
bei jugendlichen Individuen durch *Roux* und *Kocher* eine mächtige
Stütze fand. Ich habe diesen Vortrag auch in den Mitteilungen des
Vereins der Ärzte in Steiermark publiziert, also in einem leider
wenig verbreiteten Organ, so daß er ziemlich unbekannt blieb,
während *Kocher* in Bern, der von mir unabhängig zur gleichen Zeit
die gleiche Theorie aufgestellt, sie aber in einem sehr verbreiteten
Archiv mitgeteilt hatte, allgemein als der Autor dieser Theorie zitiert
wurde, obwohl meine Darstellung vor der *Kochers* einen großen
Vorzug hatte. *Kocher* hatte nämlich die Sprachstörung an Kretins
auf einen Hirndefekt zurückgeführt, und die endemische Taubstummheit als eine Sache für sich, als eine Folge eines Sinnesdefektes
hingestellt, während ich zeigen konnte, daß die Mehrzahl aller
Kretins ausgesprochene Gehörstörungen haben und ihre Stummheit
oder ihre unartikulierte Sprache, die fast nur aus Vokalen und
Diphthongen besteht, durch die Gehörstörung bedingt ist. Sprechen-
lernen ist Nachahmung gehörter Laute. Wenn das Gehör gestört ist,
kann eine richtige Nachbildung des Vorgesprochenen nicht stattfinden, und da der Tongehalt der Vokale und Diphthonge ein viel
größerer ist als der der Konsonanten, so wird diese kretinische
Sprachstörung begreiflich.

Im Zusammenhang mit diesen Arbeiten habe ich mich auch mit
der Statistik des Kretinismus und mit der Kritik der bisher in Österreich geübten Evidenzhaltung der außerhalb einer Anstaltspflege
befindlichen Geisteskranken, Kretins und Taubstummen befaßt und
Vorschläge zu ihrer Verbesserung gemacht und publiziert. In Fortsetzung dieser Aktion habe ich im Sommer 1893 in allen Schulen
Steiermarks mit Unterstützung des Landesschulrates eine Zählung
aller wegen Kretinismus, Blödsinn oder Taubstummheit vom Schul-
unterricht befreiten, im schulpflichtigen Alter stehenden Kinder und
der trotz dieser Gebrechen die Schule besuchenden Kinder durchgeführt. Auch diese statistische Arbeit, die sehr wertvolle Resultate
ergab, habe ich publiziert. Gleichzeitig machte ich mich auch mit
der ganzen Literatur über Kretinismus vertraut; im pathologisch-
anatomischen Museum meines Freundes *Hans Eppinger (*1846 bis
1916), des Vaters des Wiener Internisten, studierte ich die Präparate.

Nach kurzer Pause, 1896 oder 1897, wandte ich mich wieder dem Kretinismus zu. Durch *Escherich*, der in der Frage nicht bewandert war, hatte ich als Privatpatienten einen Fall von sporadischem Kretinismus kennen gelernt, ein idiotisches, in Wachstum und Entwicklung zurückgebliebenes Kind, körperlich durch ein Myxödem entstellt, mit dicker Zunge, kaum noch sprechend. Ich wußte schon, daß in diesen Fällen die Schilddrüse fehlt. In England hatte man angefangen, solche Kinder mit frischer Schilddrüsensubstanz vom Schafe erfolgreich zu behandeln. Ich leitete eine solche Therapie auch bei diesem Kind ein, und es erfolgte bald eine bedeutende Besserung. Ich will bei dieser Gelegenheit einschalten, daß ich dieses Kind durch viele Jahre weiter behandelte, und zwar bald mit Schilddrüsentabletten anstatt der frischen Schilddrüsensubstanz, und daß aus diesem vollständig kretinischen Kind im Laufe der Jahre ein großes, in jeder Richtung wohlgebildetes Frauenzimmer wurde, das man sogar als hübsch bezeichnen konnte. Sie machte volle Volksschulbildung durch, lernte Französisch und Klavierspielen. Sie war nur noch etwas infantil und unselbständig. Ob sich das auch verloren hat und ob sie später etwa geheiratet hat, weiß ich nicht, denn sie ist mir schließlich aus dem Gesichtskreis geschwunden. Das Interessante war, daß man allmählich mit der Dosis der Tabletten immer weiter heruntergehen konnte, ohne daß der Fortschritt in der Entwicklung aufgehört hätte. Ich habe in der Folge, da der Fall Aufsehen machte, eine Anzahl solcher Fälle in meine Behandlung bekommen.

Da meine Untersuchungen über den Kretinismus schon bekannt waren, lud mich der Präsident der Österreichischen Gesellschaft für Gesundheitspflege, Ministerialrat *Kusy*, der außerdem Vorstand des Sanitätsdepartements des Amtes für Gesundheitspflege im Ministerium des Innern und Mitglied des Obersten Sanitätsrates war, ein, in der Gesellschaft für Gesundheitspflege einen Vortrag über den Kretinismus zu halten (am 9. Februar 1898). In diesem Vortrag machte ich den Vorschlag, in den vom Kropf und Kretinismus heimgesuchten Ländern ein Kochsalz zum Verkauf zu bringen, dem eine kleine Menge von Jodsalzen beigemengt werden sollte. Dieser Vorschlag fand zunächst kein Gehör; erst als 24 Jahre später dieses jodierte Salz in der Schweiz eingeführt worden war, tat man es auch in Österreich.

Ein Aufsatz aus dem Jahre 1899 lautete: ‚Über endemischen und sporadischen Kretinismus und dessen Behandlung'. Daß der sporadische Kretinismus, der bald auch den Namen infantiles Myxödem und später Thyreoaplasie bekam, auf einer Erkrankung, respektive einem Schwunde der Schilddrüse oder auf angeborenem Schilddrüsenmangel beruhe, war allgemein anerkannt, und darauf stützte sich ja seine erfolgreiche Behandlung mit Schilddrüsentabletten. Daß das auch vom endemischen Kretinismus gelte, respektive ein Ausfall von Schilddrüsenfunktion sei, wurde von Autoritäten wie *Theodor Kocher* in der Schweiz und *Carl Anton Ewald* (1845—1915) in Berlin bestritten. Ich vertrat nun die Theorie, daß der Kretinismus die Folge eines Mangels oder des Fehlens der Schilddrüsenfunktion durch kropfige Entartung sei, und suchte das bezüglich der einzelnen Symptome des endemischen Kretinismus inklusive der Sprachstörung, die auf Gehördefekten beruhe, nachzuweisen. Ich habe schließlich das Verlangen gestellt, daß man in größerem Maßstab von Amts wegen solche Versuche machen solle, und beantragte das auch im Obersten Sanitätsrat in einem Initiativantrag in der Sitzung vom 26. Mai 1900. Nachdem der Oberste Sanitätsrat diesen Antrag einstimmig angenommen hatte, legte ich in der nächsten Sitzung dieser Körperschaft konkrete Vorschläge zur Durchführung einer solchen Aktion vor, die zum Zweck hatte, mit den zu planenden Maßregeln direkt an die einer Behandlung Bedürftigen heranzukommen, und zwar in einem möglichst frühen Alter derselben. *Kusy* war mir persönlich sehr wohlwollend gesinnt, ging also an die Durchführung einer solchen Aktion heran, aber, da er ja doch mehr Bürokrat als tätiger Praktiker war, in seiner Art: er begann Akten zu verfertigen und mit denselben an andere Behörden heranzutreten, die wieder getrachtet hätten, die eigentliche Tätigkeit anderen Schultern aufzubürden. Außerdem war die Struktur des ehemaligen Österreich folgende:

Das Ministerium des Innern war auf seinem Gebiet allmächtig, aber diese Allmacht erstreckte sich nur auf die Gebäude des Ministeriums. Wenn außerhalb desselben etwas geschehen sollte, konnte das nur in dem einen oder anderen Kronland geschehen, und sowohl die einzelnen Landesregierungen der Kronländer als auch die Vorstände der einzelnen autonomen Stellen (Landtage, respektive Landesausschüsse) wachten eifersüchtig über die Erhaltung ihrer eigenen Allmacht; dadurch waren der Zentralregierung häufig die

Hände gebunden, und sie mußte sehr behutsam zu Werke gehen, um etwas durchsetzen zu können. *Kusy* lud also den steiermärkischen Landesausschuß ein, sich an der Aktion zur Bekämpfung des Kretinismus zu beteiligen. Er legte dem niederösterreichischen Landesausschuß nahe, Versuche der Behandlung von Kretins in seiner Idiotenanstalt in Kierling-Gugging anstellen zu lassen; ein ähnliches Ansuchen wurde an den Verein Stephaniestiftung gerichtet, der die Idiotenanstalt in Biedermannsdorf erhält. Endlich wurde die Medikamenteneigenregie des Allgemeinen Krankenhauses beauftragt, mir Thyreoideapräparate zur Anstellung von Versuchen unentgeltlich zu überlassen und solche Präparate — wenn möglich — selbst herzustellen.

Mir war aber klar, daß der Kretinismus mit Tinte allein gewiß nicht geheilt werden könne, und ich dachte nach, wie ich direkt an die kindlichen Kretins herankommen könne. Da kam mir eine Großmacht zu Hilfe, von der ich sonst nicht viel Löbliches zu sagen habe: die Presse. Von meinem Antrag im Obersten Sanitätsrat hatten einige Zeitungen berichtet, speziell auch in Steiermark. Auf diesem Wege bekam davon ein in Judenburg ansässiger Uhrmacher Kenntnis, übrigens kein Steirer, sondern ein Sachse, der drei kretinöse Kinder hatte; er schrieb mir, ob ich nicht glaube, daß sich seine Kinder für eine solche Behandlung eignen würden. Ich fuhr daraufhin am 8. Dezember 1900 nach Judenburg, befand die drei Kinder als zur Behandlung geeignete Kretins, versah dieselben aus eigenen Mitteln mit Schilddrüsentabletten der Firma *Burroughs Wellcome* in London. sagte dem Vater zu, daß ich alle drei Monate kommen werde, um die Fortführung der Behandlung zu überwachen, und forderte ihn auf, Umfrage zu halten nach anderen kindlichen Kretins, deren Eltern bereit wären, dieselben einer Behandlung unterziehen zu lassen.

Damit begann ich eine Aktion, die ich bis zum Beginn des Weltkrieges fortsetzte, die mir überreichliche Arbeit verursachte und einen beträchtlichen Teil meiner Ferialzeit in Anspruch nahm, die mir aber auch viel Naturgenuß brachte, erfreulichen Umgang mit Kollegen und Menschen aller Art verschaffte und vor allem viel Befriedigung und auch Erfolg gewährte.

Meine Aufforderung an den Uhrmacher hatte Erfolg; er machte mir bei meinem nächsten Besuch Mitteilung über diesen und jenen Fall, den er für ähnlich hielt, und von den Angehörigen dieser

Kinder erfuhr ich wieder andere Adressen. Damit breitete sich der Kreis meiner Patienten immer mehr aus, so daß ich die Besuche an einem Sonntag zwischen zwei Schnellzügen nicht mehr erledigen konnte. Bei den Ärzten in Judenburg fand ich aber kein Interesse, sondern nur Gleichgültigkeit oder Ablehnung. Nachdem ich schon sechs- oder siebenmal in Judenburg gewesen war, dachte ich daran, die Aktion auf einige Orte in der Umgebung, von denen ich wußte, daß dort auch Kretinismus heimisch war, auszudehnen, und zwar zunächst auf Fohnsdorf, Zeltweg, Weißkirchen bei Zeltweg und Knittelfeld. Da aber an diesen Orten jemand sein mußte, der mir die Fälle namhaft machte und sie bei meinen Besuchen zusammenrief, wandte ich mich nach den schlechten Erfahrungen, die ich mit den Ärzten in Judenburg gemacht hatte, an die Schulleiter in diesen Orten, die ja außerdem vermöge ihres Berufes die Kretins, die im schulpflichtigen Alter standen, kennen mußten. Da wurde bei den Ärzten in diesen Orten der fachliche Ehrgeiz rege, und sie teilten mir mit, daß sie sich selbst für die Sache interessierten und mir helfen würden. Es waren das der Werksarzt Dr. *Kortschak* in Fohnsdorf, der Werksarzt Dr. *Roman Diviak* in Zeltweg und der praktische Arzt Dr. *Ehrlich* in Knittelfeld, welchen letzteren ich von Graz her kannte. In Weißkirchen war kein Arzt; so trat ich dort mit dem Schulleiter namens *Krenn* in Verbindung. Ich begann diese erweiterte Aktion im August 1902, indem ich in Judenburg Standquartier nahm und von dort aus die einzelnen Orte besuchte.

Am erfreulichsten waren meine Erfolge in Zeltweg; ich lernte in dem dortigen Werksarzt einen prachtvollen Menschen kennen, mit dem ich mich im Laufe der Jahre innig anfreundete, ebenso mit seiner Frau, die ihm die Hausapotheke führte. Dieser Dr. *Diviak* war nicht nur ärztlich selten vielseitig gebildet, sondern hatte darüber hinaus auch andere wissenschaftliche Interessen. So hatte er vor seiner Wohnung einen Stein aufgestellt, der in Meterhöhe eine geschliffene Platte trug, auf der der Meridian von Zeltweg eingeätzt war, den er auf Grund von Messungen und Berechnungen selbst angefertigt hatte. Dr. *Diviak* war mir zuerst mit einer gewissen Reserve entgegengekommen: er wollte erst sehen, ob der Wiener Professor ernst zu nehmen wäre, um so mehr, als, wie ich später erzählen werde, von Graz aus gegen mich intrigiert worden war. Da er sich aber bald überzeugt hatte, daß sich bei den behandelten Kindern Erfolge einstellten, nahm er sich der Sache mit Feuereifer an, und nirgends

verlief die Aktion so befriedigend wie in Zeltweg. Allerdings waren
die Umstände in Zeltweg besonders günstig. Der Ort Zeltweg bestand
erst, seitdem hier ein großes Walzwerk von der Alpinen Montan-
gesellschaft errichtet worden war. Vorher existierte nur ein kleineres
Werk der gleichen Gesellschaft. Das ganze war früher der kleinen
Gemeinde Lind angegliedert, die eine Bahnstation östlich von Zeltweg liegt. Die Pfarre und Kirche war auch zu meiner Zeit nicht in
Zeltweg, sondern in Lind. Etwas an Bedeutung hatte Zeltweg auch
noch dadurch gewonnen, daß es Kopfstation der von der Haupt-
strecke abzweigenden Linie nach Wolfsberg wurde. Dr. *Diviak* stand
bei der ganzen Bevölkerung in großem Ansehen. Durch ihn lernte
ich den Direktor des Walzwerkes kennen, der die Angehörigen der
in Behandlung stehenden Kinder beeinflußte, daß sie immer wieder
zu den Untersuchungen kamen und die Tabletten regelmäßig einnahmen, die Dr. *Diviak* in Verwahrung hatte und über die er auch
genau Buch führte. Zu den drei- bis viermal im Jahr durchgeführten
Untersuchungen kam auch regelmäßig der Otologe *Gustav Alexander*
(1873—1932) aus Wien, der sich für die Gehörstörungen bei den
Kretins interessierte und dadurch die ganze Untersuchung förderte.
Die Tabletten wurden mir auf Dr. *Kusys* Anordnung kostenlos zur
Verfügung gestellt, und zwar anfangs von der Firma *Burroughs
Wellcome Co.* in London, die mir übrigens einmal 10.000 Tabletten
schenkte; später wurden die Tabletten in der Medikamenten-Eigen-
regie von Dr. *Arzberger* hergestellt; zum Schluß kaufte die Medi-
kamenten-Eigenregie die Tabletten von der Firma *Parke Davis* in
London, da das billiger als die eigene Herstellung kam.

In den übrigen Orten war die Aktion nicht so befriedigend wie
in Zeltweg. In Fohnsdorf war die Zahl der Kretins zwar sehr groß,
sie kamen aber nicht regelmäßig, und auch das Interesse des schon
älteren Dr. *Kortschak* war nicht sonderlich lebhaft.

In Knittelfeld war die Zahl der Fälle geringer und die Über-
wachung weitaus nicht so sorgfältig wie in Zeltweg. Später kamen
übrigens noch Obdach und Unzmarkt mit einem nicht sehr reichen
Material dazu.

Im Beginn der Ausdehnung dieser Aktion hatte ich noch einen
Kampf zu bestehen, indem ich einen sogenannten Gelehrten ver-
achten lernte. Nachdem meine Judenburger Resultate bekannt
geworden waren, war es dem Grazer Professor der inneren Medizin
K., mit dem ich übrigens schon von meiner Assistentenzeit her be-

kannt und befreundet war, nicht recht, daß da ein Wiener Professor nach Steiermark komme, um die Kretins zu behandeln, während das ja doch Sache der Grazer Professoren wäre. Er beauftragte daher seinen ersten Assistenten Dr. *Sch.*, solche Behandlungsversuche mit Schilddrüsensubstanz durchzuführen, und zwar hätte die Sache Eile. Man wollte mir mit einer Publikation zuvorkommen. Ich hatte nämlich über meine Judenburger Versuche noch nichts publiziert, aber das konnte ja jeden Tag geschehen. Dr. *Sch.* machte sich also, nachdem er sich vorher mit Kretinismus niemals beschäftigt hatte, mit einer größeren Quantität Schilddrüsentabletten auf den Weg nach Knittelfeld, wo er im Siechenhaus ein geeignetes Material zu finden hoffen konnte, und fütterte mit Erlaubnis des Primarius der Siechenanstalt eine Anzahl von angeblichen Kretins, von denen allerdings einige gar nicht Kretins, sondern nichtkretinische Idioten waren. Bald kam auch die erste Publikation des Dr. *Sch.*, der auf dem Kongreß für innere Medizin, der damals (1902) in Graz abgehalten wurde, einen Vortrag hielt, über den ein Referat in der Wiener klinischen Wochenschrift besagte: ,Vortragender berichtet über ungünstige Erfolge bei der Behandlung des kindlichen Kretinismus mit Schilddrüsenpräparaten. Ein Längenwachstum der Knochen trat nicht ein; Vergiftungserscheinungen waren nicht zu beobachten, aber große körperliche Hinfälligkeit und Zunahme der geistigen Apathie.'

Ich war über diesen Kongreßbericht aufs äußerste erstaunt, denn das Gegenteil von allen diesen Angaben war das Ergebnis meiner bereits mehrjährigen Beobachtungen. Ich war aber auch verärgert, denn diese Mitteilungen von *Sch.* konnten meine eigene Aktion bei den Ärzten und bei der Bevölkerung in Mißkredit bringen.

Ich nahm also in einer kurzen Veröffentlichung in der Wiener klinischen Wochenschrift schon drei Wochen nach dem Erscheinen der *Sch.*schen Mitteilung zu der letzteren Stellung, indem ich über die Fälle berichtete, die schon $12^1/_2$ bis $16^1/_2$ Monate in Behandlung standen und die alle unter der Schilddrüsenbehandlung eine über die ihrem Alter entsprechende Größenzunahme gezeigt hatten, darunter ein 23jähriges Individuum, das in 12 Monaten um 8,5 cm gewachsen war; ferner betonte ich die erfreuliche Besserung in bezug auf Lebhaftigkeit und Interesse. Ich überließ es schließlich Herrn Dr. *Sch.*, den Fehler, den er gemacht hatte, herauszufinden.

Nachdem aber trotz meiner Entgegnung Dr. *Sch.* seinen beim Internistenkongreß gehaltenen Vortrag unverändert, und ohne auf meine Behandlungsresultate einzugehen, abgedruckt hatte, unternahm ich es selbst, diesen Widerspruch aufzuklären. Ich dachte zunächst daran, daß er vielleicht irgendein unwirksames Präparat verwendet hätte, ging daher nach Knittelfeld ins Siechenhaus und sprach mit dem Primarius *Bachmaier*, einem meiner Schüler aus der Grazer Zeit, welcher der Nachfolger des Primarius *Pölz* (oder so ähnlich) war, mit dessen Einwilligung *Sch.* die Versuche in Knittelfeld gemacht hatte, der aber mittlerweile gestorben war. Ich überzeugte mich dort, daß *Sch.* dieselben Tabletten von *Burroughs Wellcome Co.* verwendet hatte, mit denen auch ich arbeitete. Während ich meinen Kretins in der Regel nur eine Tablette täglich gegeben habe, und nur ganz ausnahmsweise und vorübergehend $1^1/_2$ bis 2 Tabletten, weil ich mich überzeugt hatte, daß diese höheren Dosen auf die Dauer nicht vertragen werden, das übrigens auch schon aus der englischen Literatur über die Behandlung des sporadischen Kretinismus wußte, fing *Sch.* mit einer Tablette pro Tag an, vergrößerte aber die Dosis in raschem Anstieg auf 6 Tabletten täglich. So erklärte sich das Erbrechen, die Diarrhöen, der rapide Gewichtsverlust, der Kräfteverfall, die Hinfälligkeit der Behandelten. Nachdem drei Kretins infolge dieser Behandlung gestorben waren, weigerte der Primarius des Siechenhauses dem Dr. *Sch.* die Fortsetzung der Versuche. Dr. *Sch.* hatte also die Kretins mit giftig wirkenden, bis zur tödlichen Grenze gehenden Dosen behandelt. Diese Tatsachen veröffentlichte ich in einem kurzen Aufsatz in den Mitteilungen des Vereines der Ärzte in Steiermark im November 1903. Ich dachte, daß damit die Angelegenheit geklärt sei und Dr. *Sch.* seinen Mißgriff zugeben werde. Dem war aber nicht so. Er verlegte sich aufs Lügen. Er behauptete, er sei nur bis auf 3 Tabletten gestiegen, was ja übrigens auch zu viel gewesen wäre. Ich ging also zunächst wieder zu Primarius *Bachmaier,* um an Ort und Stelle die Wahrheit festzustellen. Der rief eine Oberpflegerin, die einen Zettel brachte, auf dem die Namen der behandelten Fälle verzeichnet waren und bei den einzelnen Namen mit *Sch.*s Handschrift das Datum und die Dosis — die Dosis waren 6 Tabletten. Die Oberpflegerin teilte mir mit, daß nach Ansicht von *Sch.* ursprünglich die Dosis bis auf 10 Tabletten gesteigert werden sollte. Da aber schon bei 6 Tabletten drei Todesfälle vorkamen, hatte Primarius

Pölz die Behandlung eingestellt. Ich wollte den Zettel nicht an mich nehmen, weil ich der Ansicht war, das sei ein Dokument, und zwar ein wichtiges, das der Siechenanstalt gehörte. Ich bat ihn aber, den Zettel gut aufzuheben, da man sich vielleicht einmal auf ihn berufen müßte. Als ich das nächstemal wieder nach Knittelfeld kam, besuchte ich wieder Dr. *Bachmaier*. Da erfuhr ich, daß vor kurzem Dr. *Sch.* in Knittelfeld gewesen wäre und sich von Dr. *Bachmaier* den Zettel hätte geben lassen. Er hatte kurz vorher oder nachher in einem dicken Buch, das er in aller Geschwindigkeit über den Kretinismus geschrieben hatte, wieder behauptet, daß er nur bis zu 3 Tabletten gestiegen wäre. Nebenbei hatte er aber berichtet, daß er an der Klinik bis zu 8 Tabletten gegeben hatte. Die Strafe für seine Unkorrektheit blieb aber nicht aus. Bei der Jahresversammlung des deutschen Vereines für innere Medizin in München hatte Professor *K.* eines der beiden Hauptreferate, die Schilddrüsenpathologie. Ich rechnete damit, daß er versuchen würde, seinen Schüler *Sch.*, den er ja zu seinem Kretinismus-Abenteuer angeregt hatte, zu rechtfertigen, und fuhr daher zu dieser Internistentagung, was ich sonst nicht zu tun pflegte. Ich hatte die Absicht, mit *K.* eine Lanze zu brechen. Was geschah? *K.*, der ein kluger Mensch war, hatte eingesehen, daß er auf einem verlorenem Posten stehen würde, um so mehr, da schon mehrere andere Autoren Günstiges über die Schilddrüsenbehandlung der Kretins berichtet hatten. Als daher *K.* in seinem Referat zu diesem Thema kam, ging er mit wehenden Fahnen in mein Lager über und sprach voll Anerkennung über meine Versuche. Ich hatte also gar keinen Anlaß, mit ihm zu kämpfen. Ich saß in dem Saal, in dem der Vortrag gehalten wurde, unmittelbar hinter Dr. *Sch.* So konnte ich beobachten, daß *Sch.* in diesem Augenblick, als ihn sein Lehrer und Chef fallen ließ, am ganzen Kopf purpurrot wurde. Ich habe über meine Behandlung der Kretins mit Schilddrüsensubstanz in der Wiener klinischen Wochenschrift zweimal, 1904 und 1907, in einem längeren Aufsatz berichtet.

In Judenburg war damals Graf *Meran* Bezirkshauptmann, der von mir und meiner Tätigkeit durch Dr. *Diviak* von den erzielten Erfolgen Kenntnis bekommen hatte.

Ich wurde anläßlich eines meiner Besuche in Judenburg eingeladen, in Zeltweg in einer Schule einen öffentlichen Vortrag über die Behandlung des Kretinismus zu halten, dem auch Graf *Meran* beiwohnte, der nachher noch über die Angelegenheit mit mir sprach

und der Meinung Ausdruck gab, man sollte diese Aktion in größerem
Maßstab von Amts wegen durchführen. Graf *Meran* sprach dann
mit dem Statthalter von Steiermark, Graf *Clary v. Aldringen,* der
ein Verwandter von ihm war. Graf *Clary* beschloß, ein solches Verfahren in einigen Bezirken von Obersteiermark einzuleiten, und beauftragte den Sanitätsinspektor bei der Statthalterei, Dr. *Kutschera,*
mit der Durchführung. Dr. *Kutschera* hatte ursprünglich meinen
Kampf gegen den Kretinismus sehr skeptisch beurteilt, wie ich aus
einem Gespräch mit ihm entnehmen konnte. Nun widmete er sich
aber der Sache mit Feuereifer, publizierte auch wiederholt die Ergebnisse und war in der Beurteilung derselben viel optimistischer als
ich selbst. Seine Tätigkeit begann im Jahre 1905. Nachdem ich mich
überzeugt hatte, daß er alles gewissenhaft durchführte, entlastete
ich mich, indem ich mir vom Jahre 1908 an nur Zeltweg vorbehielt
und alle anderen Orte, die ich bis dahin auch besucht hatte,
Kutschera zur Besorgung übergab. *Kutschera* wurde 1910 zum Sani-
tätschef in Tirol und Vorarlberg ernannt und organisierte dort eine
ähnliche Aktion zur Bekämpfung des Kretinismus. In Steiermark
setzte seine Arbeit sein Nachfolger in der Stelle eines Sanitäts-
inspektors fort, an dessen Namen ich mich nicht mehr erinnere.
Dieser betrieb aber die Angelegenheit viel flauer und hat auch meines
Wissens nichts darüber publiziert. Mit dem Ausbruch des Weltkrieges
hörte die ganze Aktion auf und wurde seither nicht mehr aufgenommen. Ich kam aber nach wie vor nach Zeltweg und habe im Laufe
der Jahre auch allerlei wissenschaftliche Untersuchungen begonnen,
die ich zum Teil in Gemeinschaft mit Professor *Friedrich Schlagenhaufer* durchführte.

Schon lange hatte ich nach einem kretinischen Hund gesucht, bis
endlich Dr. *Diviak* mir einen vermittelte, den wir in Wien beobachten
konnten; wir töteten ihn, nachdem er in der Gesellschaft der Ärzte
in Wien vorgestellt worden war. Professor *Schlagenhaufer* untersuchte dann die verschiedenen Organe des Hundes; er fand in der
Haut einen eigentümlichen, bisher ganz unbekannten mikroskopischen
Befund, worüber wieder in der Gesellschaft der Ärzte Mitteilung
gemacht wurde. Das Gehörorgan bekam Professor *Alexander* zur
histologischen Untersuchung. Wir erhielten dann noch weitere fünf
kretinische Hunde, von denen der eine, Tschapperl mit Namen,
durch mehr als ein Jahr in meiner Wohnung war, dann ein Jahr
lang bei dem Professor der Tierheilkunde *Hermann Dexler* (1866

bis 1931) in Prag, dann wieder längere Zeit in meiner Wohnung in Wien. Es wurden an diesen Hunden interessante Beobachtungen gemacht, mit und ohne Schilddrüsenbehandlung. Außerdem machten wir in Wien Versuche, Hunde mit dem Zeltweger Wasser in Wien zu tränken oder ihnen die Bakterien, die in diesem Wasser enthalten waren, zu verfüttern. Zu diesem Zweck wurden jeden Tag 20 Liter dieses Wassers nach Wien geschickt und der Reihe nach bei drei Würfen mit fünf, vier und vier Hunden verwendet. Außerdem brachten wir drei Hündinnen von Wien nach Judenburg, ließen sie dort schwängern und brachten sie in einem Hause unmittelbar an der Mur unter, in dem eine Familie mit fünf teils kretinischen, teils taubstummen Kindern wohnte. Diese Hunde und ihre Jungen tranken teils das Wasser der Mur, teils das Wasser des Hausbrunnens, der Mur-Grundwasser führte. Alle diese Versuche blieben in puncto Erzeugung von Kretinismus negativ, obwohl wir bei zweien der Mütter die halbe Schilddrüse vorher entfernt hatten, während bei der dritten Professor *Artur Biedl* (1869—1933) sogar die ganze Schilddrüse unter Schonung der Epithelkörperchen exstirpiert hatte. Endlich erwirkten wir gegen Bezahlung des Leichenbegängnisses die Erlaubnis zur Obduktion eines in Zeltweg verstorbenen kretinischen Kindes von zirka drei Jahren, die erste Obduktion eines Kretins in so jungen Jahren. Die Obduktion führte Professor *Schlagenhaufer* aus, der auf Kosten des *Charron*-Fonds [1] nach Zeltweg fuhr. Über alle diese Untersuchungen haben Professor *Schlagenhaufer* und ich in einer Monographie: ‚Beiträge zur Ätiologie und Pathologie des endemischen Kretinismus‘ berichtet, die wir 1910 bei *Deuticke* publizierten.

Im Herbst 1910 begann ich mit Dr. *Diviak* gemeinsam eine neue Serie von Untersuchungen. Wir wollten die Anfänge des Kretinismus in frühestem Kindesalter studieren und untersuchten daher auch einige Jahre alle in Zeltweg zur Welt gekommenen Kinder lückenlos von der Geburt an zu regelmäßigen Terminen. Da in Zeltweg so viel Kretinismus vorkam, mußten uns doch einzelne Kretins unter Neugeborenen unterkommen, an denen wir dann die Entwicklung der Krankheit verfolgen konnten. Wir wollten die Zahl ursprünglich auf 100 beschränken und luden dann keine Neu-

---

[1] Die Mutter einer amerikanischen Patientin, Mrs. *Charron*, hatte mir 5000 Kronen für meine Untersuchungen über die Behandlung des Kretinismus zur Verfügung gestellt.

geborenen mehr vor. Da aber das Interesse der Mütter für diese
Untersuchungen rege wurde, brachte man uns immer wieder Neugeborene, so daß wir schließlich 142 Kinder, 81 Knaben und
61 Mädchen, zur Untersuchung bekamen. Abgeschlossen wurde die
Arbeit im April 1914, da Dr. *Diviak* nach dem Tod seiner Frau,
der ihm sehr naheging, sich als Werksarzt pensionieren ließ und in
das Saargebiet zu seiner dort lebenden Tochter zog. Dort lebte
Diviak, bis er zu Beginn des Weltkrieges plötzlich einem Schlaganfall erlag.

Ich habe das Ergebnis dieser Untersuchungen als von weiland
Dr. *Roman Diviak* und Professor *Julius Wagner-Jauregg* im
Jahre 1918 in der Wiener klinischen Wochenschrift publiziert. Die
Ergebnisse waren recht interessant. Wir konnten in zwölf Fällen
schon beim Neugeborenen Kretinismus feststellen, der allerdings
bei den meisten Fällen durch die eingeleitete Schilddrüsenbehandlung mehr oder weniger vollständig zur Heilung kam. Wir konnten
aber an zwei Entwicklungsvorgängen, nämlich an der Zahnung und
am Schluß der Fontanelle, nachweisen, daß auch Kinder, die man
nicht als kretinisch bezeichnen konnte, in gewissen Richtungen eine
auffallende Verspätung im Eintreten von Entwicklungserscheinungen zeigten. Es war also eine Bestätigung der schon von manchen
Autoren ausgesprochenen Meinung, daß dort, wo der Kretinismus
herrscht, sehr viele Menschen wenigstens in einer oder der anderen
Richtung Symptome zeigen, die an kretinistische erinnern.

Mit dieser Veröffentlichung brachte ich meine Arbeiten über das
Schilddrüsenproblem zu einem gewissen Abschluß."

In die Zeit vor dem Krieg fällt noch ein größerer Aufsatz über
„Myxödem und Kretinismus"[1], in dem *Wagner-Jauregg* auf
Grund seiner Erfahrungen die im Jahre 1893 aufgestellte Theorie
des Kretinismus modifizierte.

Nach dem Weltkrieg nahm die Zahl der Kröpfe erschreckend
zu. Und so erscheint es folgerichtig, daß *Wagner-Jauregg* seinen
schon im Jahre 1898 gemachten Vorschlag, in kropfgefährdeten
Gebieten kleinste Jodmengen mit dem Kochsalz dauernd den
Menschen zuzuführen, wieder aufgriff. Schon 1919 war *Henry Louis
Bayard* (1812—1852) in der Schweiz nach diesem Vorschlag, den
Hans Hunziker (1878—1941) wieder aufgenommen hatte, vorgegangen und hatte schon nach längerer Verabreichung von wenigen

---

[1] In dem von *Gustav Bayer,* Innsbruck, und *Wagner-Jauregg* herausgegebenen
„Lehrbuch der Organotherapie" (1914).

Milligrammen Jod ein deutliches Zurückgehen, vielfach ein völliges Verschwinden der Kröpfe gesehen. *Wagner-Jauregg* meinte, daß die Zuführung von Jod mit dem Speisesalz den Vorteil habe,

„daß sie auf die ganze Bevölkerung, ohne Ausnahme, und zwar schon vom Momente der Zeugung an, ununterbrochen einwirkt und ihre Durchführung weder von dem Pflichteifer irgendwelcher Personen abhängt, noch durch die Indolenz eines Individuums vereitelt werden kann."

Als Dosis schlug *Wagner-Jauregg* zunächst 2 mg Jodkali auf 1 kg Kochsalz vor, die, wenn eine Kontrolle nach einiger Zeit mangelnden Erfolg zeigte, ohne weiteres erhöht werden könne.

Im Jahre 1922 hatte man im Kanton Appenzell in der Schweiz mit einer großzügigen Kropfprophylaxe begonnen, die später auf sechs weitere Kantone ausgedehnt wurde. Auch in Deutschland und Italien wurden größere Versuche gemacht. Das hierbei verwendete Vollsalz enthielt auf 1 kg Kochsalz 0,005 g Jodkali, also eine Dosis, die groß genug war, prophylaktisch wirksam zu werden, dabei aber klein genug, um keine schädlichen Wirkungen zu entfalten.

Schon 1925 konnte *Friedrich Zeller* aus Appenzell berichten, daß 22 Gebärende, die während der Schwangerschaft nur jodiertes Salz genossen hatten, ohne Ausnahme Kinder mit nicht tastbaren Schilddrüsenseitenlappen und einem gerade noch fühlbaren Isthmus zur Welt brachten, während bei neun Säuglingen, deren Mütter der Prophylaxe nicht teilhaftig geworden waren, nur zwei solche Verhältnisse aufwiesen. 1928 berichtete *Hans Eggenberger* (1881—1946) bereits über eine lückenlose Serie von 340 Fällen solcher vollkommen kropfloser Kinder von Müttern, die in der Schwangerschaft Vollsalz erhalten hatten. Histologisch zeigten die Schilddrüsen dieser Kinder normalen Bau mit kolloidhaltigen Bläschen.

Alle Maßnahmen der Kropfverhütung beruhten auf einer von *Hunziker* in Attelwil aufgestellten Theorie, die wieder auf den Erfahrungen und Untersuchungen der letzten Jahrzehnte fußte: das Jodspeicherungsvermögen der Schilddrüse, also die Fähigkeit, die minimalen Jodmengen, die dem Menschen durch Luft, Wasser und Nahrung zugeführt werden, an sich zu reißen, vermindert sich, wenn neben einer zu geringen Jodzufuhr irgendeine Schädigung der Schilddrüse besteht. Die Natur trachtet dann, durch Vermehrung des sezernierenden Parenchyms den Mangel auszugleichen. Kann der Organismus aber nicht oder nur in ungenügenden Ausmaßen eine Hypertrophie des Schilddrüsengewebes erreichen, so bleibt die Sekretion hinter dem Bedarf des Organismus zurück — es kommt zum Hypothyreoidismus, der sich im frühen Kindesalter als Kretinismus, im späteren Alter als Myxödem in seiner vollen oder abgeschwächten Form kundgibt.

Während es nun bei Kindern in den meisten Fällen gelingt, mit den im Vollsalz enthaltenen minimalen Joddosen Kropfbildungen zu verhüten oder schon vorhandene zu verkleinern, so verlangt der Kropf eines Erwachsenen doch wesentlich höhere Joddosen. Bei der vor dem ersten Weltkrieg geübten Verabreichung von Schilddrüsentabletten hatte man immer wieder die Ausbildung eines Hyperthyreoidismus beobachten können. Er blieb aus, wenn man sie zusammen mit Thymustabletten gab. Nun machte man die Erfahrung, daß auch Jod viel besser vertragen wird, wenn man gleichzeitig Thymustabletten gibt.

Wagner-Jauregg glaubte damals, mit dieser Methode die Kröpfe, wenn auch nicht zum Schwinden, so doch wenigstens so weit zur Verkleinerung zu bringen, daß jede Kropfoperation bis auf die wegen Basedow oder Krebs überflüssig werde. Der größte Erfolg, den man erhoffen könne, sei aber, daß aller Voraussicht nach der Kretinismus verschwinden werde, denn ohne Kropf gäbe es keinen Kretinismus.

Im Laufe des Jahres 1923 wurde die Erzeugung des Vollsalzes in Österreich in größeren Maßstäben begonnen. Man wählte auch hier als Dosierung 5 mg Jodkali auf 1 kg Kochsalz. Das Vollsalz sollte in Kropfgegenden immer abgegeben werden, wenn nicht ausdrücklich unjodiertes Salz verlangt werde; der Preis — ein sehr wesentlicher Punkt für die erfolgreiche Durchführung der Aktion — sollte der gleiche wie für das gewöhnliche Kochsalz sein.

Über Schäden durch Vollsalz allein wurde zunächst wenig berichtet, so erklärte 1926 *de Quervain* sie für recht selten und nur wenig häufiger als Thyreotoxikosen bei einer Bevölkerung ohne Kropfprophylaxe.

1927, $3^1/_2$ Jahre nach der Einführung der Kropfprophylaxe in Österreich, konnte *Wagner-Jauregg* über die ersten Erfolge berichten. Die Zahl der Kropfbildungen war wesentlich zurückgegangen, bei Knaben stärker als bei Mädchen und deutlicher in der Volksals in der Bürgerschule. Eine beträchtliche Abnahme der Kropfzahl zeigte sich bei den ausgesprochenen Kröpfen, während der ausgebildete Blähhals, mehr noch der angedeutete einen geringeren Rückgang oder sogar eine Zunahme aufzuweisen schien. Diese scheinbare Zunahme war vor allem dadurch bedingt, daß die großen Kröpfe durch die Jodzufuhr in kleinere umgewandelt wurden. Bei der Aufstellung dieser Statistik konnte allerdings nicht sicher bestimmt werden, wieviele Kinder tatsächlich Vollsalz erhalten hatten, doch ergab eine Anfrage in der Salinenverwaltung, daß im letzten Quartal 1926 ungefähr 47% des in Wien konsumierten Speisesalzes Vollsalz gewesen sein dürfte. Ähnliche Ergebnisse zeigten Sammelstatistiken aus 11 Bezirken Österreichs, die wieder das Jahr 1923 dem Jahr 1927 gegenüberstellten. In Vorarlberg ging man noch weiter und verabfolgte den Schulkindern jahrelang jede Woche eine Tablette, die 1 mg Jod enthielt. Hier wurde neben der Behandlung des Kropfes auch eine wirksame Prophylaxe betrieben, weil allen Kindern Jod zugeführt wurde. Wieder zeigte sich ein auffallender Rückgang bei den höheren Graden von Kropfbildung, während die Zahl der Blähhälse etwas weniger abnahm. Eine Umfrage an die chirurgischen Kliniken, Spitalsabteilungen und Sanatorien ergab im gleichen Zeitraum ein beträchtliches Absinken der Kropfoperationen.

Inzwischen liefen doch von einigen Seiten Berichte über Jodschäden im Sinne eines Basedows durch das Vollsalz ein. Bei vielen von ihnen konnten zusätzliche Jodzufuhren durch Medikamente nachgewiesen werden, so daß schließlich nur ein verschwindend kleiner Teil von Jodschäden blieb, der nicht restlos geklärt werden konnte. In einem Vortrag in der Gesellschaft der Ärzte vom 13. November 1925 setzte sich *Wagner-Jauregg* mit diesem Fragenkomplex auseinander, stellte die mögliche Schädigung durch das Vollsalz den Erfolgen gegenüber und verglich die Vollsalz- mit der Salvarsanbehandlung, die sich so segensreich auswirkte und von der man sich auch nicht durch gelegentlich vorkommende Salvarsanschädigungen abhalten lasse.

Trotzdem gewann die Bewegung gegen die Kropfprophylaxe an Umfang. Bei einer Untersuchung in der Schweiz wurde jedoch festgestellt, daß unter mehreren hunderttausend Vollsalzgenießern möglicherweise fünf bis sechs durch den Gebrauch des Vollsalzes Schaden gelitten haben könnten. Bei genauerer Nachforschung hielten aber auch diese Fälle der Kritik nicht stand, und bei der Internationalen Kropfkonferenz 1927 in Bern sprach man nicht mehr von Schädigungen durch das Vollsalz.

Wagner-Jauregg hatte immer wieder betont, daß ihr Vorkommen in einer irgendwie in Betracht kommenden Häufigkeit sehr unwahrscheinlich sei, denn mit dem Vollsalz werde dem Organismus täglich etwa 0,02 bis 0,03 mg Jod zugeführt, während die Jodausscheidung gegen 0,03 bis 0,04 m Jod betrage und man als geringste Jodmenge, die zu einer Hyperthyreose führen könne, 0,5 bis 1,0 mg Jod, also eine wesentlich höhere Dosis, abgrenzte. Darüber hinaus sei es aber fast unmöglich, im Einzelfall den kausalen Zusammenhang zwischen Schädigung und Vollsalzgebrauch überzeugend nachzuweisen, schon allein darum, weil bei vielen ziemlich große Joddosen enthaltenden Medikamenten nicht immer auf das Vorkommen von Jod hingewiesen werden könne.

Die Vollsalzgegner schwiegen nicht lange. Als betrübliche Folge des unerquicklichen Kampfes mit ihnen stellte die Salinenverwaltung den Verkauf des jodierten Salzes in Säcken ein und ließ lediglich den Vertrieb in Kilopaketen zu einem wesentlich höheren Preis als das in Säcken abgegebene, nicht paketierte jodfreie Kochsalz weiterlaufen.

„Damit ist natürlich die Kropfprophylaxe mittels des jodierten Kochsalzes erschlagen. Denn eine wesentliche Voraussetzung, daß sie überhaupt eingeführt werden konnte, war hier und in der Schweiz, daß das jodierte Salz nicht mehr kosten dürfe, als das nicht jodierte. Die Kropfprophylaxe räumt also das Feld, aber der Kropf bleibt und kann dabei nur gedeihen, besonders, wenn etwa die Ernährungsnot, in der wir uns sichtlich wieder befinden, ein Anschwellen der Kropfendemie wie in den Jahren nach dem Kriege zur Folge haben sollte. Ob nicht der Kropf früher oder später die Wirkung haben wird, daß man die Kropfprophylaxe wieder zurückruft?"

Immer wieder mahnte *Wagner-Jauregg*, die Kropfprophylaxe nicht zu vergessen. 1939 berichtete er über die Ergebnisse der in Washington 1938 abgehaltenen Dritten Internationalen Kropfkonferenz, die durchaus für die Berechtigung der Weiterführung der Prophylaxe sprachen, ebenso wie die Berichte über Jodierung des Trinkwassers in einigen Teilen Hollands (1940). Er mußte seine Bemühungen einstellen, als am 17. November 1938 vom Reichsminister des Inneren ein Sondererlaß herausgegeben wurde, der folgenden Wortlaut hatte:

„1. Auf Grund der V. O. des Reichspräsidenten zum Schutze der Volksgesundheit vom 22. April 1933 (RGBl. I, S. 215) warne ich vor dem wahllosen Gebrauch jodhaltiger Arzneimittel und mit Jod angereicherter Lebensmittel.

2. Jod und seine Verbindungen können bei jodempfindlichen Menschen selbst in kleinsten Mengen zu einer mehr oder weniger ernsten, lebensbedrohenden Störung der Schilddrüsentätigkeit und damit des Stoffwechsels und der Herztätigkeit (Jodbasedow) führen.

3. Jod und Jodverbindungen sind in vielen Arzneimitteln enthalten, die gegen Arteriosklerose und Altersbeschwerden angepriesen werden, zum Beispiel Jodbonbons, manche Badezusätze und Schönheitsmittel, viele Erzeugnisse zur Vorbeugung gegen Schnupfen und Erkältung, sowie mit Jod angereicherte Lebensmittel, zum Beispiel jodhaltiges Speisesalz, *dem in Kropfgegenden eine gewisse Bedeutung zur Vorbeugung des Kropfes zukommt.*"

Den kursiv gedruckten Anteil des letzten Satzes hatte man vorsorglich in den „ostmärkischen" medizinischen Zeitschriften weggelassen. Damit schien das Ende der Kropfprophylaxe durch Vollsalz in Österreich gegeben. Gegen Ende des zweiten Weltkrieges jedoch stieg die Zahl der Kropfkranken, ebenso wie in den Entbehrungsjahren nach dem ersten Weltkrieg, so erschreckend an, daß sich das Reichsinnenministerium am 25. Oktober 1944 zu einem neuerlichen Erlaß gezwungen sah, der eine Jodprophylaxe wieder ermöglichte, ja sogar über die Forderungen *Wagner-Jaureggs* noch hinausging. Die Wiedereinführung des Vollsalzes erfolgte stumm, das heißt ohne jede Propaganda. Es galt, die frühere Voreiligkeit nicht offensichtlich zu machen. Die Kropfprophylaxe wurde in Oberösterreich, Salzburg, Kärnten, Tirol und Vorarlberg (mit Ausnahme der Kreise Bregenz, Feldkirch und Bludenz) mit einem Kaliumjodatzusatz von 0,5 g auf 100 kg Speisesalz durchgeführt, und zwar so, daß grundsätzlich *alle* Verbraucher jodiertes Salz erhielten, während unjodiertes Salz nur mehr in Apotheken gegen besondere ärztliche Verschreibung abgegeben wurde.

Zur Verhütung des Neugeborenenkropfes wurde den Ärzten in Landkreisen mit besonderer Kropfhäufigkeit anheimgestellt, werdenden Müttern noch zusätzlich Jod in höherer Dosierung zuzuführen.

Regelmäßige Schuluntersuchungen hatten ihr besonderes Augenmerk auf Kropfbildungen zu richten und die Ergebnisse der Kropfprophylaxe zu überprüfen. Damit war ein schwerwiegender Fehler wieder gutgemacht, nur wußte kaum jemand von dieser Maßnahme, und *Wagner-Jauregg* erlebte die Genugtuung, daß seine mühevolle Forscherarbeit doch die verdiente Anerkennung fand, nicht mehr.

Nach der Beendigung des Krieges machte die Bereitstellung des Jodkali zunächst erhebliche Schwierigkeiten, doch sind sie heute zum Großteil überwunden, so daß schon wieder jodiertes Kochsalz dem Verbraucher zur Verfügung steht.

Die Malariatherapie der progressiven Paralyse

Seit dem Ende des 15. Jahrhunderts ist die Syphilis mit ihren mannigfachen Erscheinungsformen in einer nahezu unübersehbaren Literatur Gegenstand der Darstellung geworden. Wenn die Herausgeber hier auf sie kurz eingehen, so geschieht das deshalb, um an den Umwegen der Deutung des syphilitischen Krankheitsgeschehens verständlich zu machen, warum es so lange dauerte, bis es gelang, die progressive Paralyse von den anderen Erkrankungen des Geistes abzutrennen und auf ihren syphilitischen Ursprung zurückzuführen.

Einer der bedeutendsten Syphilidologen um die Wende vom 15. zum 16. Jahrhundert war *Diaz de Isla* (1462—1542), der drei Grade des Mal serpentino unterschied: 1. Papeln und Pusteln, 2. Abszesse und Geschwüre, 3. der zweite Grad, vermehrt um Fieber, Schmerzen und Abmagerung. Er wandte bereits Quecksilber neben vegetabilischen Arzneimitteln an. Über die Infektiosität hatte er allerdings eigenartige Vorstellungen, wenn er meinte:

> „Die Krankheit war so ansteckend, daß man sie sogar an den Gewächsen beobachtete; denn ich sah, daß in den Gärten, in welchen sich Wasserbehälter befinden, in denen man die Wäsche der Inficirten gewaschen hatte und mit welchem Wasser man die Gemüse bewässerte, die Gewächse von Pusteln aufschwollen... Auch sah man viele Tiere von der Krankheit befallen."

Um die Mitte des 16. Jahrhunderts begann man die Bedeutung des Genitalschankers zu bemerken. Darüber hinaus ordnete man Gonorrhoe und Bubo der Syphilis zu, wie etwa *Paracelsus* (1493 bis 1541). *Jean Astruc* (1694—1766), Professor in Montpellier, Toulouse und Paris, schuf mit seinem Buch „De morbis venereis" (1736 und 1740) ein Standardwerk seiner Zeit. Den Ursprung der Syphilis sah er in einer Unterdrückung des Ausflusses bei der Gonorrhoe, wodurch das venerische Gift nicht zum Abfluß gelänge, also im Körper zurückgehalten würde.

Balfour trennte 1767 als erster die Gonorrhoe von der Syphilis, blieb allerdings nicht unwidersprochen.

Erst mit der Entwicklung der pathologischen Anatomie gelang die überzeugende Trennung des Trippers von der Syphilis, vor allem dank den Arbeiten von *Giovanni Battista Morgagni* (1682—1771) und *Gerhard van Swieten* (1700—1772).

Am Ende des 18. Jahrhunderts begann man die experimentelle Forschung auch für die Syphilis auszuwerten. *John Hunter* (1728 bis 1793) kam allerdings auf Grund seiner Untersuchungen noch einmal zu dem falschen Ergebnis, daß Gonorrhoe und Schanker syphilitische Primäraffektionen wären. Außerdem bestritt er die Existenz einer Viszeral-, einer Erb- und einer Tertiärsyphilis. Die Veränderungen wurden nur als „mercurielle" angesehen; die Mercurialkrankheit, hervorgerufen durch unsachgemäße Quecksilbermedikation, sei eine weit gefährlichere Erkrankung als die Syphilis selbst, die nur eine unbedeutende „Irritation" ohne *spezifisches Virus* darstelle. Man sprach von „Avirulismus".

Philippe Ricord (1800—1889) schied 1837 im Tierversuch die Gonorrhoe endgültig von der Syphilis, nachdem er 2626 Inokulationen mit Sekreten aus allen syphilitischen Veränderungen vorgenommen hatte. Er beschrieb eine primäre, sekundäre und tertiäre Form und wies den Zusammenhang zwischen gummösen Bildungen und Lues nach. Er erkannte die syphilitische Natur der Eingeweidesyphilis und zeigte den Übergang der Erkrankung auf den Foetus.

Als *Albert Neisser* (1852—1916) 1879 den Gonococcus entdeckte und *Fritz Schaudinn* (1871—1906) gemeinsam mit *Erich Hoffmann* (geboren 1868) 1905 die Spirochaeta pallida, begann eine neue Epoche der Venerologie. Es folgte die Erfindung der Serodiagnostik der Syphilis durch *Jules Bordet* (geboren 1870), *Octave Gengou* (geboren 1875), *August Wassermann* (1866—1925), *Carl Bruck* (geboren 1879) und *Neisser* und die Einführung des Salvarsans durch *Paul Ehrlich* (1854—1915) und *Sahachiro Hata* (1873—1938) 1910 und schließlich der Nachweis der Spirochaeta pallida im Zentralnervensystem durch *Hideyo Noguchi* (1876—1928) 1913.

Das Krankheitsbild der progressiven Paralyse war sicher schon ebenso lange bekannt, wie die Syphilis selbst, nur versuchte man nicht, es von dem anderer psychischer Erkrankungen abzugrenzen, und noch viel weniger, es dem Formenkreis der Lues zuzuordnen. Wohl findet man in alten Schriften gelegentlich eine Bemerkung, daß die von der Syphilis Vergifteten „lahm" und „feldsiech" geworden wären, und aus manchen Hinweisen läßt sich entnehmen, daß die Patienten an „Tabes" und „Abzehrung" zugrunde gingen, aber mehr ist in den ersten zwei Jahrhunderten nach der Ausbreitung der Syphilis in Europa aus der sehr reichhaltigen Literatur nicht zu entnehmen.

Thomas Willis (1621—1675) soll in seiner „Pathologia cerebri et nervosi generis in qua agitur de morbis convulsivis et de scorbuto" (1667) schon das Bild der progressiven Paralyse vorgezeichnet haben. Ob das tatsächlich zutrifft, konnten wir bisher nicht entscheiden, da uns das Buch nicht zur Verfügung steht. Mit *Giovanni Battista Morgagni* begann die pathologische Anatomie der Geisteskrankheiten, als er diese 1761 in seinem Werk „De sedibus et causis morborum per anatomen indagatis" einer umfassenden Behandlung unterzog.

Albrecht von Haller (1708—1777) war schon überzeugt, daß pathologisch-anatomische Veränderungen an den Gehirnen Geisteskranker wichtige Schlüsse auf die Funktionen der verschiedenen Hirnteile zulasse. Beim Blödsinn fand er eine Mißgestaltung des Hirnschädels sowie des Kopfes im allgemeinen, außerordentliche Trockenheit, Mißgestaltung oder Verkleinerung des Gehirns, Wasseransammlung in demselben, Entzündung oder Erweichung einzelner Hirnteile usw. *Haller* schloß aus seinen Untersuchungen, daß das Gehirn und die mit ihm in Verbindung stehenden Teile bei Seelenkrankheiten in der Regel ergriffen seien. Werde in seltenen Fällen am Gehirn nichts Abnormes gefunden, so käme das wahrscheinlich daher, daß die Krankheit in der feinsten Organisation dieser Teile liege, oder daß die Untersuchung nicht genau vorgenommen worden sei.

Johann Petersen Michell schrieb 1804 in einer „semiotisch-praktischen Abhandlung über die Mitleidenheit der Geschlechtsteile mit dem Kopf":

> „Daß nach örtlichen syphilitischen Krankheiten der Zeugungstheile am Ende auch das Gehirn leidet, habe ich in meiner Praxis öfters beobachtet, und auch *Lorry* stimmt mit mir überein, der öfters wahrgenommen hat, daß das syphilitische Übel unter der Maske einer nervösen Melancholie erscheint. Endlich sah auch *Friedrich Hoffmann* von einem gestopften Tripper einen Wahnsinn entstehen."

Das syphilitische Gift greife, obschon es seinen Sitz in den Zeugungsteilen habe, dem ungeachtet oft den Kopf an.

Schon 1805 hatte *Esquirol* darauf hingewiesen, daß die mit Paralysis komplizierte Verwirrtheit unheilbar wäre und in kurzer Zeit mit dem Tode ende. Im Jahre 1822 veröffentlichte der französische Irrenarzt *Antoine-Laurent-Jesse Bayle* (1799—1858) die erste eindeutige Beschreibung des Symptomenkomplexes und des Verlaufes der progressiven Paralyse in seiner Doktorarbeit: „Recherches sur l'arachnitis chronique, la gastrite... considérées comme causes de l'aliénation mentale" (1822). Schon vor ihm war manchem Arzt der anatomische Hirnbefund und der fortschreitende Verlauf der Erkrankung bekannt, *Bayle* danken wir die Entwicklung des geschlossenen klinischen Bildes. Er beschrieb die geistigen und charakterlichen Abweichungen von der Norm, die pathologisch-anatomischen Veränderungen im Gehirn, den progressiven Verlauf und den unzweifelhaften Ausgang. Er ergänzte seine Dissertation durch zwei weitere Veröffentlichungen: „Nouvelles doctrines des maladies mentales" (Paris 1825) und „Traité des maladies du cerveau et de ses membranes. Maladies mentales" (Paris 1829).

Die Bedeutung von *Bayles* Leistung wurde nicht sogleich erkannt. Selbst der von ihm vorgeschlagene Name „chronische Arachnitis", oder „chronische Meningitis" wurde nicht beibehalten. 1824 gab ihr

Jean-Paul Delaye den Namen „Paralysie générale". Kurze Zeit
danach, 1826, veröffentlichte *Juste-Louis Calmeil* (1798—1840) eine
bedeutsame Arbeit: „De la paralysie considerée chez les aliénés,
recherches faites dans le service de feu M. Royer-Collard et de
M. Esquirol", die genau den Beginn der Erkrankung, die behinderte
Bewegung der Zunge, die schlecht artikulierte Sprache, die mühsam
und stotternd wie bei einem Trunkenen sei, beschreibt; der Gang
sei unsicher, der Körper zittere. Die Energie der Sinne sei abge-
stumpft, und es würden ebenso jene Teile des Gehirns, die den Sen-
sationen, als die, die der Bewegung dienen, abgeschwächt. Fast ohne
Ausnahme würden die Kranken blödsinnig. Die Form der Verwirrtheit sei mannigfaltig, häufig finde man Größenwahnideen, manchmal
Tobsuchtsanfälle. Als pathologisch-anatomische Befunde nennt
Calmeil die seröse Infiltration und Verdickung der Pia mater und
der Arachnoidea, Verwachsungen zwischen der grauen Substanz und
der Pia mater, Anomalien in der Konsistenz der Hirnsubstanz. Das
alles deute auf eine chronische Entzündung des Gehirns. Die Behandlung habe vor allem Aufregungen zu vermeiden, zu empfehlen seien
lauwarme Bäder, Blutentziehungen bei Vollblütigen usw.

Erwähnt muß auch *Joseph Guislain* (1797—1860) werden, der
berühmte Genfer Irrenarzt, der in seinem „Traité sur les phrénopa-
thies, doctrine nouvelle des maladies mentales etc." (1813) die infauste
Prognose der progressiven Paralyse betonte.

Als nächsten haben wir uns *Jean-Etienne-Dominique Esquirol*
(1772—1840), dem genialen Schüler des Begründers der modernen
Irrenpflege, *Pinel*, zuzuwenden, der in „Des maladies mentales considérées sous le rapport médicale, hygiènique et médico-légal"
(Paris 1838) ein Werk schuf, das ihn unsterblich macht. Er schildert
die Paralyse:

„Kompliziert sich die Paralyse mit Verwirrtheit, so zeigen
sich alle Symptome von Paralysis nach und nach. Anfangs ist die
Artikulation der Töne beschwerlich, dann wird die Bewegung der
Arme schwierig, endlich gehen die Ausleerungen unwillkürlich
von statten, usw. Alle diese Phänomene darf man nicht für
Symptome der Verwirrtheit halten, ebensowenig als die Zeichen
von Scorbut, der so oft mit dieser Krankheit kompliziert ist."

Esquirol schließt den Bericht einiger Fälle von progressiver Paralyse an, die so klar formuliert sind, als wären sie heute geschrieben.

In einer Zusammenstellung der Ursache der Verwirrtheit bei
235 Kranken finden wir auch zwei Fälle, die *Esquirol* auf Syphilis,
respektive den Mißbrauch des Mercurs zurückführt. Daneben gibt
es allerdings in bunter Folge noch Menstruations- und klimakterische
Störungen, Fall auf den Kopf, Unterdrückung der Hämorrhoiden,
Onanie, unglückliche Liebe, politische Erschütterungen usw. Ungefähr die Hälfte der Verwirrten zeigten paralytische Erscheinungen;

das dürften also zum Großteil Kranke mit einer tatsächlichen progressiven Paralyse gewesen sein.

Schon 1805 hatte *Esquirol*, wie schon erwähnt, die Unheilbarkeit der mit Paralyse komplizierten Geisteskrankheiten betont. 1838 fährt er fort:

„Sie (die Paralyse) hat einen unaufhaltsamen Verlauf, und greift immer mehr um sich, je schwächer die Intelligenz wird. Welches auch der Charakter des Delirium sei, so zeigt die Paralysis einen schnellen Übergang der Geisteskrankheit zur chronischen Verwirrtheit. Selten leben paralytische Geisteskranke länger als ein bis drei Jahre, und von denselben sterben die stärksten und kräftigsten am schnellsten."

Die Paralyse, die *Esquirol* als Komplikation anderer Geisteskrankheiten auffaßt, komme häufiger

„bei Geisteskranken vor, die sich den Liebesfreuden zu sehr hingegeben, den geistigen Getränken überlassen, oder zu viel Mercur gebraucht haben, und bei den Individuen, die den Geist zu sehr anstrengten und vom Regimen abwichen."

In dem Kapitel über den „Verlauf der Geisteskrankheiten" findet sich ein sehr wesentlicher Absatz:

„Die Geisteskranken sind nicht vor intercurrenten epidemischen Krankheiten geschützt. Diese haben oft einen mehr oder minder beträchtlichen Einfluß auf die Geisteskrankheit; sei es nun, indem sie den Verlauf derselben aussetzen, sie gänzlich aufhören lassen oder daß sie den Tod herbeiführen."
Und weiter:

„*Galieu* erzählt ein Beispiel, wo die Geisteskrankheit sich durch eine Quartana entschied. *Belgarciic* führt in seiner These ,An in morbis chronicis, febris sit excitando' einen ähnlichen Fall an. Ich sah mehrere Male, daß die Geisteskrankheit sich durch Fieber, sowohl continuirende, als auch intermittirende entschied."

Légal-Lasalle umreißt das Krankheitsbild der progressiven Paralyse in seinem Werk „De quelques points de l'histoire de la paralysie générale des aliénés" (1843) recht genau. *Jean Parchappe* (1800 bis 1866) führt den Ausdruck „folie paralytique" (1832) ein. In einer Abhandlung „de la folie paralytique et du rapport de l'atrophie du cerveau etc." (1859) sieht er als deren anatomische Grundlage die „cérébrite corticale générale". Im Jahre 1841 gab *Parchappe* die vorhandenen pathologisch-anatomischen Ergebnisse in seinem „Traité théor. et prat. de la folie" bekannt, die durch regelmäßige Jahresberichte fortgeführt wurden.

Alle diese Bemühungen um das klinische Bild und die pathologisch-anatomische Erscheinung der progressiven Paralyse vermochten aber nicht die Frage nach dem Ursprung dieser Erkrankung zu klären.

Dagonet führte 1862 noch immer getrennt eine Paralysie générale von einer folie syphilitique an und zählte die eine den primären, die andere den sekundären Formen der Geisteskrankheiten zu. Ähnlich verfährt *Davis Skae* (1814—1873).

Der deutsche Psychiater *Heinrich Schüle* (1840—1916) sucht in seinem „Handbuch der Geisteskrankheiten" (1878) die Geistesstörung auf eine trophische Hirnneurose zurückzuführen, bedingt durch eine Änderung in der molekularen Ganglientätigkeit. Die progressive Paralyse ordnet er den Zerebro-Psychosen zu und nennt sie einen chronischen, perniziösen Erschöpfungszustand des Gehirns.

Emil Kräpelin (1856—1926) vermutete in seiner „Psychiatrie" (6. Auflage 1899), daß bei der Paralyse unter dem Einfluß einer vorangegangenen syphilitischen Infektion eine Selbstvergiftung vorliege.

Langsam ging man daran, das Krankheitsbild in seine Einzelzüge zu zergliedern und diese zu deuten. *Duchek* führte 1851 Tobsucht und Größenwahn auf die Meningitis, den Blödsinn auf die Atrophie des Großhirns mit Hydrocephalus zurück. *Jules-Gabriel-François Baillarger* (1806—1890) beschrieb 1860 das hypochondrische Delirium als Vorläufer der Paralyse und untersuchte 1861 die Beziehungen der Paralyse zur Tabes. 1850 wies er übrigens als erster auf die Pupillendifferenz als Symptom der progressiven Paralyse hin.

Man bemühte sich darüber hinaus um eine Vereinheitlichung der Befunde. *Franz Meschede* (1832—1909) nannte 1865 die Paralyse einen chronisch entzündlichen Prozeß innerhalb der Corticalis, *Ludwig Meyer* (1827—1900) 1868 einen chronisch entzündlichen Prozeß der Hirnsubstanz, hervorgegangen aus einer chronischen Meningitis, *Milzejewski* 1876 eine diffuse interstitielle Encephalitis. *Otto Binswanger* (1852—1929), sprach 1893 und 1897 von einem chronischen Entzündungsprozeß, der erst zum Untergang der Nervenzellen, dann der Fasern führe. *Franz Nissl* (1860—1919) konnte bei der progressiven Paralyse als Zeichen des Entzündungsprozesses eine Läsion der nervösen Elemente, eine Wucherung der Gliazellen und Infiltration der Adventitiascheiden mit Marschalkóschen Plasmazellen feststellen.

Über die Ätiologie wußte man noch immer wenig; man suchte sie im Alkoholabusus, in Überanstrengungen, in thermischen Einflüssen; bei den Frauen nannte man als Ursache das Aufhören der Menses *(Baillarger)*, das Klimakterium *(Krafft-Ebing)*.

Johann Friedrich August Esmarch (1823—1908) und *Julius Jensen* (1841—1891) waren unter den ersten, die sich für einen Zusammenhang zwischen Paralyse und Lues erklärten, und viele der zeitgenössischen Autoren gaben ihnen recht.

Aber noch im Jahre 1900 wird in der „Bibliothek der gesamten medizinischen Wissenschaften für praktische Ärzte und Spezialärzte" im Kapitel „Venerische und Hautkrankheiten" die Frage, wie häufig Syphilis mit voller Bestimmtheit die Ursache echter Tabes bilde, als offen bezeichnet. Das gleiche gelte für den Zusammenhang zwischen Paralyse und Syphilis.

Jean-Alfred Fournier (1832—1915) baute mit *Charles-Joseph-Paul Diday* (1812—1894) und *Lyons* das Krankheitsbild der kongenitalen Syphilis aus; er führte den Begriff „Parasyphilis" ein, veröffentlichte Statistiken über die Beziehungen der Lues zur Ataxie und Parese (1876—1894) und leistete damit neben *Wilhelm Erb* (1840—1921), der 1879 die kausale Beziehung zwischen Tabes und Syphilis behauptet hatte und fünf Jahre später das Krankheitsbild der syphilitischen Spinalparalyse aufstellte, den wichtigsten Beitrag zu diesem Kapitel.

Fournier vertrat, ebenso wie *Erb* 1879, eine Theorie, die besagte, daß die Tabes dorsalis die Folge einer vorausgegangenen syphilitischen Infektion sei, und dehnte bald darauf seine Untersuchungen auch auf die progressive Paralyse aus, die ja nicht selten mit der Tabes gemeinsam auftreten kann, auf deren möglichen kausalen Zusammenhang mit der Lues schon 1857 *Johann Friedrich August Esmarch* und *Jensen* hingewiesen hatten.

Die Theorie *Fourniers* löste eine lebhafte Diskussion aus, denn es gab keine Möglichkeit, die vorausgegangene syphilitische Infektion sicher nachzuweisen. Wohl konnte das bei einem hohen Prozentsatz der Erkrankten durch eine genaue Anamnese geschehen. Doch auf den verbleibenden Rest stützten sich *Fourniers* Gegner und bestritten, daß die Syphilis eine notwendige Vorbedingung der Erkrankung an Tabes oder Paralyse wäre, wenn sie auch zugaben, daß sie zu diesen Erkrankungen beitragen könne.

Fournier suchte die auf 100 fehlenden Prozente dadurch zu erklären, daß viele Menschen eine einmal stattgehabte syphilitische Infektion leugnen oder nichts von ihr wissen. Das letztere ist besonders dann möglich, wenn eine extragenitale Infektion vorliegt. Die Initialsklerose kann klein sein und übersehen werden, ebenso wie die nicht schmerzhaften Drüsenschwellungen. Das Exanthem ist gelegentlich sehr flüchtig und wird dann nicht beachtet.

Wagner-Jauregg sagt in seinem Vortrag „Die progressive Paralyse einst und jetzt" dazu:

„Die überzeugende Wirkung des Offenkundigen hatte aber diese Begründung auf die Gegner nicht. Es war klar, mit diesen statistischen Methoden allein konnte man sich gegenseitig nicht überzeugen oder widerlegen, aber man nahm Stellung zu der einen oder der anderen Lehre. Ich habe selbst schon diese Zeit als denkender Arzt miterlebt. Und so erinnere ich mich, daß im großen und ganzen die Jungen auf Seite des Neuerers *Fournier* waren, die anerkannten Spitzen der Medizin waren seine Gegner. So bekämpfte zum Beispiel in Wien der berühmte interne Kliniker *Bamberger* die Lehre *Four-*

niers; Bambergers Sohn, auch ein tüchtiger Internist, war überzeugt, daß *Fournier* recht habe.‟

Nach der Einführung der Blutserumreaktion auf Syphilis war es nicht mehr weit bis zur endgültigen Lösung der Frage. Nun konnte bei einem großen Teil der bisher ätiologisch nicht zu klärenden Fälle die Syphilis verifiziert und die extragenitale Ansteckung angesichts der offenkundigen Reaktion des Blutes in manchen Fällen glaubwürdig gemacht werden. Doch blieb den Gegnern *Fourniers* noch immer ein Rest von wenigen Prozenten von Paralytikern, bei denen der Nachweis der Syphilis im Blutwasser nicht gelang. Doch bald sollte auch diese Frage gelöst werden.

1891 gab *Heinrich Irenaeus Quincke* (1842—1922) die Lumbalpunktion an: durch sie konnte mit einer dünnen Nadel der Wirbelkanal zwischen zwei Lendenwirbeln erreicht und aus dem Duralsack etwas von der das Gehirn und Rückenmark umspülenden Flüssigkeit abgesaugt und diagnostisch ausgewertet werden. 1909 stellten nun *Wassermann* und *Felix Plant* (geboren 1877) fest, daß bei der progressiven Paralyse die für Syphilis sprechenden Reaktionen in der Rückenmarksflüssigkeit regelmäßig nachweisbar seien.

Die Gegner *Fourniers* machten neuerlich Einwendungen: wohl sei es nun erwiesen, daß der progressiven Paralyse immer eine Ansteckung mit Syphilis vorangehe, doch sei die progressive Paralyse keine syphilitische, sondern eine para- oder metasyphilitische Erkrankung, also eine Erkrankung, die wohl mit der Syphilis zusammenhänge, aber nicht selbst Syphilis sei, denn erstens trete die progressive Paralyse erst zu einer Zeit auf, in der alle syphilitischen Veränderungen der einzelnen Organe und Gewebe schon ausgeheilt wären, und zweitens lasse hier die gegen Syphilis bewährte Behandlung im Stich.

Erst als im Jahre 1913 der Japaner *Hideyo Noguchi* (1876—1928) die Spirochaeta pallida im Gehirn der Paralytiker nachweisen konnte, war eindeutig und lückenlos der Nachweis des syphilitischen Ursprungs der progressiven Paralyse erbracht.

Immer dringlicher wurde das Bedürfnis nach einer wirksamen Therapie, um so mehr, als nun die völlig sichere Diagnose ein Todesurteil darstellte, das nur in ganz seltenen Fällen aufgehoben werden konnte.

Man wußte, daß eine antiluetische Therapie — sie bestand damals in Quecksilber- und Jodmedikation — unwirksam blieb. Trotzdem machten die Ärzte immer wieder den Versuch, Fälle von progressiver Paralyse antiluetisch zu behandeln. In seltenen Fällen gelang es, Remissionen, das heißt das Schwinden der Krankheitserscheinungen für Wochen und Monate, zu erzielen.

Nachdem *Paul Ehrlich* mit seinen Präparaten, die so segensreich in den frühen Stadien der Syphilis wirkten, hervorgetreten war, wurde die Anwendung von Antiluetika systematisch durchgeführt.

Bei der progressiven Paralyse erwiesen sie sich ebensowenig erfolgreich wie die älteren Medikamente. Wieder konnten nur in seltenen Fällen Remissionen erzielt werden. Es galt, neue Wege zu finden und zu beschreiten.

Das Wissen um die Heilkraft des Fiebers ist uralt. *Parmenides* rief schon 500 Jahre v. Chr. aus:

„Gebt mir die Macht, Fieber zu erzeugen, und ich heile alle Krankheiten."

Hippokrates (460 oder 459—377) erwähnt die gute Wirkung einer Malariainfektion bei Epilepsie: Quartana epilepsiae vindex. An einer anderen Stelle meint er, daß das Fieber ein Heilbestreben des Organismus gegen die Krankheit sei, daß es den Körper wie ein Feuer reinige. Und auch *Ruphos von Ephesus* (100 v. Chr.) nennt das Fieber ein großes Heilmittel, von dem man nur wünschen müsse, daß man es künstlich erzeugen könne. *Galen* (130 oder 131 bis zum Anfang des 3. Jahrhunderts) zitiert einen durch Intermittens quartana geheilten Fall von Melancholie. *Hermann Boerhaave* (1668—1738) und *Thomas Sydenham* (1624—1689) wußten um den heilsamen Einfluß interkurrierender fieberhafter Erkrankungen auf Psychosen. *Esquirol* sah durch eine Infektion schwere Geistesstörungen abheilen.

Wagner-Jauregg wurde durch ein Wort *Bacon von Verulams* gepackt, der irgendwo einmal ausgesprochen hat, daß es sehr wesentlich für die Ärzte sein müsse, die geheilten Fälle unheilbarer Krankheiten zu studieren. Und so begann *Wagner-Jauregg* als junger Assistent an der psychiatrischen Klinik in Wien eingehender die vorliegenden Fälle von geheilten Geistesstörungen durch zufällig hinzutretende fieberhafte Infektionskrankheiten zu sichten. 1887 schrieb er als Resultat seiner Untersuchungen eine Arbeit „Über die Einwirkung fieberhafter Erkrankungen auf Psychosen", die geeignet erschien, umwälzend auf dem Gebiete der Therapie psychischer Störungen zu wirken. Die Literaturstudien zu dieser Arbeit hatten schon einige Jahre zuvor begonnen, und noch früher hatte *Wagner-Jauregg* die klinischen Beobachtungen gemacht, die diese Studien anregten. Am 1. Jänner 1883 hatte *Wagner-Jauregg* die Stellung eines Assistenten der psychiatrischen Klinik in Wien angetreten. Am 28. Jänner 1883 erkrankte eine Geisteskranke an einem Erysipel, das zur Heilung der Geistesstörung führte.

Für seine statistischen Zusammenstellungen standen *Wagner-Jauregg* 95 Fälle von Typhus abdominalis, 7 von Typhus exanthematicus, 3 von Cholera, 70 von Intermittens, 22 von Febris recurrens, 15 von akuten Exanthemen und 11 von Erysipel zur Verfügung. Auf Grund seiner Arbeit kam er zu dem Schluß, der später sehr wesentlich für die erfolgreiche Paralysebehandlung werden sollte:

„Wenn ein Geisteskranker in dem ersten Halbjahr des Bestehens seiner Geisteskrankheit von einer der genannten Erkrankungen befallen wird, ist die Wahrscheinlichkeit eine sehr große, daß er dadurch von seiner Psychose geheilt wird."

Eine Ordnung des Krankenmaterials ergab in 70 Fällen Heilung, in 22 Fällen dauernde, in 35 vorübergehende Besserung, während nur 77 Fälle unbeeinflußt blieben. Auch hier waren die wesentlich besseren Zahlen bei akuten oder relativ frischen Geistesstörungen gegenüber alten auffallend. Bei der Wertung seiner Untersuchungen kommt *Wagner-Jauregg* zu dem Ergebnis:

„Wenn wir uns jetzt zum Schluß die Frage vorlegen: wäre es zu rechtfertigen, wenn wir das Heilmittel, das die Natur in der Erzeugung von fieberhaften Krankheiten besitzt, in zweckbewußter Weise in die Therapie der Psychosen einführen, die künstliche Erzeugung von fieberhaften Krankheiten zu einem therapeutischen Agens machen würden, so glaube ich nach den vorliegenden Erfahrungen diese Frage bejahen zu können.

Es sind übrigens die Anfänge dazu schon gemacht worden. In erster Linie muß ich eine Reihe von Prozeduren anführen, die von der alten Medizin bei allen möglichen Leiden in großer Ausdehnung geübt wurden. Ich meine damit jene Prozeduren, welche die Unterhaltung einer chronischen Eiterung zum Ziele hatten, zum Zwecke der Ableitung, wie die Alten sagten, zum Beispiel die Haarseile, die Fontanellen, die Anwendung der Vesicantien, der *Autenrieth*schen Salbe usw. Es waren diese Verfahrungsweisen ja auf ganz anderen theoretischen Anschauungen unserer Altvorderen begründet; aber insofern wirkliche Erfolge damit erzielt wurden, dürften dieselben auf ganz analoge Weise zustande gekommen sein, wie die Heilwirkungen nach Infektionskrankheiten. Und daß unsere Vorgänger mit ihrer Medicina crudelis, manchmal wenigstens, Erfolge erzielten, ist mir nicht zweifelhaft. Denn so viel Respekt habe ich schon vor den alten Ärzten, unter denen ja eine Menge Denker und scharfe Beobachter waren, um sie vor dem Vorwurf in Schutz zu nehmen, als wären etwa solche Verfahren ohne irgendeine tatsächliche Grundlage einfach ihrer Phantasie entsprungen.

Besonders auf ein hierhergehöriges Verfahren möchte ich noch mehr eingehen, da dasselbe gerade in der Psychiatrie in größerem Umfang ausgeübt wurde. Es ist das die von *Jacobi* in die Therapie der Psychosen eingeführte Einreibung mit *Autenrieth*scher oder Brechweinsteinsalbe auf den Schädel, um eine chronische Eiterung der Haut zu unterhalten. Es ist diese Methode, ebenso wie die

anderen Verfahren der Medicina crudelis, in Vergessenheit geraten;
sie wurde aber vor nicht gar langer Zeit wieder ans Tageslicht
gezogen, und zwar von einem angesehenen psychiatrischen Fachmann, von *Ludwig Meyer* in Göttingen. *Meyer* berichtete 1877 und
1882 über eine Reihe von Heilerfolgen, die er mit diesem Verfahren
bei Dementia paralytica erzielt hatte, und empfahl dasselbe zur
allgemeinen Anwendung. Wie es aber auch in der Medizin geht, wenn
etwas aus der Mode ist, findet es keinen Anklang mehr; und so
scheint es, daß niemand in ernsthafter Weise dieses Verfahren auf
seine Wirksamkeit geprüft hat.

Man entzieht sich nicht leicht dem Geiste der Zeit, und so muß
ich gestehen, daß ich, obwohl ich das Verfahren keineswegs für
unsinnig halte, mich selbst nur schwer entschließen könnte, einem
Paralytiker nach der von *Meyer* angegebenen Vorschrift die *Auten-
riethsche* Salbe auf den Schädel zu applizieren, was eine oft bis zur
Exfoliation von Knochenstücken führende Verschorfung zur Folge
hat. Wenn übrigens meine Ansicht richtig ist, daß auch dieses Verfahren auf chemischem Wege, durch Bakterienprodukte, wirksam
ist, so müßte es ja gleich bleiben, ob man den Entzündungsherd am
Schädel oder an irgendeiner anderen, weniger empfindlichen Kör-
perstelle setzt. Und wenn es richtig ist, daß Bakterienprodukte das
Wirksame bei diesem Verfahren sind, dann kann man sich auch der
berechtigten Hoffnung hingeben, daß es uns dereinst gelingen wird,
diese Heilstoffe der Bakterien isoliert zur Wirkung zu bringen, ohne
daß der Kranke an seinem eigenen Körper das Abstoßende der
chronischen Eiterung mit in den Kauf nehmen müßte.

Bei den geschilderten Heilbestrebungen haben wir es zu tun mit
— ich möchte sagen — unbewußten Versuchen, die Heilwirkung
bakterieller Erkrankungen auszunützen. Als der erste bewußte
Versuch dieser Art dürfte der von *Sponholz* und *Köstl* zu bezeichnen
sein. Die Erfahrung, daß manchmal Psychosen durch Blattern
günstig beeinflußt werden, veranlaßte diese beiden Psychiater, die
Vakzination Geisteskranker zu Heilzwecken zu versuchen, wobei
Köstl manchmal günstige Wirkungen beobachtet haben will, während *Sponholz* nur negative Resultate sah. Ähnliche Versuche machte
viel später *Kiernan* in New York. Er sah in vielen Fällen einen,
wenn auch nur vorübergehenden, günstigen Einfluß der Vakzination
auf die Psychose; nur ein Patient genas für die Dauer.

Über einen anderen Versuch dieser Art wurde seinerzeit der Gesellschaft der Ärzte in Wien berichtet. Derselbe rührt von meinem verstorbenen Lehrer *Leidesdorf* her. *Leidesdorf* glaubte, daß im Fieber die wirksame Heilpotenz der akuten Krankheiten liege, und er suchte darum nach Mitteln, um künstlich Fieber hervorzurufen. Als ein geeignetes Mittel dazu erschien ihm die Bluttransfusion. Man hatte bei der Bluttransfusion, die damals modern war, die Erfahrung gemacht, daß sie mit einer Temperatursteigerung verbunden sei. *Leidesdorf* ließ darum bei einem stuporösen, mit Katalepsie behafteten Kranken eine Bluttransfusion ausführen. Die Temperatur stieg darnach auf 39,5 Grad, der Kranke fühlte sich ziemlich behaglich, nahm mit Appetit Nahrung zu sich und blieb auch den folgenden Tag in gebessertem Zustand. Die Besserung währte aber nur kurze Zeit und, da man die Bluttransfusion nicht beliebig wiederholen konnte, wurden weitere Versuche nicht gemacht.

Günstige Erfahrungen über die Wirkung der Intermittens hatten in Frankreich sogar zu dem etwas absurden Vorschlag geführt, man solle Irrenanstalten erbauen an solchen Orten, in denen die Malaria heimisch ist.

Der erste, der bei Geisteskranken eine eigentliche Infektionskrankheit hervorrief, war *Rosenblum* in Odessa. Die Mitteilung darüber erfolgte allerdings, wenigstens in der deutschen Literatur, in so verschämter Weise, daß die Sache kaum Beachtung fand. *Rosenblum* teilte nämlich seine Erfahrungen nicht selbst mit, sondern ein gewisser *Oks* berichtete im Archiv für Psychiatrie über 22 Fälle von Febris recurrens bei Geisteskranken, welche Fälle *Rosenblum* beobachtet hatte; in acht dieser Fälle trat vollständige Heilung ein, in acht weiteren wesentliche Besserung. Dazu bemerkt *Oks* nur in einer ganz kurzen schüchternen Fußnote, daß nach einer privaten Mitteilung *Rosenblums* in zwölf von diesen 22 Fällen von ihm durch Impfung die Febris recurrens hervorgerufen worden war. Bekräftigt wird diese Mitteilung noch durch eine andere, ebenso unscheinbare, die *Motschutkoffsky*, ebenfalls aus Odessa, gleichzeitig über Febris recurrens im Zentralblatt für die medizinischen Wissenschaften machte. *Motschutkoffsky* berichtet, daß es ihm gelungen sei, bei Menschen durch Impfung Febris recurrens hervorzurufen, ohne näher anzugeben, an welchem Material er diese Impfungen gemacht habe. Offenbar waren also die Geisteskranken des Dr. *Rosenblum* die Versuchsobjekte Dr. *Motschutkoffskys*, und es ist nur erfreulich, daß ihnen diese Versuche so gut anschlugen." [1]

In den Bemerkungen zu seiner Arbeit „Über die Einwirkung fieberhafter Erkrankungen auf Psychosen" schränkt *Wagner-Jauregg* den Anteil *Rosenblums* und *Motschutkoffskys* an der Einführung der Fiebertherapie noch weiter ein:

„Die Angabe, daß die Fälle von Rekurrensimpfung durch *Rosenblum* die ersten erfolgreichen Versuche einer künstlichen Erzeugung von Infektionskrankheiten zu therapeutischen Zwecken seien, ist insofern nicht ganz richtig, als in Wirklichkeit der Bakteriologe *Motschutkoffsky* die Rekurrensimpfungen an den Geisteskranken *Rosenblums* vorgenommen hat, aber nicht zu therapeutischen Zwecken, sondern um Versuche über die Übertragbarkeit der Rekurrens am Menschen zu machen. *Rosenblum* hat die Versuche auch nicht fortgesetzt."

Für die Einimpfung von fiebererregenden Krankheitskeimen empfahl *Wagner-Jauregg* zunächst Intermittens und Erysipel, weil diese zwei sehr wesentliche Bedingungen erfüllen: sie schädigen und gefährden den Kranken und dessen Umgebung nicht allzusehr und sind überdies leicht künstlich zu erzeugen. Die Impfung mit Intermittens habe darüber hinaus den Vorteil, daß man die Krankheit jederzeit, wenn es der Zustand des Kranken erfordere, unterbrechen könne.

„Die Möglichkeit, Intermittens künstlich zu erzeugen, ist aber gegeben durch die Versuche von *Gerhardt, Mariotti* und *Ciarrocchi, Marchiafava* und *Celli,* die durch teils subkutane, teils intravenöse Injektionen von Blut, das Intermittenskranken während des Anfalles entnommen worden war, Intermittens an vorher gesunden Personen erzeugt und dieses künstlich erzeugte Fieber ebenso wie das natürliche Wechselfieber durch Chinin wieder beseitigt haben. Gegenüber den vielen Vorteilen, die die künstliche Erzeugung des Wechselfiebers vor der gleich zu besprechenden des Erysipels hat, kommt nur ein Nachteil in Betracht, die Unmöglichkeit, den Infektionsstoff außerhalb des Körpers in Reinkulturen zu züchten, wodurch einerseits die Anwesenheit eines impfstofferzeugenden Individuums notwendig wird und andererseits all die Bedenken, die man ja auch der Vakzination mit humaner Lymphe entgegengestellt hat, besonders die Möglichkeit einer unbeabsichtigten Übertragung anderer Krankheiten, geltend gemacht werden könnten.

---

[1] „Psychiatrische Heilbestrebungen".

Was das Erysipel anbelangt, so muß dasselbe ebenfalls, besonders solange es sich um körperlich rüstige, nicht zu alte Individuen handelt, als eine verhältnismäßig gutartige Erkrankung bezeichnet werden, und andererseits ist auch die Umgebung kaum gefährdet oder ist wenigstens die Gefahr der Übertragung bei rechtzeitiger Isolierung der Kranken und Beobachtung der nötigen Reinlichkeit zu beseitigen.

Ferner ist durch die Untersuchungen *Fehleisens* die Möglichkeit nachgewiesen, Erysipel künstlich durch Impfung, und zwar durch Impfung von Reinkulturen, zu erzeugen. Es ist dadurch die Gelegenheit gegeben, den Impfstoff überall und jederzeit zu haben, da man ihn ja gewissermaßen im Laboratorium erzeugen kann, und dabei ist die Gefahr der Übertragung irgendeiner anderen Erkrankung vollständig ausgeschlossen." [1]

Immer wieder wies *Wagner-Jauregg* darauf hin, daß man das Naturexperiment, das durch eine interkurrente Fieberattacke hervorgerufen werde, zum Zwecke der Heilung nachahmen müsse. Bald begann er auch mit Experimenten:

„Im Winter 1888—1889 impfte ich an der psychiatrischen Klinik einige Kranke mit einer Kultur von Streptokokken, die von einem Gesichtserysipel herrührten und die ihre Virulenz schon an einem inoperablen Mammakarzinom erwiesen hatten, bei dem ein schweres Erysipelas migrans die Folge der Impfung gewesen war. Überraschenderweise führte die Impfung bei meinem Kranken nur zu einer umschriebenen lokalen Rötung, ohne weitere Ausbreitung, die nach wenigen Tagen abblaßte, ohne zu Fieber und zu Erysipel zu führen. In einem Fall veranlaßte die subkutane Impfung mit derselben Kultur einen schweren Abszeß. Eine günstige Wirkung trat in diesem Fall nicht ein. Fälle von progressiver Paralyse waren nicht unter diesen Kranken."

So gab *Wagner-Jauregg* die Versuche vorläufig auf. Als *Robert Koch* auf der Suche nach einem Mittel, das das Wachstum der Tuberkelbazillen im Organismus hemmen könne, 1890 das Tuberkulin fand, hoffte *Wagner-Jauregg*, damit ein wirksames und relativ ungefährliches Mittel für seine Untersuchungen zur Verfügung zu haben. In seinen Lebenserinnerungen schreibt *Wagner-Jauregg*:

---

[1] „Fieber- und Infektionstherapie", 1936, Wien, Leipzig, Bern: Verlag für Medizin, Weidmann & Co.

„*Escherich* war nach Berlin gefahren und hatte einige Fläschchen Tuberkulin mitgebracht, von denen er mir eines übergab. Ich begann sogleich mit Versuchen an geeigneten Kranken. Gleich der erste Fall zeigte zufällig ein günstiges Ergebnis. Ich setzte die Behandlung noch an einer Anzahl von Kranken im Laufe des Jahres 1891 fort. Veröffentlicht habe ich damals nichts darüber. Es kam nämlich ein harter Rückschlag, der allerdings nicht mich, sondern das *Koch*sche Tuberkulin betraf. Man hatte dasselbe in Unterschätzung seiner Gefahren in viel zu großer Dosierung therapeutisch angewendet. Es gab arge Verschlimmerungen, vielleicht auch Todesfälle. Von allen Seiten wurde Sturm gelaufen; auch *Rudolf Virchow* (1821 bis 1902) sprach sein Anathema darüber aus. Es galt fast als ein Verbrechen, einem Menschen eine Tuberkulininjektion zu machen. Ich mußte also auch meine Versuche einstellen, und die Fiebertherapie hatte wieder zu warten.

Als ich die Klinik in Wien übernommen hatte, sprach mein damaliger Assistent *Ernst Boeck* die Absicht aus, er wolle die Heilwirkung fieberhafter Infektionskrankheiten dadurch nachahmen, daß er versuchen wolle, Geisteskranken Bakterienproteine zu injizieren, und zwar wolle er die Erreger jener Infektionskrankheiten dazu verwenden, welche erfahrungsgemäß öfters Heilwirkungen an Menschen hervorrufen, wie Erysipel, Pneumonie, Typhus usw.

Ich riet ihm, er solle seine Versuche mit dem *Koch*schen Tuberkulin beginnen; denn wenn auch über den heilsamen Einfluß der Tuberkulose auf Geistesstörungen keineswegs so günstige Erfahrungen vorliegen, wie bezüglich der anderen eben erwähnten Infektionskrankheiten, so hat doch das Tuberkulin den Vorrang, daß es fertig im Handel zu beziehen ist und daß über die Wirkungen desselben bereits umfassende Erfahrungen vorliegen, während andere Bakterienproteine erst eigens zu diesem Zweck bereitet werden und dann erst mühsame Vorversuche über die Wirkungsweise derselben und die Zulässigkeit ihrer Anwendung am Menschen angestellt werden müssen.

So übernahm es also Dr. *Boeck* zunächst, meine in Graz begonnenen Versuche über Tuberkulininjektionen bei Geisteskranken fortzusetzen. Er behandelte so 14 Frauen und 10 Männer. Wir versuchten dann auch Injektionen mit wirklichen Krankheitserregern und nicht nur mit Bakterienprodukten, wie es das Tuberkulin ist, und wählten auf Professor *Paltaufs* Anregung lebende Kulturen des

Bacillus pyocyaneus, die schon in der Behandlung der Typhusinfektion von mehreren Autoren angewendet worden waren. Diese letzteren Injektionen mußten aber eingestellt werden, da bei mehreren Kranken bedenkliche Herzanfälle eingetreten waren. Wir wählten zu den Versuchen hauptsächlich solche Fälle unkomplizierter Geistesstörung aus, welche unter dem Bilde einer akuten, heilbaren Geistesstörung begonnen hatten, welche aber sowohl wegen der langen (in einigen Fällen jahrelangen) Dauer und wegen gewisser Änderungen im Krankheitsbild wenig oder keine Aussicht auf Genesung mehr boten, welche also, wie man das auszudrücken pflegt, den Charakter einer sekundären Geistesstörung anzunehmen im Begriff waren. Wir wählten solche Fälle, um uns vor der Gefahr möglichst zu schützen, daß wir etwa eine zufällige Genesung für das Resultat unserer Therapie hätten halten können.

Der Vorgang war nun der, daß Dr. *Boeck* bei den betreffenden Kranken durch wiederholte Injektionen von Tuberkulin wiederholte Fieberbewegungen hervorzurufen trachtete, wobei er nach Möglichkeit mäßige, 39 Grad nicht übersteigende Fiebertemperaturen zu erzeugen strebte. Dies gelingt ziemlich leicht durch eine sorgfältige Dosierung des Tuberkulins. *Boeck* hat über seine Versuche später, 1894 oder 1895, gesprochen."

Wagner-Jauregg wertete die Ergebnisse in einem Vortrag in der Gesellschaft der Ärzte in Wien im Jahre 1895 über „Psychiatrische Heilbestrebungen", in dem er über Versuche an der Grazer und Wiener Klinik berichtete.

Mit diesem Verfahren konnten drei Patienten völlig geheilt werden, während andere so weitgehend gebessert wurden, daß ihre Heilung mit Bestimmtheit zu erwarten war. Aber auch jetzt noch schloß *Wagner-Jauregg* seinen Vortrag mit einer Warnung:

„Indem ich hiemit meine Mitteilungen für heute beschließe, möchte ich mich vor allem verwahren vor einer Überschätzung unserer therapeutischen Versuche. Das von uns erprobte Heilverfahren beansprucht nicht, eine Panazee zu sein. Die günstigen Erfolge, die wir erzielt haben, stehen zwar fest und berechtigen zu Hoffnungen, aber es steht ihnen auch eine Anzahl von Mißerfolgen gegenüber; wie häufig Heilwirkungen zu erwarten sind im Vergleich zu den Mißerfolgen, bei welchen Formen überhaupt Erfolge durch dieses Verfahren möglich sind — diese und eine Menge anderer Fragen sind noch ganz ungelöst. Ich bin auch keineswegs der Ansicht, daß man jede heilbare Psychose sofort mit Tuberkulin

behandeln soll. Man möge dem Heilbestreben der Natur genügenden
Spielraum lassen. Die eine Folgerung ergibt sich aber aus unseren
Versuchen, daß man keine überhaupt heilbare Psychose verloren
geben soll, bevor man nicht eine Tuberkulinbehandlung versucht hat.‘‘

Wir zitieren weiter aus den Lebenserinnerungen *Wagner-Jaureggs:*
,,Die Behandlungsversuche mit Tuberkulin habe ich auch nach
Boecks Abgang von der Klinik — er hatte eine Primararztstelle an
der Landesirrenanstalt in Troppau erhalten — fortgesetzt. Ich konnte
aber zu keiner rechten Befriedigung über die Erfolge kommen,
denn einmal traten sie ein, bei einem anderen, anscheinend ähnlichen
Fall blieben sie aus; und oft mußte ich mir sagen, vielleicht wäre
dieser oder jener Fall auch ohne Tuberkulin gesund geworden. Da
kamen auch einige Fälle von progressiver Paralyse zur Behandlung.
Bei einem und noch einem stellte sich ein günstiger Erfolg ein. Von
da ab verlegte ich mich hauptsächlich auf die Behandlung der
progressiven Paralyse, weil diese Krankheit damals als unheilbar
galt, und man so nicht sagen konnte, daß der Fall vielleicht auch
ohne Behandlung ebenso gut geworden wäre. Um aber beweisen
zu können, daß die Tuberkulinbehandlung auf die progressive Paralyse günstig wirke, behandelte ich in den Jahren 1900 bis 1901
69 Fälle von progressiver Paralyse wahllos nach der Reihe der Aufnahmen mit Tuberkulin, schwere und leichtere Fälle. Ich arbeitete
mit Tuberkulinmengen in jedem Fall von 0,01 bis 0,10. Ich stellte
den 69 Tuberkulinfällen dann 69 Fälle von Paralyse gegenüber, die
nicht behandelt worden waren, und verfolgte ihr Schicksal. Nachdem drei Jahre vergangen waren, ließ ich die Fälle von *Pilcz* zusammenstellen und publizieren. Es ergab sich, daß die behandelten
Paralytiker eine längere Lebensdauer hatten und bei ihnen mehr
Remissionen vorgekommen waren, als bei den unbehandelten Fällen.
Von 1905 an hat *Pilcz* noch einmal eine ähnliche Untersuchung mit
verbesserter Methode durchgeführt. Er stieg mit der Tuberkulin-
dosis auf 0,30 und behandelte nach der Reihe der Aufnahmen einen
Fall mit Tuberkulin, den nächsten ließ er unbehandelt usw. Das
Resultat der katamnestischen Erhebungen sprach wieder eindeutig
für eine therapeutische Wirkung der Tuberkulinbehandlung. Ich
verband nun die Tuberkulinbehandlung immer mit einer Queck-
silber- und Jodbehandlung, in der Erwägung, daß ja die Paralyse
eigentlich eine luetische Erkrankung sei, was zu dieser Zeit, nach
1902, schon ziemlich feststand. Da ich außerdem überzeugt war,

daß ich mit meiner Behandlung eher einen Erfolg haben würde,
wenn ich sie in den Anfangsstadien der Krankheit anwenden würde,
als bei den bereits fortgeschrittenen Paralysen, verlegte ich meine
Versuche hauptsächlich in meine Privatordination, in der ich eher
hoffen konnte, Paralysen in den Anfangsstadien zu bekommen als
in der psychiatrischen Klinik. So sammelte sich also nach und nach
eine größere Anzahl von weitgehenden Remissionen der progressiven
Paralyse an, von denen einige so weit gingen, daß die Behandelten
wieder die volle Berufsfähigkeit erlangten, manche derselben sogar
dauernd und auch bei Berufen, die höhere geistige Anforderungen
stellten. Ich hielt es endlich für angemessen, meine Methode auch
bekannt zu machen und der Kritik auszusetzen. Eine geeignete
Gelegenheit schien mir der XVI. internationale medizinische Kongreß
in Budapest, 1909, zu sein. Ich hielt dort ein Referat über die Behandlung der progressiven Paralyse und teilte meine Erfolge an
einer Anzahl von progressiven Paralysen der Anfangsstadien mit.
Der Erfolg meines Vortrages war kein überwältigender; ich fand
größtenteils Skepsis oder diskussionslose Ablehnung. Die Zahl der
unerwarteten Heilungen von progressiven Paralysen, die sich in
meinem lokalen Wirkungskreis anhäuften, erregte aber wenigstens
in Wien eine gewisse Aufmerksamkeit. In den meisten Fällen waren
allerdings die Heilungen keine dauerhaften. Immerhin leben auch
heute (1939) noch einige Fälle, die damals, also vor 1917 respektive
1919, behandelt wurden. Ich trachtete die Wirksamkeit der Kur zu
steigern, indem ich verschiedene Vakzine ausprobierte und schließlich in der Typhusvakzine ein besonders wirksames Präparat fand;
auch ging ich von der Quecksilberjodkur auf die Neosalvarsankur
über. Obwohl ich wiederholt über das Thema publizierte, zeigte sich
in Deutschland doch noch sehr wenig Widerhall; eher noch in
Italien, Ungarn, Rußland. Nur *Ernst Meyer* (1871—1931) in Königsberg trat für die Tuberkulinbehandlung ein und sagte in einem
Referat bei der Jahresversammlung des Vereines deutscher Irrenärzte in Kiel 1912, daß die Fieberbehandlung mit einer nachfolgenden spezifischen Kur jederzeit die wirksamste Behandlung der
progressiven Paralyse sei."

Im Handbuch der Psychiatrie, herausgegeben von *Gustav
Aschaffenburg* (geboren 1866), findet sich in der Bearbeitung der
Dementia paralytica aus dem Jahre 1912 noch folgender Absatz:

„Gelegentliche Erfahrungen über Änderungen im Zustandsbild der progressiven Paralyse durch entzündliche, eitrige oder septische Prozesse haben zu dem etwas allzu gradlinig gedachten Versuch geführt, durch künstliche Einimpfung derartiger Schädlichkeiten den Paralysevorgang zu beeinflussen. Abgesehen von dem rechtlich zweifelhaften Wert derartiger Versuche muß man heute sagen, daß die vorliegenden Ergebnisse zu wenig sicher sind, um zu systematischer Fortsetzung zu reizen. Prinzipiell wird ja immer zuzugeben sein, daß irgendwelche biologischen, speziell chemischen Versuche, die Krankheitserreger der Syphilis, die bei der progressiven Paralyse irgendwie gegen unsere heutigen Methoden geschützt sind, für die Behandlung empfänglich zu machen, für die Zukunft nicht aussichtslos erscheinen."

Die ultima ratio blieb eine vorsichtig tastende symptomatische Behandlung, die keinen Erfolg zu bringen vermochte:

„Die im letzten Stadium den ärztlichen Kunstregeln entsprechenden Versuche der Lebensverlängerung wird man kaum bei irgendeiner Krankheit so ungern anwenden, wie bei der progressiven Paralyse."

Wagner-Jauregg aber arbeitete weiter:

„1913 fand in Wien die Naturforschertagung statt, bei der auch von der Paralyse die Rede war: *Noguchi* brachte die Mitteilung, daß es ihm mit einer besonderen Färbemethode gelungen sei, die von *Schaudinn* entdeckten Syphilisbazillen im Gehirn von Paralytikern nachzuweisen: das war eine Entdeckung, die Sensation machte, da es bisher noch nicht möglich gewesen war, die Syphilis-Spirochäten im Gehirn der Paralytiker nachzuweisen, also das Schlußstück der Theorie von der luetischen Ätiologie der Paralyse noch gefehlt hatte, obwohl man die *Wassermann*sche Reaktion hatte, die aber bei Paralytikern nicht immer positiv war.

Die spezifisch-unspezifische Behandlung der Paralyse, mit Quecksilberjod oder Neosalvarsan einerseits, mit Tuberkulin und Vakzinen andererseits, wurde weiter fortgesetzt; ich habe darüber 1914 noch etwas publiziert, da mich *Noorden*, der mir freundlich gesinnt war, ersuchte, einen Artikel für die von ihm herausgegebenen Therapeutischen Monatshefte zu schreiben.

Die Erfolge dieser kombinierten Kur waren oft so günstig, daß die remittierten Paralytiker wieder arbeitsfähig wurden. Aber die Neigung zu Rezidiven war leider noch immer sehr groß. Da brachte ein zufälliges Ereignis eine entscheidende Wendung in der Paralysebehandlung. Ein Tiefbohrungsingenieur, der in den galizischen Petroleumdistrikten gearbeitet hatte und der einen besonders guten

Ruf genoß, erkrankte an Paralyse. Er wurde an die Klinik gebracht und erfuhr nach einer Typhus-Vakzine-Salvarsankur rasch eine so weitgehende Remission, daß er in seine Berufstätigkeit zurückkehren konnte. Aber nach wenigen Wochen trat ein Rezidiv ein, und trotz Wiederaufnahme der Behandlung war der Mann nicht mehr zu retten. Das legte mir den Gedanken nahe, meinen 1887 publizierten Vorschlag, statt der Nachahmung einer Infektionskrankheit die Infektionskrankheit selbst therapeutisch anzuwenden, wieder aufzugreifen. Da kam eines Tages der spätere Professor *Fuchs* zu mir und meldete, daß ein vor einigen Tagen von der mazedonischen Front mit einer leichten Nervenverletzung eingelieferter Soldat Fieberanfälle mit Schüttelfrost im Tertianatypus habe, also offenbar Malaria; ob er ihm Chinin geben solle. Da kam mir wie der Blitz der Gedanke, mit dem Blut dieses Malarikers Paralytiker zu impfen. Ich sagte: ‚Nein!' und erklärte *Fuchs,* daß ich mit dem Blut dieses Malarikers zwei Paralytiker impfen werde. Das geschah am 14. Juni 1917. Gleich stiegen mir aber Bedenken auf. Es war Sommer. Wenn auf dem Territorium der Klinik Anopheles vorhanden waren,˙ konnten˙ dieselben meine Malariker stechen und andere Kranke meiner Klinik und anderer Kliniken infizieren und so einen Malariaherd schaffen. Ich gab daher einem Neurastheniker, der als militärischer Patient an der Klinik weilte und zu allerlei Diensten anstellig war, den Auftrag, in dem Garten um die Kliniken herum so viel als möglich Mücken zu fangen und mir zu bringen. Ich untersuchte die Mücken und überzeugte mich, daß es nur Kulexmücken waren und daß keine Anophelesmücken zu finden waren. Nachdem ich über diese Frage beruhigt war, beschloß ich noch acht Paralytiker zu impfen und dann den Erfolg abzuwarten. Es kam mir aber bei der Durchführung etwas in die Quere. Vor längerer Zeit hatte mir *Julius Tandler* (1869—1936) mitgeteilt, daß der oberste Militärarzt unserer Armee, Generalstabsarzt Dr. *Anton Frisch* (1849—1917), ein Freund *Tandlers,* die Absicht habe, eine wissenschaftliche ärztliche Kommission an die Isonzofront zu schicken, und daß dieser Kommission außer mir *Karel Frederik Wenckebach* (1864—1940), *Alexander Kolisko* (1857—1918) und *Tandler* angehören sollten; die Zeit werde aber erst später bekanntgegeben werden. Ich war gerne bereit, diesen Krieg, der schon mehr als zwei Jahre meine Beschäftigung war, einmal aus der Nähe zu sehen. Nun kam die Nachricht, daß die Kommission an den Kriegsschauplatz abgehen sollte, gerade während des Malariaexperiments. Ich glaube, ich hatte noch nicht einmal alle zehn Paralytiker ge- impft. Ich gab also ausführliche schriftliche Weisungen, wie das Experiment weitergeführt werden sollte; auch wann und unter welchen Umständen verfrüht die Malaria mit Chinin zu unterbrechen wäre, und fuhr weg. Als ich zurückkam, erfuhr ich, daß einer der Geimpften gestorben war. Das war sehr betrüblich bei einem Ein- griff, der ja Heilung bezweckte. Auch später starben Paralytiker, doch hatte sich da die Methode schon bewährt. Zu ihrer Einführung war es keine Empfehlung.

Ich hatte unter diesen zehn Fällen schon einen glänzenden Erfolg. Ein Mann, der in der Welt herumgezogen war, um sein Publikum mit allerlei heiteren Darbietungen zu belustigen, man könnte ihn etwa einen Conférencier nennen, war verblödet und hatte seine ganzen Nummern vergessen. Bald nach der Malariakur besserte er sich so, daß man ihn eigentlich als geheilt betrachten konnte. Er gab auch für die Patienten der Klinik in einem der Gärten eine Vorstellung, bei der er ein großes Repertoire gedächtnismäßig tadel- los beherrschte und in Ausdruck und Mimik vollkommen dem von ihm Vorgebrachten gerecht wurde. Er wurde auch als genesen von der Klinik entlassen. Einige Monate später erkundigte sich Dr. *Raphael Weichbrodt* (geboren 1886) von der Irrenanstalt in Frankfurt am Main bei uns nach diesem Mann. Er hatte offenbar bei seinem Herumreisen ein Rezidiv bekommen und war so in die Frankfurter Irrenanstalt gekommen. Seine Frau hatte aber den Ärzten dort von der wunderbaren, erfolgreichen Kur erzählt, die er in Wien durchgemacht hatte. Dr. *Weichbrodt* erkundigte sich, was wir mit dem Mann gemacht hätten. Ich schrieb ihm, daß es sich um eine Impfung mit Malaria gehandelt hätte, obwohl ich meine Malariaversuche noch nicht publiziert hatte. *Weichbrodt* enttäuschte mein Vertrauen nicht; er impfte zwar vier Paralytiker mit Malaria, aber er publizierte vorläufig nichts, sondern verlegte sich bald auf eine Behandlungsmethode, die zwar auf demselben Prinzip beruhte, wie die Malariabehandlung: er impfte Paralytiker mit Rekurrens- spirillen und publizierte später darüber, geriet übrigens damit noch in einen Prioritätsstreit mit *Wilhelm Weygandt* (1870—1939), dem Direktor der Hamburger Irrenanstalt.

Nun entschloß ich mich aber doch, meine Malariabehandlungs- versuche zu veröffentlichen. Den unmittelbaren Anstoß dazu gab der Schriftleiter der psychiatrisch-neurologischen Wochenschrift Dr. *Johann Bresler*, der von mir einen Beitrag für eine Festnummer zum 60. Geburtstag Professor *Antons* in Halle erbat.

Ich wollte die Versuche der Malariatherapie fortsetzen, hatte aber an der Klinik keinen Malariakranken, von dem ich hätte abimpfen können. Ich bat also einen Internisten, der eine militärische Spitalsabteilung leitete, auf der viele Malariakranke lagen, er möge mir zur Überimpfung auf einen Paralytiker Blut von einem sichergestellten Tertianafall schicken. Diese beiden Punkte: Überimpfung auf einen Paralytiker, und sichergestellter Fall von Tertiana habe ich besonders betont, ich glaube sogar schriftlich niedergelegt. Ich habe leider das übersandte Blut nicht selbst mikroskopisch untersucht, weil ich fürchtete, daß es beim langen Stehen die Infektiosität verlieren könnte, sondern damit sofort einen Paralytiker geimpft und, als er zu fiebern anfing, von ihm drei andere Paralytiker. Es stellte sich aber bei dem Erstgeimpften ein sehr bedrohliches Krankheitsbild mit hohen Fiebertemperaturen ohne Zwischenräume mit normaler Temperatur ein. Und die Untersuchung des Blutes ergab, daß fast alle Blutkörper von Plasmodien besetzt waren, viele sogar von zwei bis drei Parasiten, den kleinen Ringen der Tropica. Die Zahl der roten Blutkörperchen nahm erschreckend ab, und die weißen Blutkörperchen verschwanden ganz. Und das Fieber hörte nicht auf, trotzdem wir ihm fortwährend große Dosen Chinin intern und in Injektionen beibrachten. Kurz, es handelte sich um einen bösartigen Fall von Malaria tropica. Am 31. Tage starb er, und die Obduktion ergab in intensivster Ausprägung die Befunde einer Perniciosa. Zwei andere der Geimpften starben ebenfalls, und den vierten konnten wir nur mit großen, fortwährend verabreichten Dosen von Chinin und Neosalvarsan nach 45 Tagen fieber- und parasitenfrei machen. Allerdings heilte seine Paralyse dauernd und vollständig. Durch diesen Mißerfolg wurde ich sehr entmutigt und hatte wenig Lust, die Malariatherapie fortzusetzen, um so mehr, als andere behaupteten, mit der Rekurrensimpfung bessere Resultate erzielen zu können. Da kam mir der Bakteriologe Professor *Doerr* zu Hilfe. Die Bakteriologen und Tropenmediziner waren überhaupt für die Malariatherapie sehr eingenommen, nicht wegen der armen Paralytiker, sondern weil ihnen die Malariatherapie Gelegenheit gab, an Menschen Versuche mit Malariaimpfung zu machen; das war eigentlich der Weg, auf dem die Malariatherapie Eingang in

England fand; und auch in Deutschland ging die Anregung zur Einführung der Malariatherapie von dem Malarialogen *Peter Mühlens* (geboren 1874) in Hamburg aus. *Doerr* verschaffte mir also einen gründlich untersuchten und als reine Tertiana verifizierten Fall von Malaria, bei der auch eine Mischinfektion mit Tropica ausgeschlossen werden konnte. Der Patient wohnte in der Gegend, wo in Wien hie und da ein autochthoner Fall von Malaria vorkommt: die Dampfschiffe, die aus Ungarn, Serbien, Rumänien und Bulgarien Waren nach Wien bringen, legen am Donaukanal auf der Wiener Seite an. Sie bergen häufig Malariakranke unter dem Schiffspersonal. Diese werden von den Anopheles der Donauauen gestochen, und von diesen Anophelen werden dann die Anwohner der Donau auf beiden Ufern mit Malaria infiziert.

Von einem solchen Fall also brachte Professor *Doerr* Blut an die Klinik. Mit diesem Blut wurden drei Paralytiker geimpft, und zwar, dem Wunsch von Professor *Doerr* entsprechend, einer mit 1 cm³ einer 20fachen Verdünnung des Blutes, der zweite mit 1 cm³ der 400fachen Verdünnung des Blutes, der dritte mit 1 cm³ der 8000fachen Verdünnung. Der Erfolg dieses Experiments entsprach aber nicht der Erwartung von Professor *Doerr*. Denn nur der mit der 400fachen Verdünnung geimpfte Paralytiker bekam Malariaanfälle, nicht aber der mit einer stärkeren Lösung Geimpfte. Ich ließ mich aber weiterhin auf solche Versuche nicht mehr ein, um so mehr, als Professor *Doerr* mittlerweile als Hygieniker nach Basel berufen worden war. Ich war froh, jetzt einen einwandfreien Malaria-tertiana-Stamm zu haben, und impfte von dem einen Patienten, der die Fieberanfälle bekommen hatte, andere Paralytiker, indem ich ihnen 1 cm³ unverdünntes Malariablut subkutan injizierte. Es lag aber damals noch gar keine Erfahrung vor, durch wieviele Passagen — Impfungen von Mensch zu Mensch — das Malariablut infektiös bleiben werde. Denn wenn etwa die Infektiosität des Blutes nach einigen Passagen aufgehört hätte, wäre ich vor der Notwendigkeit gestanden, mir immer wieder einen neuen Fall natürlicher, das heißt Anopheles-Malaria zu suchen. Zu meiner großen Freude stellte sich aber heraus, daß man die Impfung immer wieder erfolgreich durchführen kann, ohne zur Anopheles-Malaria zurückgreifen zu müssen. Und so impften wir von diesem durch *Doerr* im September 1919 geimpften Paralytiker die Malaria in endlosen Passagen von Mensch zu Mensch fort. Wir haben im Laufe der Jahre auch andere Malariastämme in Verwendung genommen, aber vor allem doch immer den Stamm aus dem Jahre 1919 fortgepflanzt. Der anfangs gehegten Befürchtung, uns immer und immer wieder einen neuen Malariastamm besorgen zu müssen, sind wir nicht ausgesetzt, und wenn wir im Laufe der Jahre neben dem alten Stamm eine Anzahl von anderen Stämmen an der Klinik hielten, so geschah das hauptsächlich wegen der öfters eintretenden Nötigung, eine zweite Malariakur bei einem Kranken durchzuführen. Wir hatten nämlich die Erfahrung gemacht, daß derselbe Stamm oft ein zweitesmal nicht zur Wirkung kommt, während die Impfung wieder angeht, wenn von einem neuen Tertianastamm überimpft wird. Zu diesem Zweck habe ich später auch einen Stamm von Malaria quartana an der Klinik eingeführt, der ebenso gute Heilerfolge gab wie der der Tertiana.

Nachdem wir also den von Professor *Doerr* zur Verfügung gestellten Tertianastamm hatten, wurde die Malariakur in großem Maßstabe durchgeführt, das heißt, es wurden alle Männer und Frauen mit progressiver Paralyse mit Malaria behandelt, ebenso die Fälle von Tabes.

Publiziert wurde aber zunächst nichts. Doch häuften sich die Fälle, die als verlorene Menschen an die Klinik gekommen waren, und die nach wenigen Wochen wieder in Familie, Beruf und Gesellschaft zurückkehrten, so daß sich eine Art Propaganda entwickelte und der Klinik mehr und mehr Fälle zur Behandlung zugeschickt wurden. In Deutschland rührte sich vorläufig nichts, noch weniger in anderen Ländern.

Es war damals der Vorschlag gemacht worden, daß die wissenschaftlichen Gesellschaften von Deutschland und Österreich in lebhafteren Verkehr miteinander treten sollten; und so sollte auch der deutsche Verein für Psychiatrie einen Österreicher in seinen Vorstand aufnehmen. Dazu wurde zunächst ich ausersehen. Im Herbst 1920 sollte die Jahresversammlung in Hamburg stattfinden. Im Laufe der Vorträge, die bei dieser Tagung gehalten wurden, ergriff unter anderen ein Arzt der Hamburger städtischen Irrenanstalt Friedrichsberg das Wort im Namen von drei Herren und teilte mit großem Selbstbewußtsein mit, daß sie versucht hätten, progressive Paralyse durch Impfung mit Malaria tertiana und tropica und mit Rekurrensspirochäten zu behandeln, und berichtete über ihre Erfolge. Erst am Schluß seiner Mitteilung erwähnte er ganz nebenbei, daß *Wagner-Jauregg* auch schon einmal etwas Ähnliches gemacht habe.

In der Veröffentlichung des Vortrages in der Münchener medizinischen Wochenschrift, die zwei Monate nach der Jahresversammlung stattfand, haben die drei Herren allerdings schon meinen Prioritätsansprüchen vollkommen Rechnung getragen. Ich ergriff nach dieser Mitteilung sofort das Wort, betonte, daß ich die erste Malariaimpfung 1917 gemacht hatte, daß ich dann zuwartete, wie der therapeutische Erfolg wäre und daß ich nach einem Jahr diese Behandlung wieder aufgenommen hätte und schon über eine viel größere Anzahl von Erfolgen berichten könnte als die drei Autoren. Ich warnte sie außerdem vor der Tropicaimpfung, indem ich ihnen sagte, daß wir mit einer unbeabsichtigten Tropicaimpfung schlimme Erfahrungen gemacht hätten. Sie schienen mir das letztere nicht zu glauben, denn sie haben offenbar weiter mit Tropica geimpft. Es wurde aber bald bekannt, daß sie damit ebenso üble Erfahrungen gemacht hatten wie wir in Wien; nur war die Zahl ihrer Toten größer.

Mittlerweile hatte die Anzeige zur Einleitung der Malariatherapie eine Erweiterung erfahren. Es hatte sich nämlich bald herausgestellt, daß die Malariatherapie um so wirksamer war, je früher man sie einleitete; ich hatte das auch bei jeder Gelegenheit betont. Eines Tages, ich glaube im Frühjahr 1922, kam mein Assistent Dr. *Bernhard Dattner* zu mir und meinte, es wäre vielleicht am besten, wenn man die Paralytiker schon vor ihrer Erkrankung mit Malaria behandeln würde. Man wußte nämlich damals schon, wer die Kandidaten der Paralyse seien: die Luetiker, die in einem späten Zeitpunkt nach der Infektion noch positive Liquorreaktionen hatten. Ich sagte *Dattner*, daß das natürlich ganz richtig sei, aber wir hätten nicht das entsprechende Krankenmaterial. Dieses Material von nicht geisteskranken Spät-Luetikern mit positivem Liquorbefund hätten die Kliniken für Syphilis in Evidenz. Ich schickte also Dr. *Dattner* zu dem mir befreundeten Professor *Josef Kyrle* (1880—1926) an der Klinik für Syphilis (Professor *Ernest Finger*), damit er ihm diesen Vorschlag mache. *Kyrle* verhielt sich aber ablehnend und sagte mir später selber, man könne das nicht machen. Es sei etwas anderes, wenn man einem Paralytiker, der ja sonst ohnehin verloren sei, Malaria einimpfe, als wenn man das bei einem anscheinend gesunden Menschen mache, bloß weil er einen positiven Liquor habe. Einige Wochen danach teilte er mir aber mit, er habe es doch gemacht und die Sache bewähre sich. *Kyrle* hat dann dieses Verfahren mit Eifer und Geschick weiter betrieben, schon 1923 in

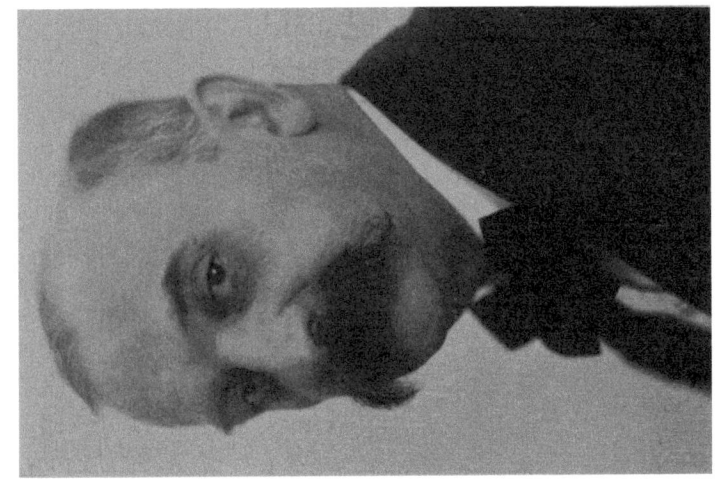

Abb. 31. Julius Tandler

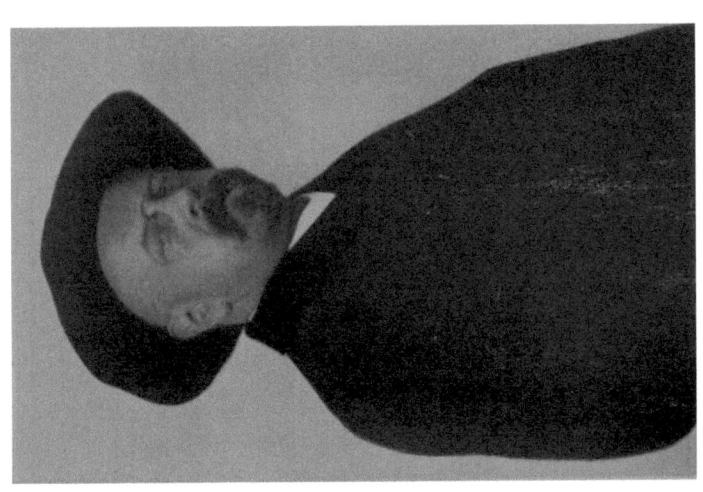

Abb. 30. Josef Kyrle

München eine Mitteilung gemacht und trat dann mit seinen Erfolgen bei der Naturforscherversammlung in Innsbruck 1924 hervor. Wir hatten zu dem Zweck der Malariatherapie eine gemeinsame Sitzung der Syphilidologen und der Psychiater und Neurologen veranstaltet.

Allmählich kamen nun auch die Ehrungen, die mir anläßlich der Einführung der Malariatherapie zuteil werden sollten. So wurde mir auf der Naturforscherversammlung in Düsseldorf 1926 die *Erb*-Medaille der Gesellschaft deutscher Nervenärzte verliehen und die Ehrenmitgliedschaft dieser Gesellschaft; 1927 verlegte die deutsche Gesellschaft für Psychiatrie ihre Jahresversammlung mir zu Ehren nach Wien und verlieh mir die Ehrenmitgliedschaft. Schon 1924 teilte mir *Kyrle* mit, er habe durch *Max Nonne* erfahren, daß ich den Nobelpreis bekommen werde. Ich mußte allerdings noch bis 1927 warten und erfuhr erst dann in Stockholm, warum ich den Nobelpreis nicht früher bekam. Den Nobelpreis für Medizin verleiht nämlich das Karolinische Institut der Universität, welches unserem medizinischen Professorenkollegium entspricht. Über meinen Vorschlag mußte natürlich der Professor der Psychiatrie, *Gadelius*, referieren, der sagte, er könne sich nicht entschließen, einem Arzt, der einem Paralytiker noch Malaria einimpfte, den Nobelpreis zu verleihen, denn er sei in seinen Augen ein Verbrecher. So mußte ich also warten, bis dieser alte Herr pensioniert wurde. Ich habe ihn übrigens, als ich im Dezember 1927 den Nobelpreis in Stockholm bekam, kennen gelernt, und wir haben uns ganz freundschaftlich unterhalten. Über die Malariatherapie haben wir allerdings nicht gesprochen. Die Verleihung des Nobelpreises erfuhr ich übrigens unter recht aufregenden Umständen: die Abstimmung über die vorliegenden Vorschläge erfolgte in der Regel in den letzten Septembertagen. Ich hatte in der Neuen Freien Presse eine Notiz gelesen über die voraussichtlichen Kandidaten für den Nobelpreis für Medizin. Ich war nicht unter ihnen, und so hatte ich mich mit dem Gedanken, das ich ihn nicht bekommen werde, schon ganz abgefunden. Von der *Gadelius*-Affäre wußte ich damals noch nichts. Eines Abends, im September 1927, wurde ich um 10 Uhr von einer Berliner Zeitung telephonisch gefragt, ob ich etwas darüber wisse, daß ich unter den Kandidaten für den Nobelpreis sei. Ich verneinte. Um 11 Uhr rief der Zeitungsmann mich nochmals an und teilte mir mit, daß die Sitzung des Karolinischen Instituts noch andauere. Darauf begab ich mich zu Bett und schlief seelenruhig ein. Um 1 Uhr

wurde ich aber aus dem Schlaf durch einen telephonischen Anruf
von demselben Berliner Korrespondenten geweckt. Er teilte mir
mit, man habe mir soeben in Stockholm den Nobelpreis verliehen.
Nun war es allerdings mit dem Schlafen nichts mehr. Ich tat das,
was ich bei nächtlichen Schlafpausen schon längere Zeit zu tun
pflegte: ich stand auf und spielte Schach mit mir selbst; ich spielte
irgendeine Meisterpartie aus irgendeinem Turnier mit dem Steck-
schach nach. Zeitig in der Früh des nächsten Tages wurde ich von
Stockholm aus angerufen, und man teilte mir die Verleihung des
Nobelpreises mit.

In den folgenden Jahren bis zu meinem Rücktritt vom Lehramt
beschäftigte meine Assistenten und mich vor allem die Verbesserung
der Malariabehandlung. Es gab anfangs Todesfälle infolge der
Malariabehandlung, respektive im Laufe derselben und bald danach.
Ich führte die Verabreichung von ganz kleinen Chinindosen (0,1 bis
0,3) bei besonders heftigem Fieberverlauf ein, ferner die Zwei-
teilung der Kur bei Paralytikern über 50 Jahre und bei solchen mit
Organschäden. Ich ließ die Kranken dann nur drei bis höchstens
vier Fieberanfälle durchmachen. Dann schaltete ich eine sechs-
wöchige Pause ein, die mit einer spezifischen Behandlung ausgefüllt
wurde, während welcher der gewöhnliche Aufschwung des Allgemein-
zustandes erfolgte. Dann wurde neuerlich geimpft mit vier bis sechs
Anfällen, welche der Kranke meistens sehr gut vertrug. Bei Patienten,
bei denen die erste volle Kur nicht sehr gut gewirkt hatte, die aber
sonst kräftig waren, führte ich gleich eine zweite Kur durch und
erzielte damit wiederholt ganz besonders glänzende Erfolge.“

Die Bemühungen um eine Deutung des „Mechanismus der Wirkung
der Infektions- und Fiebertherapie“, wie ein Aufsatz Wagner-Jaureggs
aus dem Jahre 1935 lautet, waren vielfältig.

Es gelingt, durch die Erzeugung hoher Temperaturen mit physikalischen Methoden allein Heilung zu erzielen. Auf der anderen
Seite können auch mit fieberloser Malaria befriedigende Ergebnisse
gezeitigt werden. Ob bei der physikalischen Überheizung des Organismus die Temperatursteigerung allein eine Schädigung der
Spirochäten bewirkt, oder ob dadurch eine Reizung des retikulo-
endothelialen Systems mit einer Resistenzsteigerung des Nervensystems gesetzt wird, ist noch nicht geklärt. Man kann aber auf
Grund der Ergebnisse immerhin sagen,

„daß die Impfmalaria hauptsächlich dadurch wirkt, daß sie die
Abwehrfähigkeit des Organismus gegenüber den Spirochäten und

wahrscheinlich auch die Widerstandsfähigkeit gegenüber den von ihnen produzierten giftigen Stoffen steigert."

Die Vielfalt der Untersuchungen anzuführen, die seit der Einführung der Malariatherapie diesem Fragenkomplex gewidmet waren, würde zu weit führen.

In einem Aufsatz über spezifische und unspezifische Behandlung von Geisteskrankheiten (1931) wendet *Wagner-Jauregg* seine Aufmerksamkeit wieder dem Tuberkulin zu.

„Erwägungen, die ich bereits 1895 angestellt habe, führten zur Vermutung, daß bei den günstig verlaufenden Fällen irgendein tuberkulöser Herd vorhanden gewesen sein könnte, der mit dem Tuberkulin in Reaktion trat, und daß darauf die günstige Wirkung beruhen könnte.

Diese Vermutung gewann eine gewisse Stütze, da die nachträgliche Durchsicht der Fälle ergab, daß die günstig verlaufenen Fälle hauptsächlich jene waren, die eine kräftige fieberhafte Reaktion auf die Tuberkulininjektionen zeigten, während die Fälle, bei denen sich die Tuberkulinwirkung auch bei rascher Steigerung der Dosis bald erschöpfte, in der Regel unbeeinflußt blieben.

Seit etwa sieben Jahren wurden von diesem Gesichtspunkt aus Behandlungsversuche mit Tuberkulin an einer beschränkten Anzahl von Fällen wieder aufgenommen, und zwar nicht in der Form, wie bei den erwähnten älteren Versuchen, bei denen man eine kräftige Reaktion mit höheren Fiebertemperaturen zu erzielen strebte, sondern in der Form, wie man jetzt Tuberkulinkuren macht, indem man unter Verwendung von Tuberkulinmikrodosen jede heftigere Reaktion zu vermeiden trachtet. Begonnen wurde in der Regel mit einem Tausendstel Milligramm. Die Auswahl der Fälle erfolgte nach folgendem Gesichtspunkt: es waren Geisteskranke, bei denen nach der jetzt üblichen Terminologie die Diagnose Schizophrenie gestellt werden konnte, mit nicht allzulanger Dauer der Erkrankung. Es mußte irgendein tuberkulöser Prozeß nachweisbar sein, entweder in den Lungen, mit Ausschluß von offenen Tuberkulosen, oder in den Hilusdrüsen; Prozesse, die sich auch durch leichte, subfebrile Temperatursteigerungen verrieten.

Es wurden bei diesen Versuchen wiederholt bemerkenswerte Erfolge erzielt; in einzelnen Fällen Heilung mit vollkommener Krankheitseinsicht und Wiederherstellung der früheren Persönlichkeit, in anderen Fällen Besserungen, welche den Übertritt von der

Anstaltsbehandlung in die häusliche Pflege ermöglichten. Allerdings auch einzelne Mißerfolge. In allen Fällen aber wurde wenigstens eines erzielt: Zunahme des Körpergewichtes, die in manchen Fällen sehr beträchtlich war.

In diesen Fällen würde es sich also um eine spezifische Behandlung der geistigen Störung handeln, insofern man in diesen Fällen einen ätiologischen Zusammenhang zwischen Psychose und tuberkulöser Infektion annimmt, was allerdings von manchen Psychiatern mit einer Entschiedenheit, deren Begründung mir zu fehlen scheint, abgelehnt wird. Wenn so durch den therapeutischen Erfolg einer spezifischen Behandlung die Annahme eines Zusammenhanges zwischen einer chronischen Infektion und einer Psychose wahrscheinlich gemacht wird, drängt sich von selbst die Frage auf, ob nicht auch andere chronische Infektionen in einem ähnlichen Verhältnis zu Psychosen stehen. Da ist es nächstliegend, an die chronischen Infektionen mit Streptokokken zu denken, deren Quelle so häufig in Erkrankungen der Tonsillen zu finden ist. Tatsächlich gibt es auch Fälle von Geistesstörungen, bei denen nicht nur die Gleichzeitigkeit, sondern auch ein gewisser Parallelismus im Verlaufe einen Zusammenhang mit chronischen Eiterungsprozessen in den Tonsillen wahrscheinlich macht, und bei denen auch die Temperaturkurve mit ihren subfebrilen Werten diese Annahme unterstützt. In solchen Fällen ist eine spezifische Behandlung durch Vakzine, sogar durch Autovakzine, durchführbar und hat mir auch schon in mehreren Fällen günstige Resultate ergeben.

Wir befinden uns da auf einem Wege, auf dem es möglicherweise noch mehrere Stationen gibt: andere chronische Infektionen, die in ätiologischer und therapeutischer Beziehung zu Psychosen stehen und durch spezifische Vakzinen behandelt werden könnten.

Wir befinden uns da auf einem Weg, der uns einigermaßen annähert an Gedankengänge, die besonders von englischen und amerikanischen Autoren verfolgt wurden; Gedankengänge, die hinreichend bezeichnet sind, wenn man die Worte fokale Infektion oder oral sepsis ausspricht, oder Namen wie *William Hunter* und *Cotton* nennt.

Die Therapie, von der ich bis jetzt sprach, ist eine spezifische Therapie. Ich weiß nicht, ob sich die Zahl der Fälle, die sich zu dieser Art von Behandlung eignen, als sehr groß herausstellen wird.

Dagegen wurde in der letzten Zeit schon ziemlich viel eine Therapie betrieben, die man als eine unspezifische bezeichnen muß.

Angeregt durch die offenkundigen Erfolge der Malariatherapie bei
der progressiven Paralyse hat man dieselbe auch bei anderen
Psychosen, besonders bei Fällen von manisch-depressivem Irresein
und Schizophrenie angewendet; aber auch andere Arten der Behandlung mit dem Gemeinsamen, daß hohe Fiebertemperaturen hervorgerufen wurden, so durch Typhusvakzine, durch Pyrifer, durch
Sulfosin und andere Präparate. Diese Behandlungsmethode ist eine
unspezifische; sie leitet ihre Berechtigung ab von der alten Erfahrung
der günstigen Einwirkung von fieberhaften Erkrankungen auf
Psychosen. Sie wurde bisher in recht unkritischer Weise angewendet.
Man behandelte mit dieser oder jener Methode eine Anzahl von
Geisteskranken und berichtet, bei wievielen der so Behandelten
Heilung oder wesentliche Besserung der Geistesstörung nach der
Behandlung eingetreten war. Nun handelte es sich aber um
Psychosen, bei denen Heilung und wesentliche Besserung auch ohne
Behandlung kein allzu seltenes Ereignis ist. Es müßten also die
Erfolge, um überzeugend zu wirken, bei den Behandelten wesentlich
häufiger auftreten als bei den Unbehandelten.

Es wäre meiner Meinung nach eine dankenswerte Aufgabe für
größere Irrenanstalten mit reichlichem Zuwachs von frischen Fällen,
systematische Behandlungsversuche durch Einimpfung von Infektionskrankheiten oder Injektionen von fiebererregenden Substanzen
bei nichtparalytischen Geisteskranken durchzuführen, um das Chaos,
in dem sich dieser Zweig der psychiatrischen Therapie gegenwärtig
befindet, zu ordnen." [1]

Die Malariatherapie aber, die sich bei der progressiven Paralyse
allen anderen Fieberkuren bisher überlegen erwies, wurde bald auch
für die Behandlung der Tabes und bei den verschiedenen Formen
von Lues cerebri versucht.

„Schon bei der Tabes zeigte sich, daß man in vielen initialen
Fällen schon mit den spezifischen Kuren befriedigende Resultate
erzielen kann, wobei vernünftigerweise ein Konkurrenzkampf
zwischen Impfmalaria und spezifischer Behandlung nicht in Betracht
kommen kann. Man hat auch bei der Tabes einen größeren zeitlichen Spielraum als bei der progressiven Paralyse.

Deutlicher noch wird die Verschiebung des Verhältnisses zwischen
Malariabehandlung und spezifischer Behandlung bei der Lues cerebri.

---

[1] „Über spezifische und unspezifische Behandlung von Geisteskrankheiten."

Der Wert der Malariatherapie in den frühen Stadien der luetischen Infektion wird von den meisten Syphilidologen bestritten. Es ergibt sich da eine Parallele zwischen der Impfmalaria und den fünfwertigen Arsenpräparaten. Beide entfalten eine geringe Wirkung in den frühen Stadien der Lues; beide sind besonders wirksam bei der Metalues. Die größten Triumphe und allgemeine Anerkennung hat aber die Malariatherapie bei der prophylaktischen Behandlung der Metalues, bei der Behandlung der liquorpositiven Latenz der luetischen Infektion erlangt. Die schon zur Zeit der Tuberkulintherapie und auf breitester Basis bei der Malariatherapie gemachte und immer wieder betonte Erfahrung, daß die Erfolge um so bessere sind, je früher im Laufe der Paralyse die Behandlung einsetzt, wies schon darauf hin, daß es wohl am besten wäre, die Behandlung schon vor dem Auftreten der klinischen Symptome der Paralyse einzuleiten; ein Gedanke, der durchführbar war, nachdem man die Syphilitiker mit positivem Liquorbefund in der Spätlatenz als die Kandidaten für die Erkrankung an progressiver Paralyse erkannt hatte. Zum ersten Male ausgesprochen hat diesen Vorschlag *Pilcz* auf dem internationalen neurologisch-psychiatrischen Kongreß in Genf 1913, damals noch in der Ära der Tuberkulintherapie...

Die erfolgreichste Anwendung der Malariabehandlung wird diese prophylaktische sein. Sie hat zur Voraussetzung die Verbreitung der Kenntnis von den Gefahren der Metalues und der Möglichkeit ihrer Verhütung nicht nur unter den Ärzten, sondern auch im Publikum. Das setzt aber eine großzügige organisatorische Tätigkeit voraus, wie sie in Frankreich von der Société française de prophylaxic sanitaire et morale und der Ligue nationale contre le péril vénérien entfaltet wird. Im Laufe der Zeit hat die Malariatherapie noch weitere, über die luetischen Erkrankungen des Nervensystems hinausgehende Indikationen erlangt, so besonders bei der Behandlung der multiplen Sklerose und der nicht luetisch bedingten Psychosen; doch sind die Indikationen und Erfolge bei diesen Erkrankungen noch nicht geklärt. Eine besonders interessante Anwendung hat aber die Malariakur bei der zweiten großen Gruppe von venerischen Erkrankungen, bei der Gonorrhoe und ihren Folgezuständen erlangt. *Bering* und *Heuck* haben zuerst (1926) auf diese Indikation hingewiesen und seither hat diese Therapie allgemeine Anerkennung gefunden.

In der Therapie der luetischen und metaluetischen Methoden wetteifern jetzt zwei Behandlungsmethoden, die Malariakur und die Methoden zur Erzeugung hoher Temperaturen durch physikalische Mittel, welch letztere Methoden besonders in Nordamerika große Verbreitung gefunden haben.

Die Anwendung der physikalischen Methoden hat allerdings in Amerika ein sehr weites Indikationsgebiet erlangt und ihre Verbreitung wird mit propagandistischen Methoden gefördert. So wurden zum Beispiel jährlich abgehaltene Versammlungen (Fever conferences) eingeführt, deren fünfte in Dayton, Ohio, im Mai 1935 abgehalten wurde und mehr als hundert Teilnehmer hatte. Die Erörterungen der Versammlung bezogen sich allerdings zum größten Teil nicht auf Lues und Metalues, sondern auf andere Krankheiten und experimentelle Untersuchungen. Von den Methoden der Fiebererzeugung scheint gegenwärtig das Air-conditioned cabinet von *Kettering*, ein Apparat, in dem die Temperatursteigerung durch einen mächtigen Strom überhitzter Luft erzeugt wird, den Apparaten, die hiezu Hochfrequenzströme verwandten, bevorzugt zu werden. In der Erklärung der Wirkungsweise dieser Methoden tritt mehr und mehr, insoweit die Paralyse in Betracht kommt, die Idee einer reinen Hitzeschädigung der Spirochäten zurück; die Aufmerksamkeit ist jetzt mehr der Wirkung auf das retikuloendotheliale System zugewendet.

Die Annahme, daß der Erfolg der Fieber- und Infektionstherapie der progressiven Paralyse durch die Einwirkung dieser Methoden auf das retikuloendotheliale System zustande komme, mußte auf die Untersuchung des Blutbildes hinweisen. Solche Untersuchungen sind nun sowohl bei der Malariatherapie (*Schilling* und Mitarbeiter), als auch bei der Fiebererzeugung durch physikalische Prozeduren (*Hinsie* und *Blalock*, *Hargraves* und *Drau* und andere) ausgeführt worden. Aus denselben ergibt sich, daß die Malaria und das physikalisch erzeugte Fieber in verschiedener Weise auf das retikuloendotheliale System wirken; daß es also nicht ganz dasselbe ist, ob die Temperatursteigerung auf dem einen oder dem anderen Wege zustande kommt. Das wichtigste wäre zu wissen, welche der beiden Methoden mehr, vollständigere und dauerhaftere Remissionen zustande bringt. Diese Frage wäre nur einwandfrei zu beantworten, wenn vergleichende Versuche nach der Simultanmethode ausgeführt würden. Solche Versuche liegen aber bisher nicht vor.

Am nächsten kommen dieser Forderung die Versuche von *Hinsie* und *Blalock*. Sie verglichen Fälle von Behandlung mit Radiotherm und Tryparsamid, Radiotherm allein, Malariabehandlung allein und Tryparsamidbehandlung allein. Die höchste Zahl der Remissionen ergab die Behandlung durch Radiotherm und Tryparsamid, 37%; eine Vergleichzahl von Fällen, die mit Malaria und Tryparsamid behandelt worden wären, fehlt. Radiothermbehandlung allein hatte anfangs gegenüber der Malaria einen Vorsprung: 21,6% gegen 19,1%; nach 18 Monaten war aber das Verhältnis ein umgekehrtes: 17,7% bei Radiotherm, 23,5% bei Malaria. Es hatten sich also manche Remissionen nach der Radiothermbehandlung als nicht beständig erwiesen, während sich bei den Fällen mit Malariabehandlung die lange Nachwirkung dieser Kur geltend gemacht hatte. Eine starke Nachwirkung scheint auch Tryparsamidbehandlung allein zu haben, denn die Remissionen stiegen von 11,7 nach sechs Monaten auf 26,7% nach 18 Monaten.

Ob also die Malariakur oder die Behandlung mit physikalisch erzeugtem Fieber, jedesmal verbunden mit einer ausgiebigen Behandlung mit fünfwertigen Arsenpräparaten, den Vorzug verdient, sowohl in der kurativen wie in der prophylaktischen Behandlung der Neurolues, müssen erst weitere Versuche lehren.

Diese Fiebermethoden würden aber überflüssig werden, wenn es gelänge, alle Fälle von syphilitischer Infektion in den Frühstadien bis zum gänzlichen Schwinden der klinischen Erscheinungen und bis zum Negativwerden der Serum- und Liquorreaktionen mit den bewährten spezifischen Mitteln, unter denen die dreiwertigen Arsenpräparate den wichtigsten Platz einnehmen, zu behandeln.

Ganz wird das allerdings nie gelingen, weil man mit der Indolenz der Menschen, außerdem aber mit der Syphilis ignota und den Fällen nicht erkannter extragenitaler (auch hereditärer) Syphilis zu rechnen hat, von denen immer ein gewisser Hundertsatz zur Metalues führen wird, solange das ideale, aber unabsehbar weit gesteckte Ziel der Ausrottung der Syphilis nicht erreicht ist." [1]

---

[1] Schlußwort zur „Fieber- und Infektionstherapie", Ausgewählte Beiträge (1887—1935), Wien, Leipzig, Bern: Verlag für Medizin, Weidmann & Co., 1936.

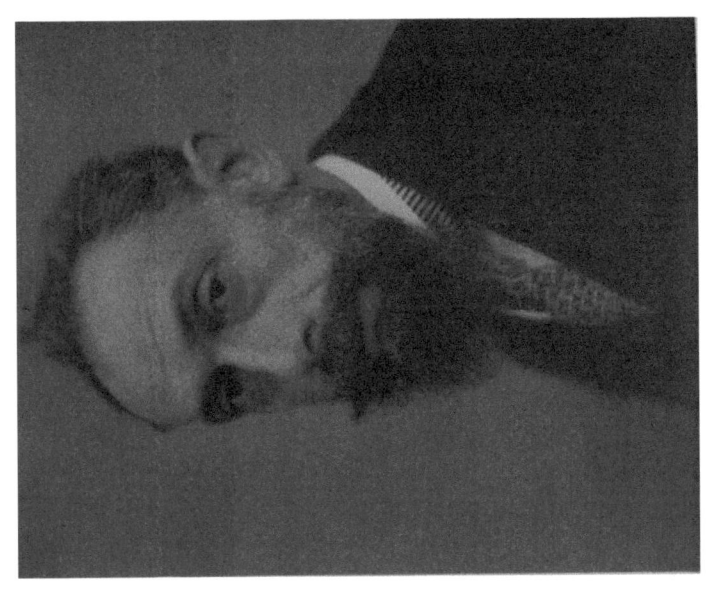

Abb. 33. Otto Marburg

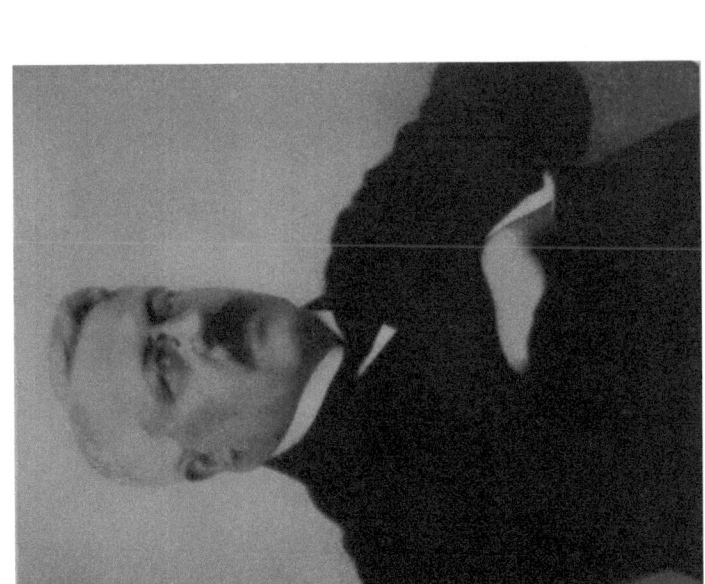

Abb. 32. Giulio Bonvicini

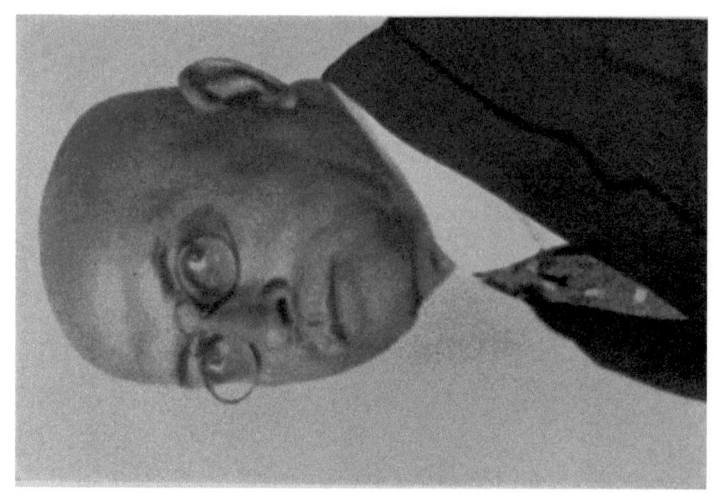

Abb. 35. Emil Sträussler

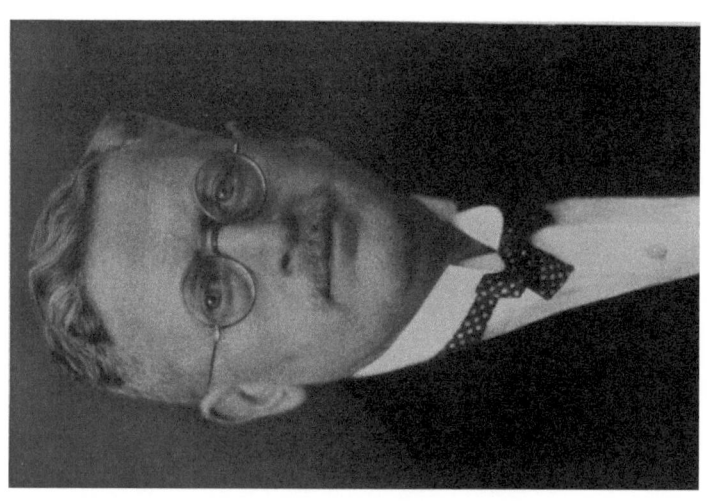

Abb. 34. Artur Schüller

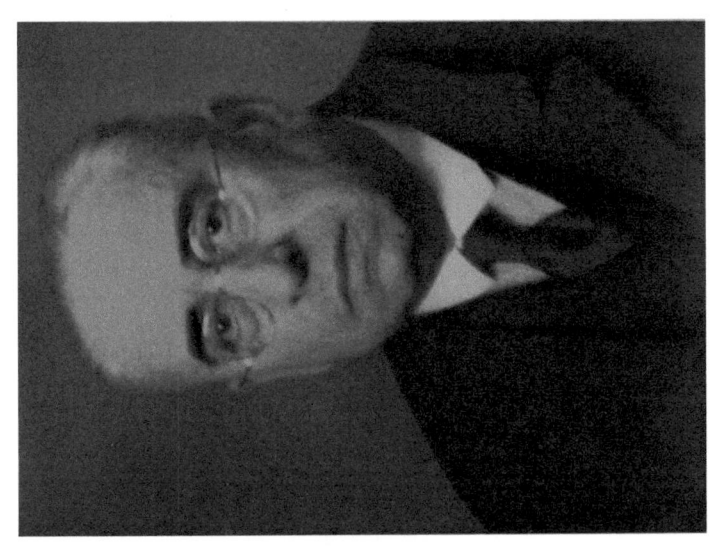

Abb. 37. Ludwig Dimitz

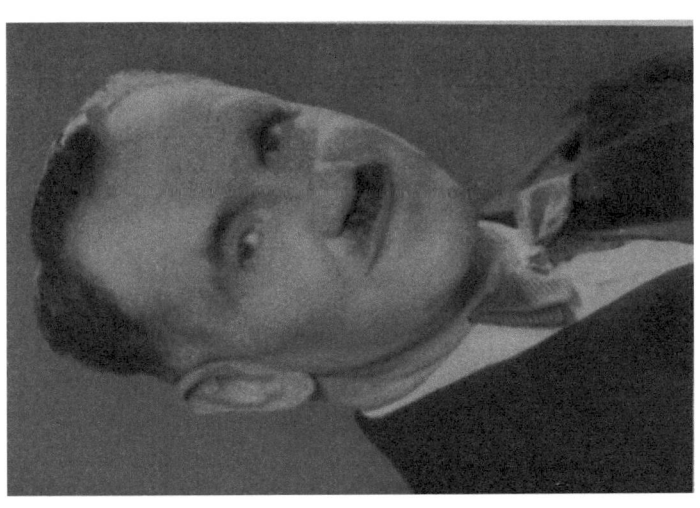

Abb. 36. Erwin Stransky

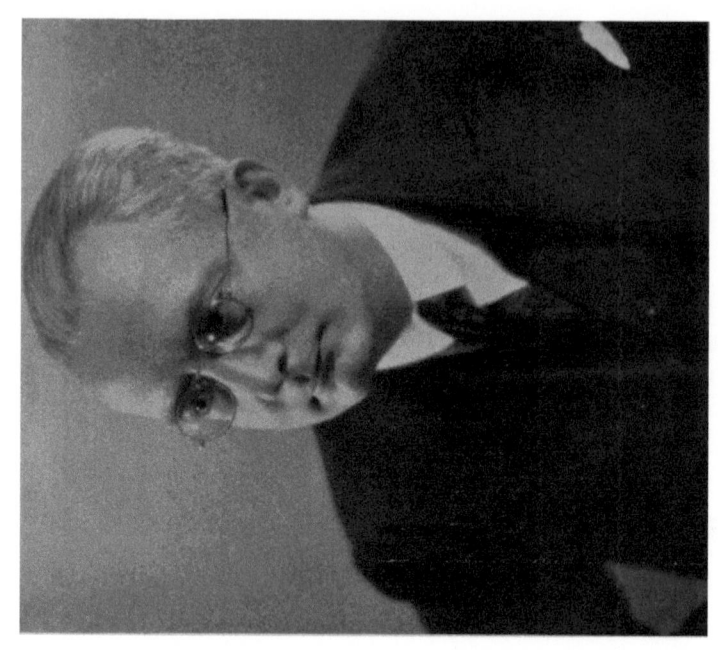

Abb. 39. Heinrich Josef Theodor Kogerer

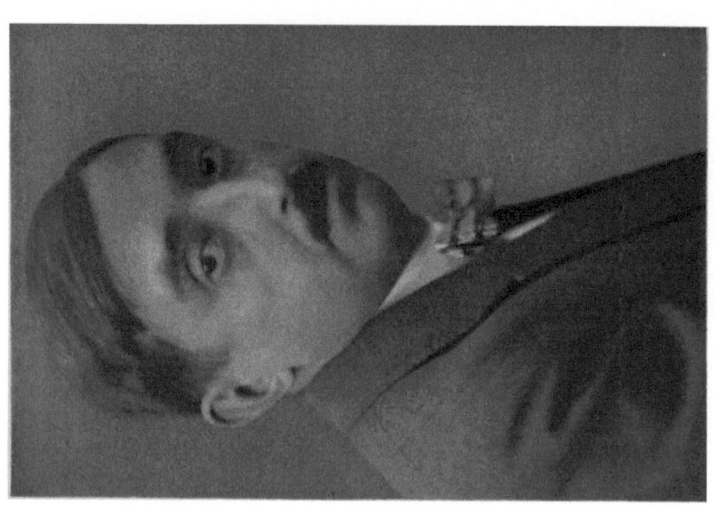

Abb. 38. Paul Ferdinand Schilder

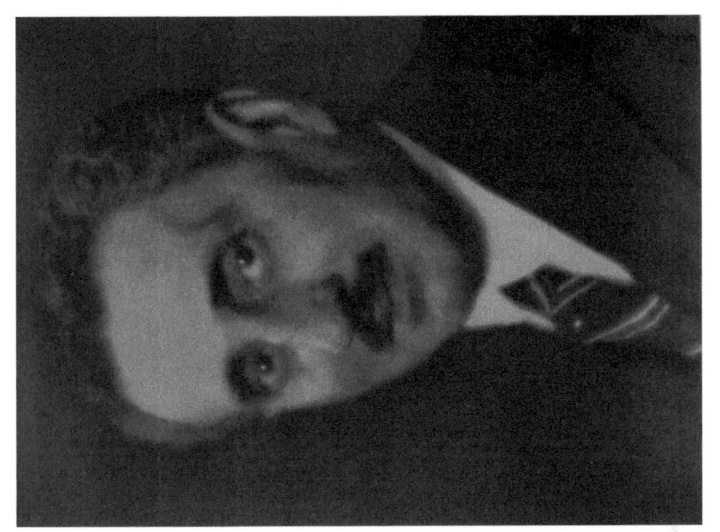

Abb. 41. Josef Gerstmann

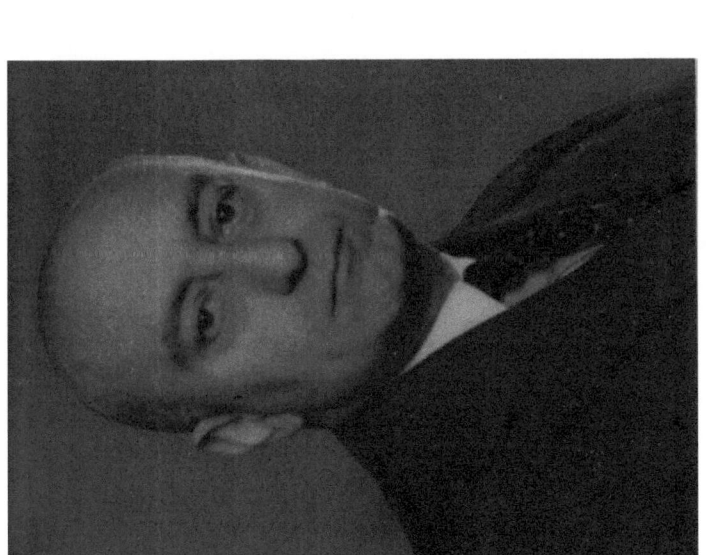

Abb. 40. Heinrich Herschmann

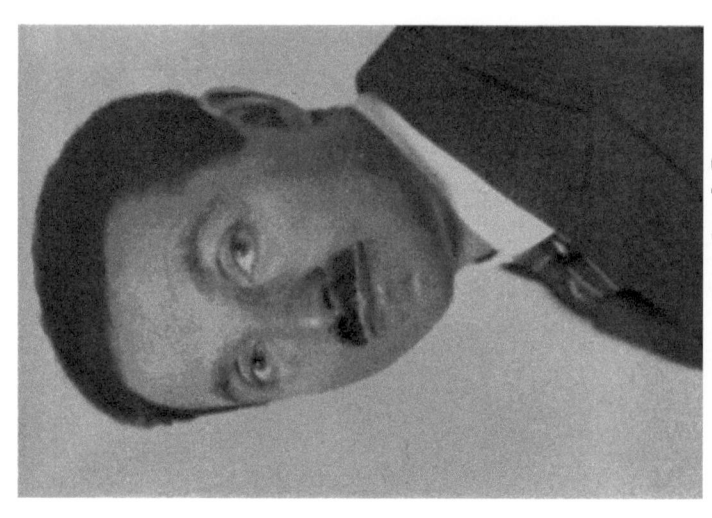

Abb. 43. Bernhard Dattner

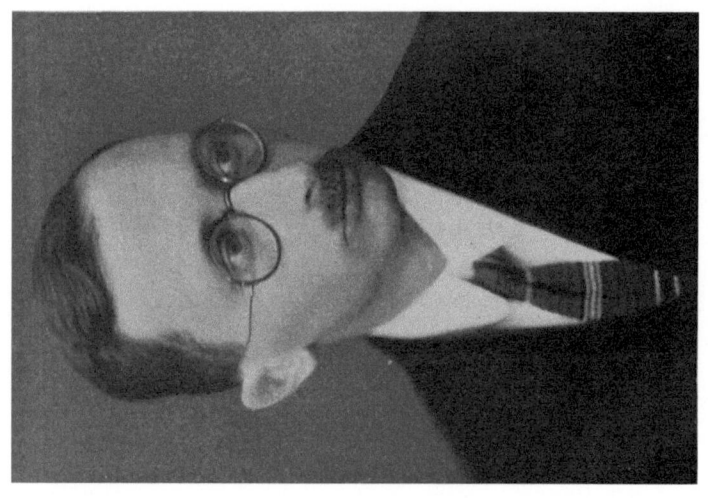

Abb. 42. Ernst Adolf Spiegel

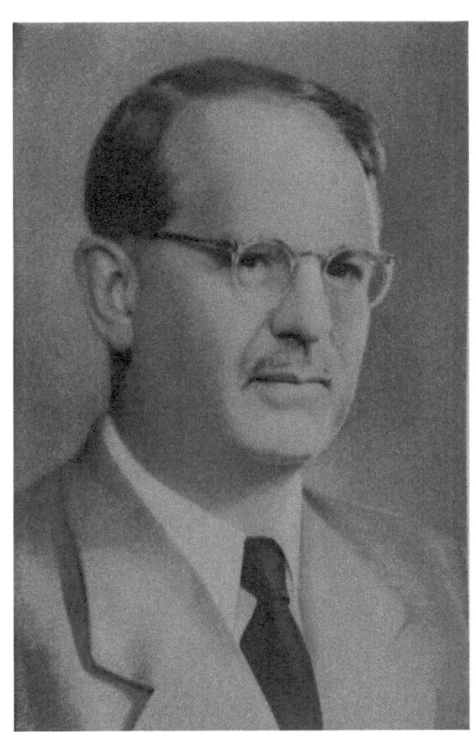

Abb. 44. Otto Kauders

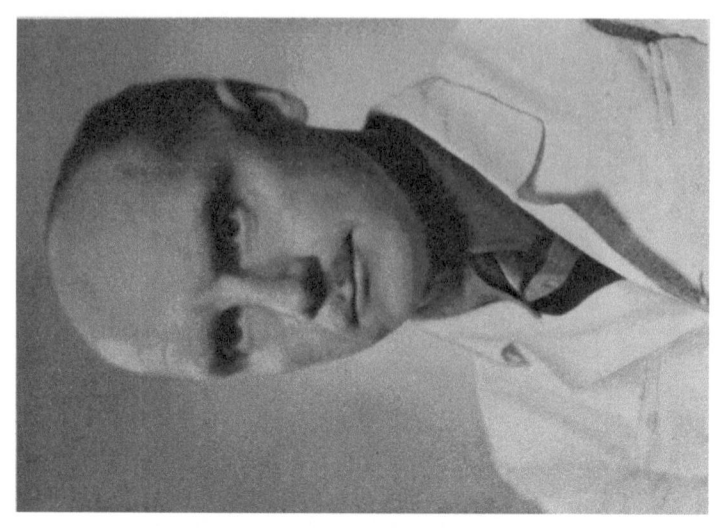

Abb. 46. Hubert Urban

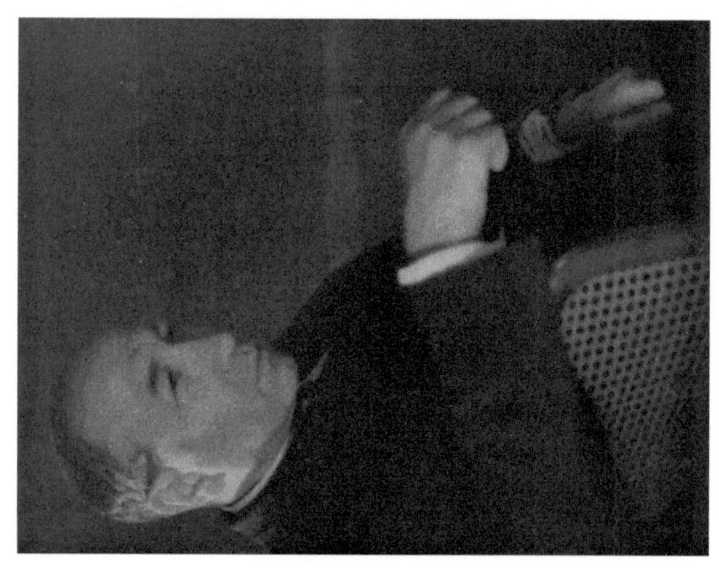

Abb. 45. Hans Hoff

Literaturverzeichnis

1. *Adam, H. A.:* Über Geisteskrankheit in alter und neuer Zeit. Regensburg: Rath, 1928.

2. *Albert, Eduard:* Lehrbuch der Chirurgie und Operationslehre. 3. Aufl. Wien-Leipzig: Urban & Schwarzenberg, 1884—1885.

3. *Almkvist, Johan:* Eine neue Systematisierung der syphilitischen Veränderungen. Acta Dermato-Venereologica, Vol. 18, Fasc. 1, 1937.

4. *Andral, Gabriel:* Die Krankheiten des Gehirns. Deutsch von *Bernhard August Köhler.* Königsberg: Bornträger, 1837.

5. *Andrée, Carl Maximilian:* Neuester Zustand der vorzüglicheren Spitäler und Armenanstalten. Leipzig: Barth, 1810.

6. *Appert, Ritter:* Die Gefängnisse, Spitäler, Schulen, Civil- und Militär-Anstalten in Österreich, Baiern, Preußen, Sachsen und Belgien. 1. Wien: Sommer, 1851.

7. *Arzt, Leopold:* Julius von Wagner-Jauregg zum 80. Geburtstag. Wien. klin. Wschr. 50, Nr. 9/10 (1937).

8. *Arzt, Leopold:* In memoriam Prof. Dr. Julius Ritter von Wagner-Jauregg. Wien. klin. Wschr. 59, Nr. 9 (1947).

9. *Auenbrugger, Joseph Leopold von:* Experimentum nascens de remedio specifico sub signo specifico in mania virorum. Wien: 1776.

10. *Beiträge* zur Beförderung einer Kurmethode auf psychischem Wege. Herausgegeben von *Joh. Christ. Reil* und *Joh. Christ. Hoffbauer.* Wien: 1816.

11. *Bibliothek* der gesamten medizinischen Wissenschaften: Venerische und Hautkrankheiten. Redigiert von *Julius Weiss.* Wien-Leipzig: Prochaska, 1900.

12. *Binswanger, Otto:* Die allgemeine progressive Paralyse der Irren (Dementia paralytica). Die Deutsche Klinik am Eingange des 20. Jahrhunderts in akademischen Vorlesungen. Bd. 6, Abtlg. 2. Berlin-Wien: Urban & Schwarzenberg, 1901.

13. *Biographisches Lexikon* der hervorragenden Ärzte aller Zeiten und Völker. Herausgegeben von *A. Hirsch.* 2. Aufl. Berlin-Wien: Urban & Schwarzenberg, 1929—1935.

14. *Bottex, Alexander:* Praktische Abhandlungen über Sinnestäuschungen, psychisch-gerichtliche Medizin und Syphilis. Deutsch von *August Droste.* Osnabrück: 1844.

15. *Breitner, Burghard:* Die Erkrankungen der Schilddrüse. Wien: 1928.

16. *Bresler, Johannes:* Chiarugi 1759—1820. Psychiatrisch-Neurol. Wschr. Nr. 25 (1906).

17. *Brunn, Walter von:* Teufelsaustreibung — Zwangsjacke — Dämmerschlaf. Pharmazeut. Industrie, o. J.

18. *Bumke, Oswald:* Gerichtliche Psychiatrie. (Handbuch d. Psychiatrie, Allg. Teil, Abtlg. 5), Leipzig-Wien: Deuticke, 1912.

19. *Capparoni, Pietro:* La riforma di Pinel nell trattamento degli alienati. Il Sanitario delle Puglie, Anno 7, Nr. 34 (1927).

20. *Celsus, Aulus Cornelius:* Über die Arzneiwissenschaft in acht Büchern. Deutsch von *Eduard Scheller.* 2. Aufl. Braunschweig: Vieweg, 1906.

21. *Chvostek, Franz:* Beobachtungen über Hirnsyphilis. Vierteljahrsschr. für Dermatol. und Syphilis, 1882.

22. *Denk, Wolfgang:* Julius Ritter von Wagner-Jauregg zum 90. Geburtstag (1857—1940). Wien. klin. Wschr. 59, Nr. 9 (1947).

23. *Dohi, Keizo:* Beiträge zur Geschichte der Syphilis, insbesondere über ihren Ursprung und ihre Pathologie in Ostasien. Leipzig: Akad. Verlagsgesellschaft, 1923.

24. *Dzondi, Karl Heinrich:* Neue zuverlässige Heilart der Lustseuche in allen ihren Formen. Halle: 1826.

25. *Eiselsberg, Anton:* Julius von Wagner-Jauregg zum 80. Geburtstag. Wien. klin. Wschr. 50, Nr. 9/10 (1937).

26. *Ersfeld, Leonhard:* Die Erkenntnis der Erblichkeit von Geisteskrankheiten. Diss. Speyer: 1935.

27. *Esquirol, Jean-Etienne:* Die Geisteskrankheiten in Beziehungen zur Medizin und Staatsarzneikunde. Deutsch von *W. Bernhard.* Bd. 1—2. Berlin: Voss, 1838.

28. *Falk, Friedrich:* Studien über Irrenheilkunde der Alten. Zeitschr. f. Psychiatrie XXXIII, 5.

29. *Festakt,* Akademischer. Feierliche Promotion zu Ehrendoktoren und Hundertjahrfeier der Gesellschaft der Ärzte in Wien im großen Festsaal der Universität. Verleihung des Ehrendoktorates der Philosophie an Professor Dr. Julius von Wagner-Jauregg und Prof. Dr. Anton Freiherrn von Eiselsberg. Wien. klin. Wschr. 50, Nr. 20 (1937).

30. *Festschrift* zur Feier des 25jährigen Professoren-Jubiläums von Hofrat Prof. Dr. Julius Wagner R. v. Jauregg. (Jahrb. f. Psychiatrie u. Neurol. 36), Leipzig-Wien: Deuticke, 1914.

31. *Fischer, Isidor:* Philippe Pinel. Wien. med. Wschr. 77, Nr. 21 (1927).

32. *Fuchs, Conrad Heinrich* (Herausgeber): Die ältesten Schriftsteller über die Lustseuche in Deutschland von 1495 bis 1510. Göttingen: Dieterich, 1843.

33. *Fulton, John F.:* Selected readings in the history of physiology. Springfield, Baltimore: Thomas, 1930.

34. *Galenus, Claudius:* Opera. (Medicorum graecorum opera, ed. Carol. Gottlob Kühn.) Bd. 7. Lipsiae: 1824.

35. *Gerstmann, Josef:* Die Malariabehandlung der progressiven Paralyse, mit einem Vorwort von Prof. *Julius von Wagner-Jauregg.* Wien: Springer, 1925.

36. *Gerstmann, Josef:* Über den jetzigen Stand der Malariatherapie der progressiven Paralyse, mit besonderer Berücksichtigung neuerer Erfahrungen. Zeitschr. f. d. ges. Neurol. u. Psychiat. 81, Heft 3/4, Berlin 1923.

37. *Gerstmann, Josef:* Die Therapie der progressiven Paralyse. Wien. med. Wschr. 74, Nr. 8, 11—13 (1924).

38. *Haeser, Heinrich:* Lehrbuch der Geschichte der Medizin und der epidemischen Krankheiten. 3. Bearb. Bd. 2. Jena: Fischer, 1881.

39. *Handbuch* der Geschichte der Medizin. Herausgegeben von *Max Neuburger* und *Julius Pagel.* Bd. 1—3. Jena: Fischer, 1902—1905.

40. *Handwörterbuch* der gesamten Medizin. Herausgegeben von *Albert Villaret.* Bd. 2. Stuttgart: Enke, 1891.

41. *Hecker, Justus Friedrich Carl:* Geschichte der neueren Heilkunde. Bd. 1—2. Berlin: Enslin, 1839.

42. *Hippokrates:* Sämmtliche Werke. Deutsch von *Robert Fuchs.* Bd. 2. München: Lüneburg, 1897.

43. *Hoche, Alfred:* Dementia paralytica. (Handb. d. Psychiatrie, Spez. Teil, Abtlg. 5), Leipzig-Wien: Deuticke, 1912.

44. *Hoffmann, Hans:* Ein Beitrag zur Geschichte der Psychiatrie. Allg. Zeitschr. f. Psychiat. 103, Heft 1—4, Berlin-Leipzig: 1935.

45. *Huber, Alfons:* Ein Beitrag zur Entwicklung des Wiener Irrenwesens im 18. Jahrhundert. Halle a. S.: Psychiatr.-Neurol. Wschr. 34, Nr. 43 (1932).

46. *Hunter, John:* Abhandlung von der venerischen Krankheit. Deutsch von *Fr. Braniss.* 2. Ausg. Berlin: Adolf, 1859.

47. *Irrenpflege* in Österreich in Wort und Bild. Redigiert von *Heinrich Schlöss.* Halle a. S.: Marhold, 1912.

48. *Jakob, Alfons:* Normale und pathologische Anatomie und Histologie des Großhirns. (Handb. d. Psychiatrie, Allg. Teil, Teil 1), Leipzig-Wien: Deuticke, 1929.

49. *Jantsch, Marlene:* Der Kropf und seine Behandlung. (Beiträge zur Geschichte der Medizin, Heft 5), Wien: Deuticke, 1948.

50. *Karplus, Johann Paul:* Experiment und Klinik. Plauderei anläßlich Wagner-J8ureggs 75. Geburtstag. Wien. med. Wschr. 82, Nr. 12 (1932).

51. *Kauders, Otto:* Julius Wagner von Jauregg. Wien. klin. Wschr. 59, Nr. 9 (1947).

52. *Knolz, Joseph Johann:* Darstellung der Humanitäts- und Heilanstalten im Erzherzogthume Österreich unter der Enns. Wien: Mechitaristen, 1840.

53. *Komitee-Referat* über den Antrag Prof. Wagners, betreffend Maßnahmen, um einen übermäßigen Andrang von Studierenden an die medizinische Fakultät hintanzuhalten. Wien. klin. Wschr. 27, Nr. 13 (1914).

54. *Kronfeld, Adolf:* Herrn Prof. Dr. Julius Wagner-Jauregg zum 75. Geburtstag. Wien. med. Wschr. 82, Nr. 11 (1932).

55. *Kyrle, Josef:* Fieber, ein wesentlicher Heilfaktor der Syphilis-Therapie. Wien. klin. Wschr. **30**, Nr. 22 (1917).

56. *Laehr, Hans:* Die Anstalten für Psychisch-Kranke in Deutschland, Deutsch-Österreich, der Schweiz und den baltischen Ländern. 6. Aufl. Berlin: Reimer, 1907.

57. *Laehr, Heinrich:* Die Literatur der Psychiatrie im 18. Jahrhundert. Berlin: Reimer, 1892.

58. *Lehrbuch* der Organotherapie. Herausgegeben von *Gustav Bayer* und *Julius Wagner-Jauregg.* Leipzig: Thieme, 1914.

59. *Lévi, Leopold:* La thyroide et ses affections. Aesculape, Année **29**, Nr. 3, Paris, 1929.

60. *Locher, Maximilian:* Observationes practicae circa luem veneream, epilepsiam et maniam, et circa cicutae usum. Wien: Trattner, 1762.

61. *MacCallum, T. W.* and *Taylor, Stephen:* The Nobel Prize-Winners and the Nobel Foundation 1901—1937. Zürich: The Central European Times Publishing Co. Ltd., 1938.

62. *MacKinney, Loren:* Early mediaeval medicine with special reference to France and Chartres. Baltimore: Hopkins Press, 1937.

63. *Michell, Joh. Petersen:* Semiotisch-praktische Abhandlung über die Mitleidenheit der Geschlechtstheile mit dem Kopfe. Deutsch von *Joseph Eyerel.* Wien: Doll, 1804.

64. *Paulus, Aegineta:* Paulos von Aegina, des besten Arztes sieben Bücher, Deutsch von *J. Berendes.* Leiden: Brill, 1914.

65. *Pilcz, Alexander:* Über die Behandlung der Paralysis progressiva. Bruxelles: Severeyns, 1913.

66. *Pilcz, Alexander:* Über Ergebnisse elektrischer Untersuchungen bei Paralysis progressiva und Dementia senilis. Jahrb. f. Psychiat. u. Neurol. 23.

67. *Pilcz, Alexander:* Die jüngsten Fortschritte auf dem Gebiete der Lehre von der progressiven Paralyse. Med. Klinik 1914, Nr. 19.

68. *Pilcz, Alexander:* Geschichte der klinischen Abteilung (k. k. I. psychiatrische Universitätsklinik) in der Wiener Landes-Irrenanstalt. Psychiatr.-Neurol. Wschr. 1907, Nr. 27/28.

69. *Pilcz, Alexander:* Julius Wagner-Jauregg †. Monatsschr. f. Psychiat. und Neurol., Vol. **103**, Nr. 3, Basel: 1940.

70. *Pilcz, Alexander:* Tabes- und Paralysefrage. Wien. med. Wschr. **75**, Nr. 48, 50—51 (1925).

71. *Pilcz, Alexander:* Verzeichnis der wissenschaftlichen Arbeiten des Hofrates Prof. Dr. Julius Wagner v. Jauregg. Wien. med. Wschr. **78**, Nr. 28 (1928).

72. *Pötzl, Otto:* Herrn Hofrat Wagner-Jauregg zum 80. Geburtstag, 7. März 1857—1937. Wien. klin. Wschr. **50**, Nr. 9/10 (1937).

73. *Psychiatrie, Forensische.* Redigiert von *Gabriel Anton* und *Julius Wagner-Jauregg.* (Handb. d. ärztlichen Sachverständigen-Tätigkeit, Bd. 8, 9), Wien-Leipzig: Braumüller, 1908—1910.

74. *Puntigam, Franz:* Zur Wiedereinführung jodierten Speisesalzes in Österreich. Klin. Medizin 1946, Heft 1.

75. *Real-Encyclopädie* der gesamten Heilkunde. Herausgegeben von *Albert Eulenburg.* 3. umgearb. Aufl., Bd. 26. Wien-Berlin: Urban & Schwarzenberg, 1901.

76. *Schmeidel, Hermann v.:* Fünf Jahre mit Wagner-Jauregg. Grazer Tagespost vom 11. März 1937.

77. *Schroeder, Eduard August:* Das Recht im Irrenwesen kritisch, systematisch und kodifiziert. Zürich-Leipzig: Orell Füssli, 1890.

78. *Schultze, Ernst:* Das Irrenrecht. (Handb. d. Psychiatrie, Allg. Teil, Abtlg. 5), Leipzig-Wien: 1912.

79. *Sigerist, Henry E.:* Große Ärzte. München: Lehmann, 1932.

80. *Stransky, Erwin:* Julius Wagner-Jauregg — Nobelpreisträger. Wien. med. Wschr. 77, Nr. 45 (1927).

81. *Stricker — Festschrift.* 30 Jahre experimentelle Pathologie. Leipzig-Wien: Deuticke, 1898.

82. *Trauersitzung* der Wiener Medizinischen Gesellschaft für Hofrat Prof. Dr. Julius Ritter von Wagner-Jauregg am 8. Oktober 1940. Wien. med. Wschr. 90, Nr. 44 (1940).

83. *Verzeichnis* der wissenschaftlichen Arbeiten des Hofrates Prof. Dr. Julius Wagner-Jauregg seit dem Jahre 1928. (Abgeschlossen mit Jänner 1937.) Wien. med. Wschr. 87, Nr. 10 (1937).

84. *Viszanik, Michael:* Leistungen und Statistik der k. k. Irrenheilanstalt zu Wien seit ihrer Gründung im Jahre 1784 bis zum Jahre 1844. Wien: 1845.

85. *Wagner-Jauregg,* Hofrat Prof. Dr. *Julius* ... zum 60. Geburtstag. Wien. med. Wschr. 67, Nr. 11 (1917).

86. *Wagner-Jauregg, Julius von* ... 80 Jahre alt. Wien. med. Wschr. 87, Nr. 10 (1937).

87. *Wagner-Jauregg, Julius:* Abschiedsvorlesung. Referat. Wien. med. Wschr. 78, Nr. 29 (1928).

88. *Wagner-Jauregg, Julius:* Die Anfänge der Nathaniel Freih. v. Rothschildschen Stiftung für Nervenkranke. Wien. med. Wschr. 88, Nr. 5 (1938).

89. *Wagner-Jauregg, Julius:* Antrittsvorlesung an der psychiatrischen Klinik in der Landesirrenanstalt. Wien. klin. Wschr. 6, Nr. 47 (1893).

90. *Wagner-Jauregg, Julius:* Bemerkungen zu den Leberschädigungen und Todesfällen nach Impfmalaria. Wien. klin. Wschr. 44, Nr. 44 (1931).

91. *Wagner-Jauregg, Julius:* Prof. Dr. Constantin Baron Economo von San Serff †. Wien. klin. Wschr. 44, Nr. 44 (1931).

92. *Wagner-Jauregg, Julius:* Über Erblichkeit in der Pathologie. Jahresbericht d. Gesellsch. d. Ärzte in Wien, 23. März 1928.

93. *Wagner-Jauregg, Julius:* Erinnerungen an die Affäre Girardi. Neues Wien. Tagblatt vom 12. Mai 1940.

94. *Wagner-Jauregg, Julius:* Fieber- und Infektionstherapie. Ausgewählte Beiträge 1887—1935. Wien-Leipzig-Bern: Weidmann, 1936.

95. *Wagner-Jauregg, Julius:* Prof. Dr. Gustav Gärtner zum 80. Geburtstage. Wien. med. Wschr. 85, Nr. 40 (1935).

96. *Wagner-Jauregg, Julius:* Richard von Krafft-Ebing. Wien. med. Wschr. 58, Nr. 42 (1908).

97. *Wagner-Jauregg, Julius:* Die progressive Paralyse einst und jetzt. (Manuskript.)

98. *Wagner-Jauregg, Julius:* Psychiatrisches aus Wien zur Zeit der Jahrhundertwende. (Manuskript.)

99. *Wagner-Jauregg, Julius:* Psychoanalyse und Kriminalistik. Neue Freie Presse vom 16. Februar 1930, Wien.

100. *Wagner-Jauregg, Julius:* Professor Emil Redlich. Wien. klin. Wschr. 43, Nr. 26 (1930).

101. *Wagner-Jauregg, Julius:* Zur Reform des Irrenwesens.
    I. Die Psychiater-Hetze. Wien. klin. Wschr. 14, Nr. 12 (1901).
    II. Die widerrechtlichen Internierungen und das psychiatrische Geschworenengericht. Wien. klin. Wschr. 14, Nr. 13 (1901).
    III. Der Rechtsschutz der Geisteskranken. Wien. klin. Wschr. 14, Nr. 21 (1901).
    IV. Irrenwesen und Strafrechtspflege. Wien. klin. Wschr. 14, Nr. 30 (1901).
    V. Alkohol und Irrenwesen. Wien. klin. Wschr. 14, Nr. 37 (1901).

102. *Wagner-Jauregg, Julius:* Zum Unzurechnungsfähigkeitsparagraphen im österreichischen Strafgesetzentwurf. Monatsschr. f. Kriminalpsychol., Heidelberg (1907).

103. *Wagner-Jauregg, Theodor:* Biochemische Kropfforschung und moderne Arzneimittelbehandlung der Thyreotoxikosen. Med. Klinik 41, Nr. 19, München: 1946.

104. *Willis, Thomas:* Pathologiae cerebri et nervosi generis specimen. Amstelodami: 1670.

105. *Wittelshöfer, Leopold:* Wiens Heil- und Humanitäts-Anstalten, ihre Geschichte, Organisation und Statistik. Wien: Seidel, 1856.

106. *Wölfler, Anton:* Die chirurgische Behandlung des Kropfes. Berlin: Hirschwald, 1887—1890.

Namenverzeichnis

(Die in [ ] Klammern gesetzten Zahlen geben die Seite an, bei der sich ein Bild des Betreffenden befindet)

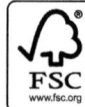

MIX

Papier aus verantwortungsvollen Quellen
Paper from responsible sources
FSC® C105338

If you have any concerns about our products,
you can contact us on
ProductSafety@springernature.com

In case Publisher is established outside the EU,
the EU authorized representative is:
Springer Nature Customer Service Center GmbH
Europaplatz 3, 69115 Heidelberg, Germany

Printed by Libri Plureos GmbH
in Hamburg, Germany